JN195965

365日やさしい疲れのとり方

Self Care Book

監修 小池弘人（小池統合医療クリニック院長）
イラスト 朝野ペコ

SE SHOEISHA

はじめに

家事に仕事、育児、人間関係。
オンもオフも、毎日がんばっているあなたへ。
帰宅して、のんびり過ごしているつもりでも
翌朝体が重い、休んだ気がしない、
疲れがとれないなんてことはありませんか？
休みたくても時間がない、という忙しい人だからこそ、
ちょっとしたコツを知ることで、

かんたんに体と心をいたわり、疲れをとることができます。

この本では、気持ちをほぐすイラストとともに、
日々の暮らしのなかで
すぐに実践できる疲れのとり方を紹介しています。
きっと、あなたにぴったりのコツが見つかるはず。

ちょっとスマホを置いて、
この本と一緒に心と体を休めてみてください。

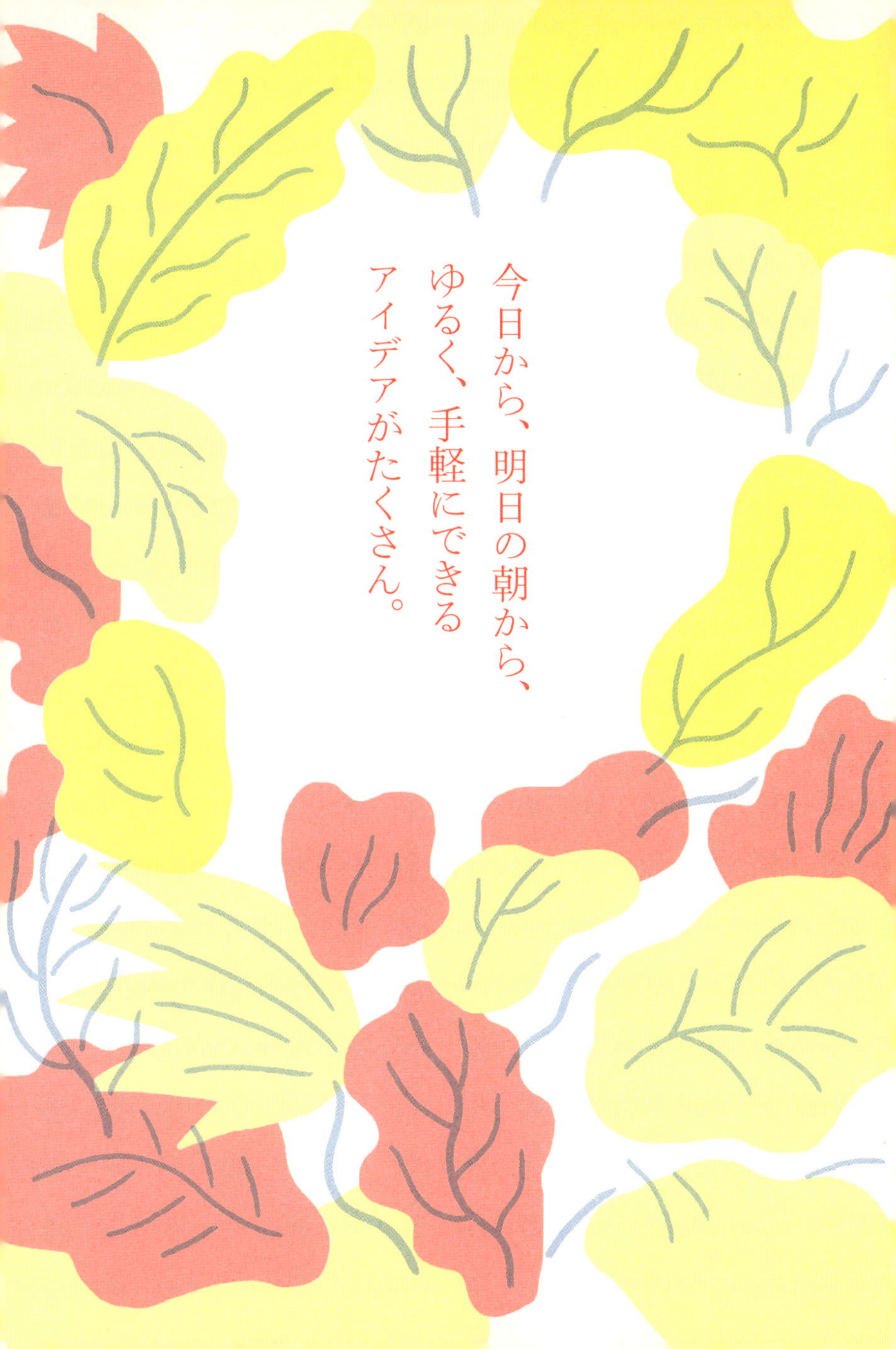

今日から、明日の朝から、
ゆるく、手軽にできる
アイデアがたくさん。

もくじ

Level 1
ちょっと疲れた

Level 2

今日はクタクタ

Level 3 毎日疲れている

Level 4 もうダメかも

アイコンについて

この本では4段階の疲れのレベルに分けて、記事を掲載しています。各記事には、ジャンル別のアイコンをつけています。疲れをとる方法を内容によって以下の4つのジャンルに分け、巻末にはジャンル別の索引を掲載しています。

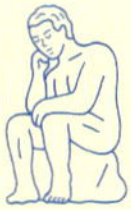

体

体のコリや痛みをケアする方法を紹介しています。

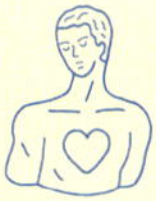

心

ストレスの解消の仕方や、沈んだ気持ちのほぐし方です。

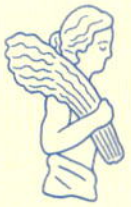

食

体や心をいたわる食べ物や食べ方のコツを集めました。

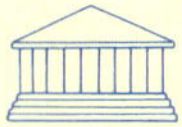

環境

部屋の整え方や持ち物についてのポイントをまとめています。

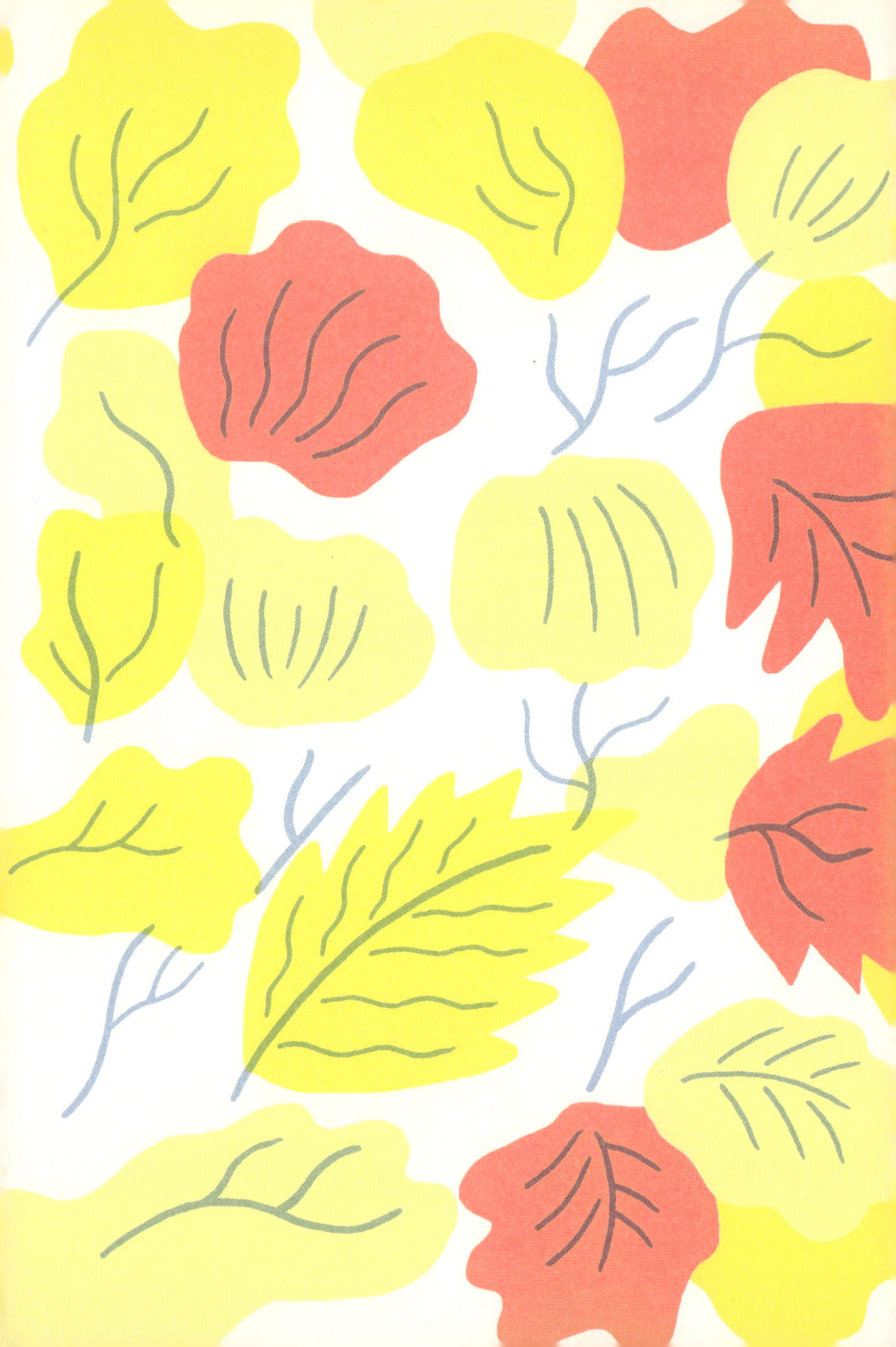

Level 1

ちょっと疲れた

軽い疲れのうちから
ケアしておくと、
明日がラクになる。

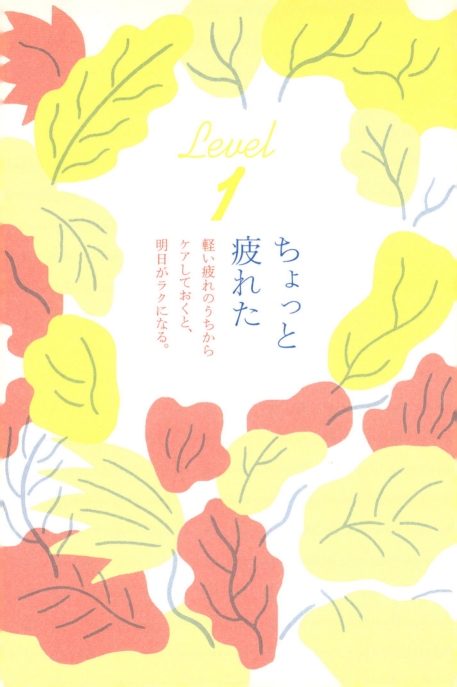

no.1

寝る前にストレッチをする

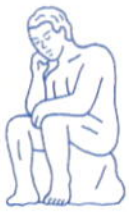

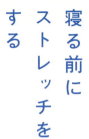

今日も1日お疲れさまでした。
ベッドに入る前に、軽〜く体を動かしてみませんか？
家でかんたんにできるストレッチなら、
体の**柔軟性**を高めるだけでなく、
自律神経の活動を活発にし、
リラクゼーション効果を得ることができます。

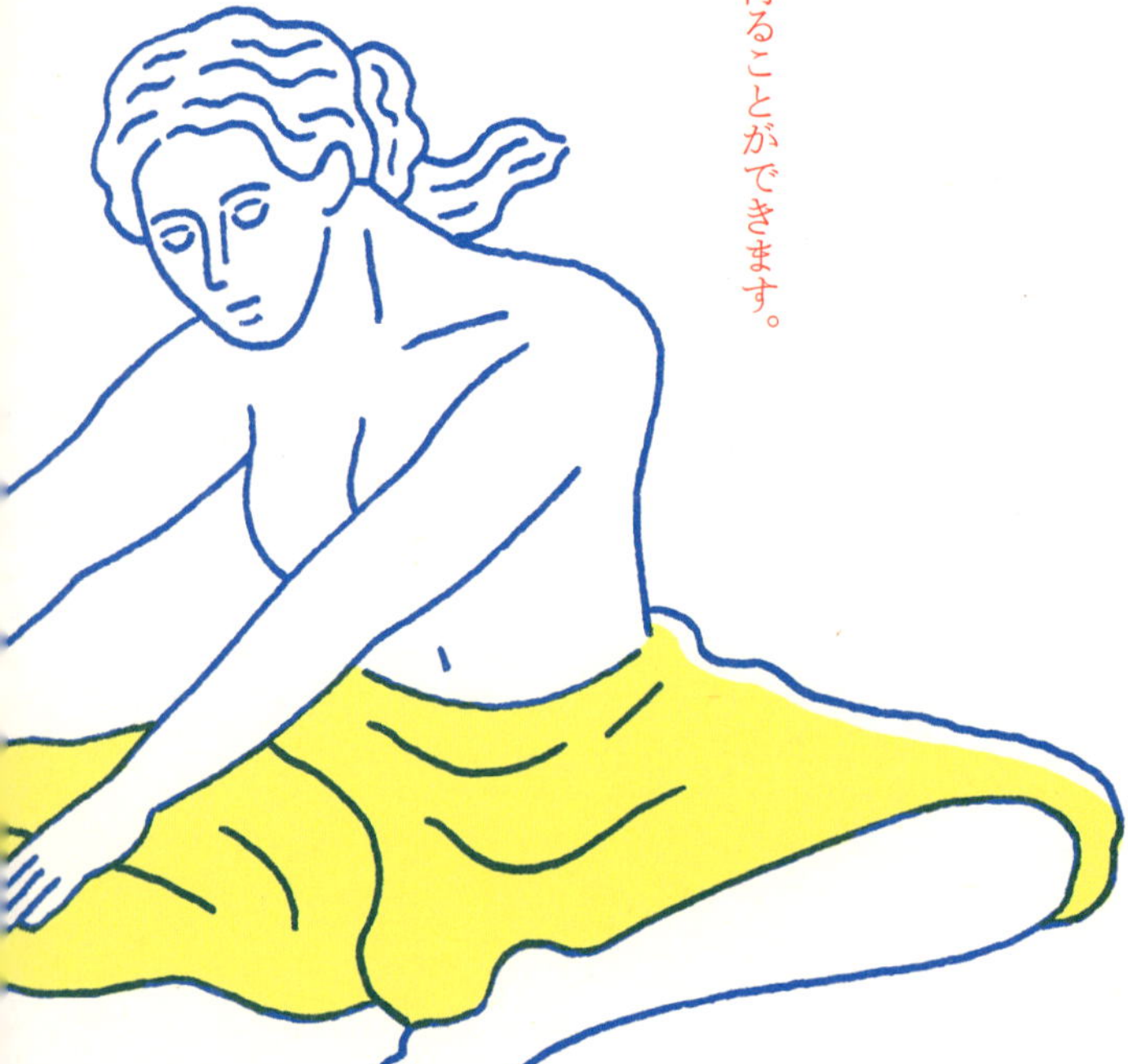

＊副交感神経
自律神経のうちのひとつ。副交感神経が活発に働くと、血管がゆるんで血圧が下がり、心身がリラックスした状態になります。

仰向けになり、息を吸いながら
腕をゆっくり頭のほうに伸ばし、
息を吐きながら元に戻したり、
首をムリのない程度に左右に動かしたり、
手や足の指を閉じたり開いたり。
気持ちよくストレッチをしながら
徐々に副交感神経*を優位にし、
ぐっすり眠れる態勢をつくっていきましょう。

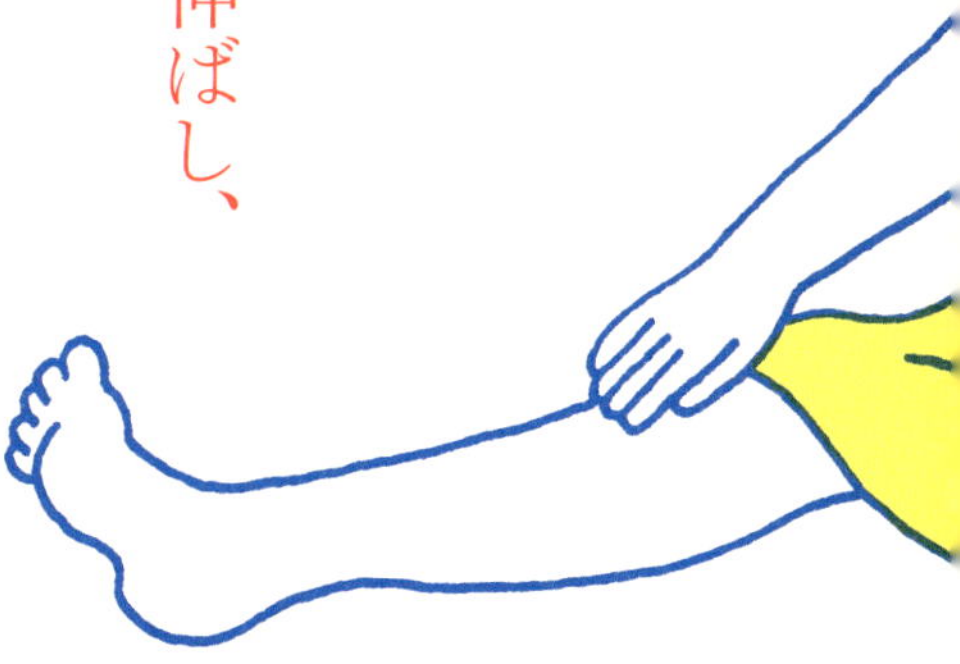

no.2 ぬるめのお風呂に15分入る

時間がないから急いでシャワーを浴びて、すぐにベッドに直行。
そうせざるを得ない日もあるでしょうが、やはり**入浴**は、
ゆったりと湯船につかるのがおすすめです。

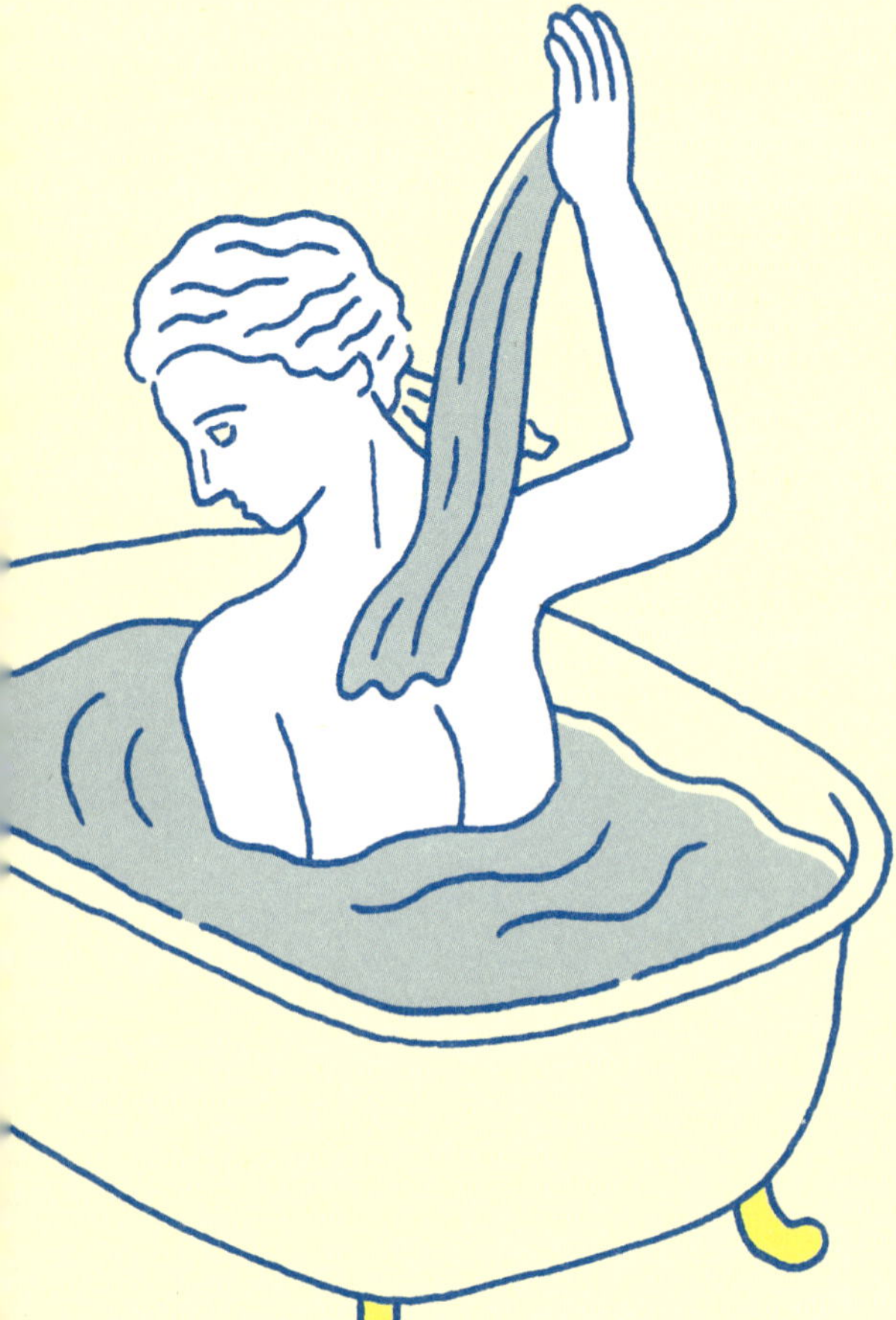

よくいわれることですが、
42℃以上の熱いお湯は、
交感神経*が刺激されて眠れなくなることがあります。
疲れをとってリラックスするためには、
38〜40℃のぬるめのお湯で半身浴をするといいでしょう。
長湯が疲れを招くこともあるので、
10〜15分を目安にしてくださいね。

＊交感神経
自律神経のうちのひとつ。副交感神経とは反対に、交感神経が活発に働くと、血管が収縮して血圧が上がり、心身がアクティブな状態になります。

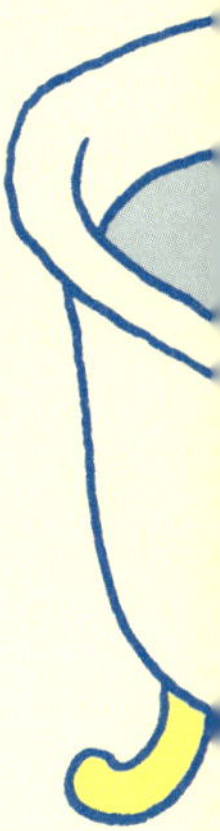

no.3

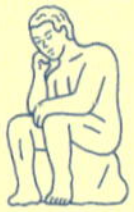

帰りはひと駅分歩く

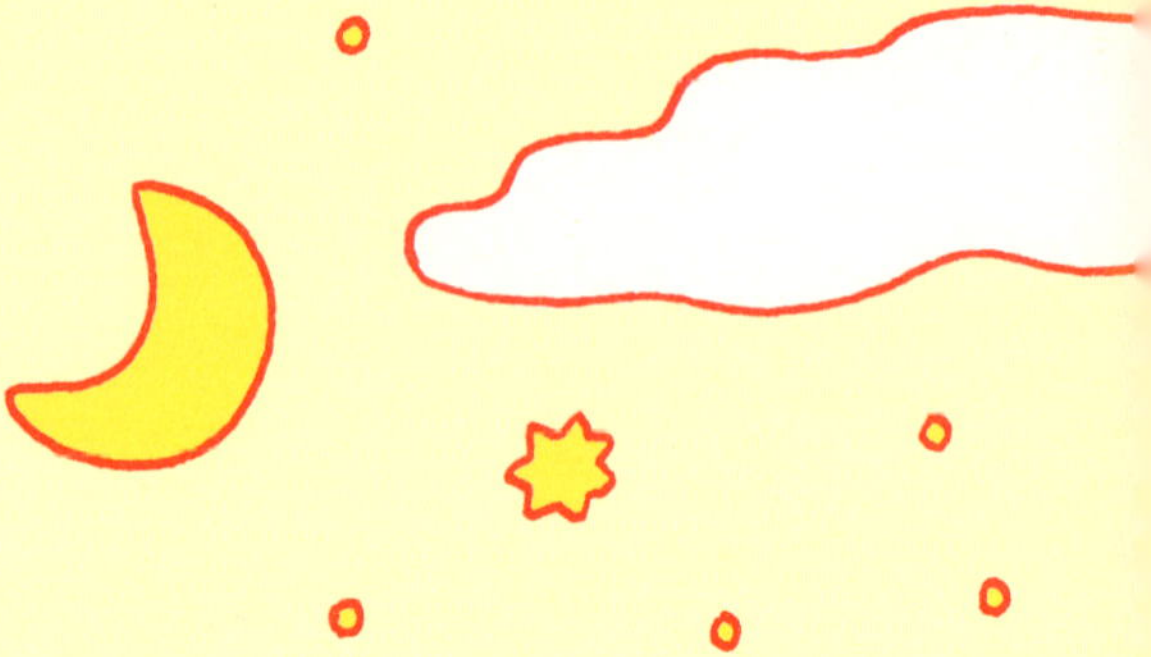

「疲れすぎて動きたくないなぁ……」
その気持ち、よーくわかります。
でも、まったく体を動かさないのもよくありませんね。

軽い有酸素運動を行うと、
血行がよくなって
酸素が体のすみずみまで行き渡ったり、
自律神経*がきたえられたりする効果を期待できます。

わざわざ運動のための時間をとらなくても、
仕事帰りに駅ひとつ分、
もしくはバス停ひとつ分歩くだけでＯＫ。
明日の帰り道、ちょっと試してみませんか？

ダイエットしたい場合は、
有酸素運動を**20分以上**続けることが重要とされています。
それは、20分ほど運動したところで体温がほどよく上がり、
脂肪を分解する酵素リパーゼが働きやすくなるから。
運動開始から20分以上経ったら、
運動した分だけ体脂肪が燃焼されます。

ただし、20分未満の運動でも血中の脂肪は燃焼されるので、
5~10分ほどでも、
こまめに有酸素運動を行うことがたいせつです。

＊自律神経
呼吸器や消化器など内臓の働きを調整しています。24時間働き続け、昼間や体が活動するときに活発になる交感神経と、夜や体がリラックスしているときに活発になる副交感神経があります。

no.4

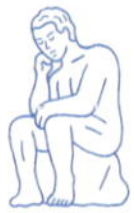

週末は プールで泳ぐ

もっと本格的に体を動かしたくなったら、

レッツ・スイミング！

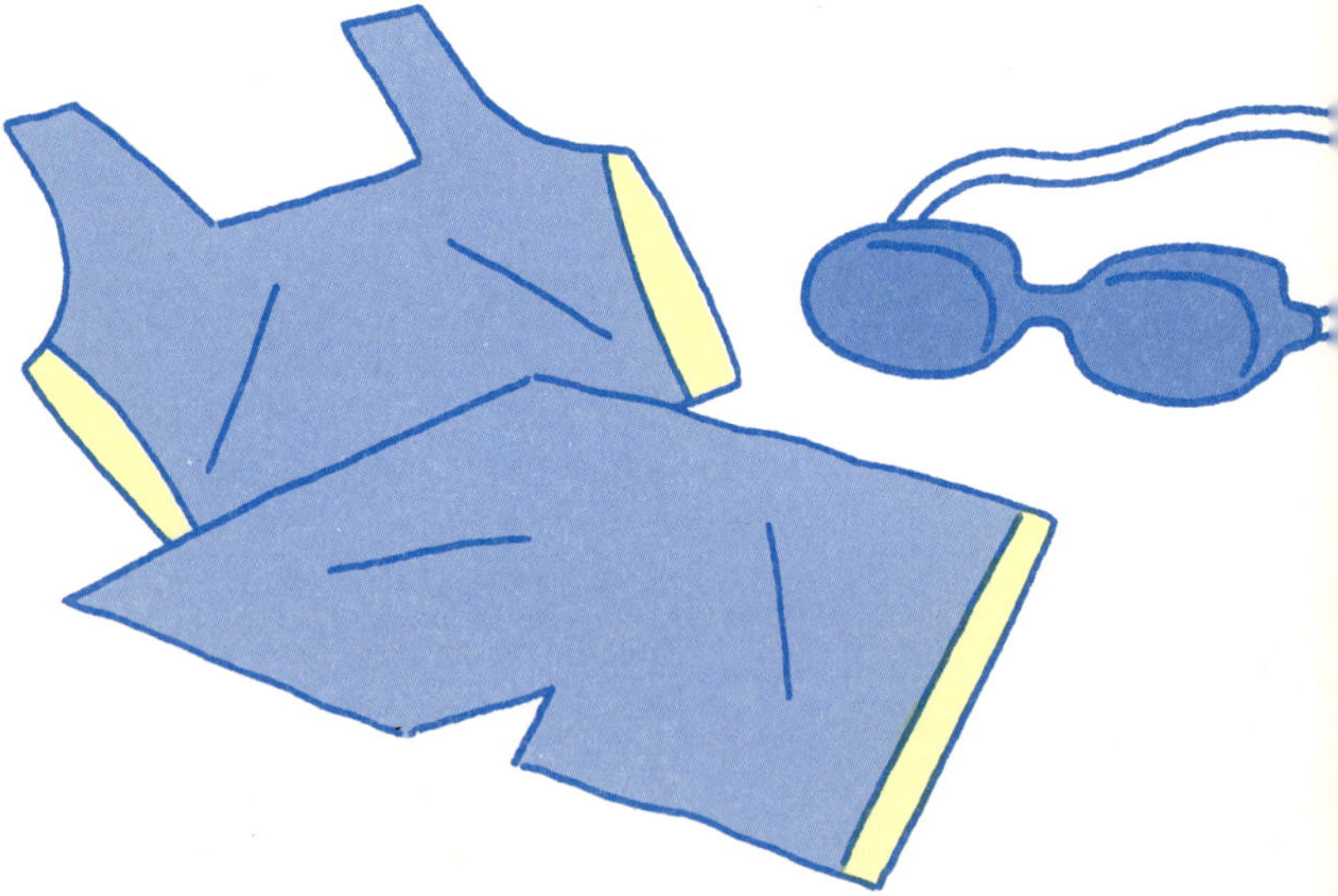

＊有酸素運動
ジョギングや水泳、サイクリングなど継続して長時間行うことができる運動のこと。運動中に筋肉を収縮させるためのエネルギーを、体内にある脂肪や糖と酸素によって作り出すため、有酸素運動と呼ばれます。

ごぞんじのとおり、水泳は全身を使う有酸素運動。
水の抵抗や水圧によって、ふだんと異なる負荷が体にかかり、
筋力の向上に役立つといわれています。
筋力がアップして筋肉量が増えれば、
疲れにくくなるうえ、
体脂肪が燃えやすくなる、などのメリットも。
また、水中では浮力のおかげで
腰やひざを痛めにくいともいわれます。
泳げなくても水中ウォーキング。
これだけでも効果ありです。

no.5 スマホを見たら首を回す

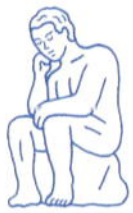

知らず知らずに頭が垂れて
首に負担がかかり、肩も腕もガッチガチ……。
首のコリ、肩コリ、腰痛などを訴える人のなかに、
「原因はスマホの使いすぎ」という人が増えています。
集中するあまり、体がかたまってしまいそうなときがありますね。
おそらく、背や腰も丸まり、
おなかはゆるんでポッコリと出て、
呼吸も浅くなっているのではないでしょうか？
よい姿勢を保ち、スマホを使う時間を短縮できたら、なにより。
せめて、スマホを使ったあとは、
首をグルグルッと回すことだけでも習慣にしましょう。

no.6

すき間時間に ハンド マッサージを

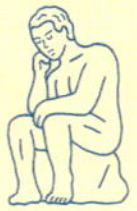

「疲れた」「だるい」というときの
指圧やマッサージは、まさに至福。
でも、その時間さえとれない、せっぱつまった日もありますね。
そういうときは、
自分でハンドマッサージをしてみましょう。
できれば、お気に入りの香りのハンドクリームやオイルを使い、
指を1本1本なでたり、指と指の間を広げたり、
手全体をもみほぐしたり。
セルフマッサージでも十分に気持ちがよく、
血行もよくなり、手軽にリフレッシュできます。
手もすべすべになって一石二鳥！

no.7 晴れた日はサングラスをかける

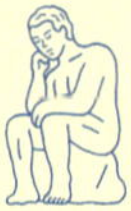

シミやシワ、たるみの原因になったり、
髪にダメージを与えたり、
さらには皮膚がんの危険因子にもなる紫外線。
最近では男性も気にしていますね。

日焼け止めクリームを塗ったり、
帽子や日傘でカバーしたりすることはできますが、盲点は目。

目に紫外線があたると、

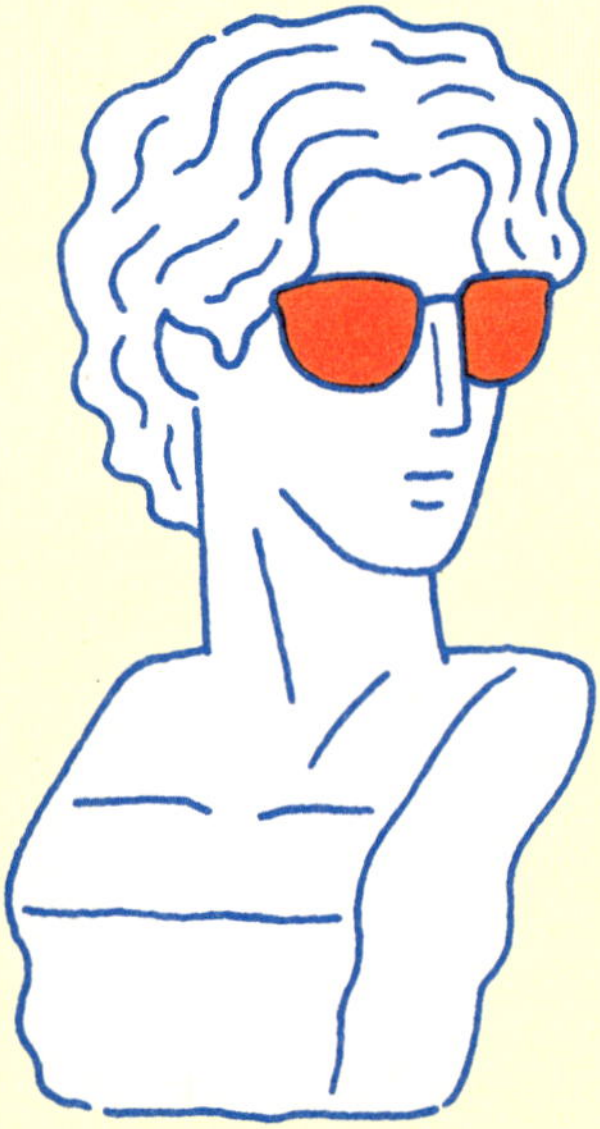

＊メラニン
表皮の最下層に存在する細胞がつくる色素。肌の色をつくっていて、メラニン色素が過剰につくられると肌色が濃くなります。

その刺激は脳に伝わります。
天気がよい日に、運動もしていないのに疲れを感じるのは、目が紫外線を受けたことと関係があるのだとか。
また、目に紫外線を受けただけで
脳から「メラニンをつくれ！」という指令が出て、
皮膚が黒くなることもあるそう。

紫外線のピークは1年のうちでは5～7月ごろ、
1日のうちでは10～14時ごろです。

自分に合うサングラスを探し、
おしゃれに目の紫外線対策をすること。これ、とても重要です。

no.8

蒸しタオルで目を温める

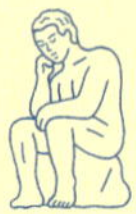

「目が疲れた〜」。
仕事や勉強でパソコンを見続け、
休憩時間や電車の中ではスマホを見る……。
どうしても目が疲れやすくなりますね。

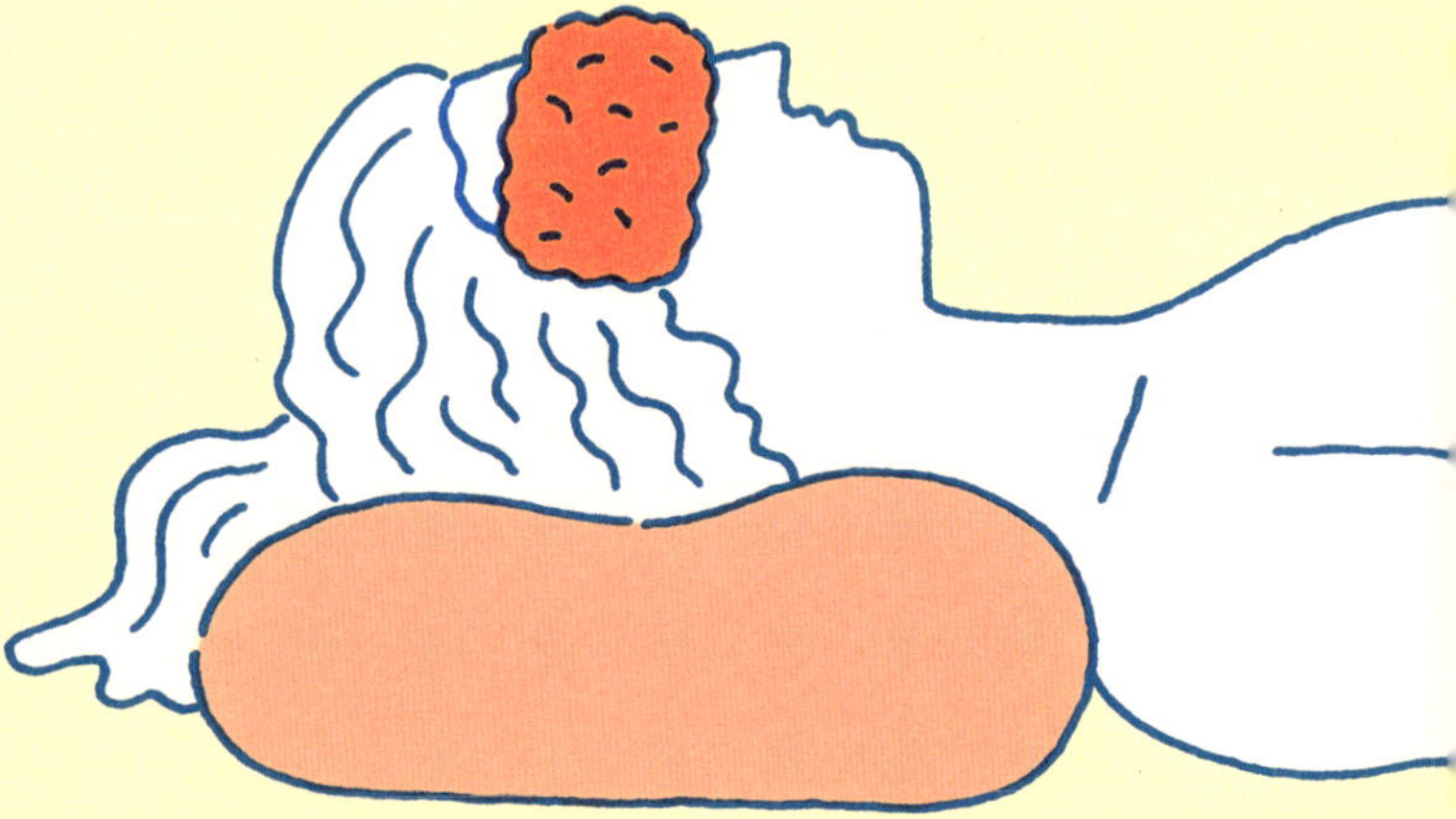

*蒸しタオルのつくり方
水でぬらして、しっかり絞ったタオルを電子レンジで1分ほど加熱します。火傷しないように注意しましょう。

疲れが蓄積すると、眼精疲労に
進展することもあるので、甘くみてはダメ。
コンタクトレンズを使っている人や
ドライアイと感じている人なら、なおさら注意が必要です。
蒸しタオルをつくり、*
目にあてられる程度に冷ましてから両まぶたの上にのせ、
じんわりと温めて疲れを解消しましょう。

no.9

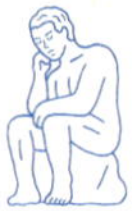

テレビを見ながら足指を動かす

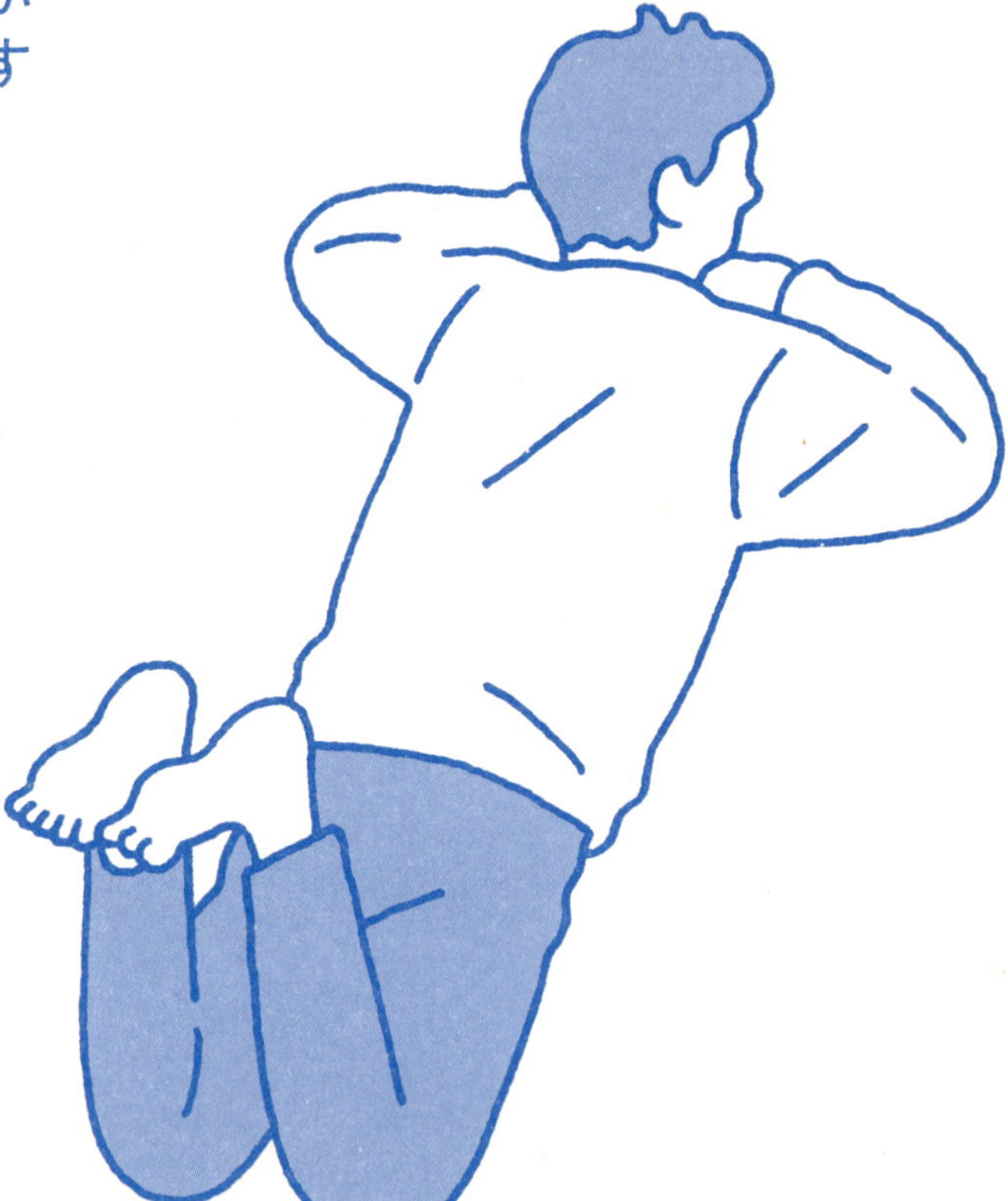

「足指回し」「足指伸ばし」「足指じゃんけん」など、
足の指を動かす健康法が注目されています。
ふだん、足の指*は靴の中で縮こまりがち。
足の指を1本1本回したり、
グーチョキパーと広げたり閉じたりすることで、
下半身が強化されて疲れにくくなるなど、
体によい効果を得られるのだとか。
テレビを見ながらできるので、さっそくやってみませんか？

＊足
「第二の心臓」とも呼ばれるほど、たいせつな部分。足の裏には私たちの全体重がかかっています。疲労がたまったままにしておくと、踏ん張りがきかなくなったり、バランスをとりづらくなったりして、腰痛の原因にもなります。

no.10

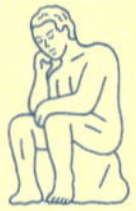

「頭寒足熱」を意識する

「頭寒足熱」という熟語を聞いたことはありませんか？

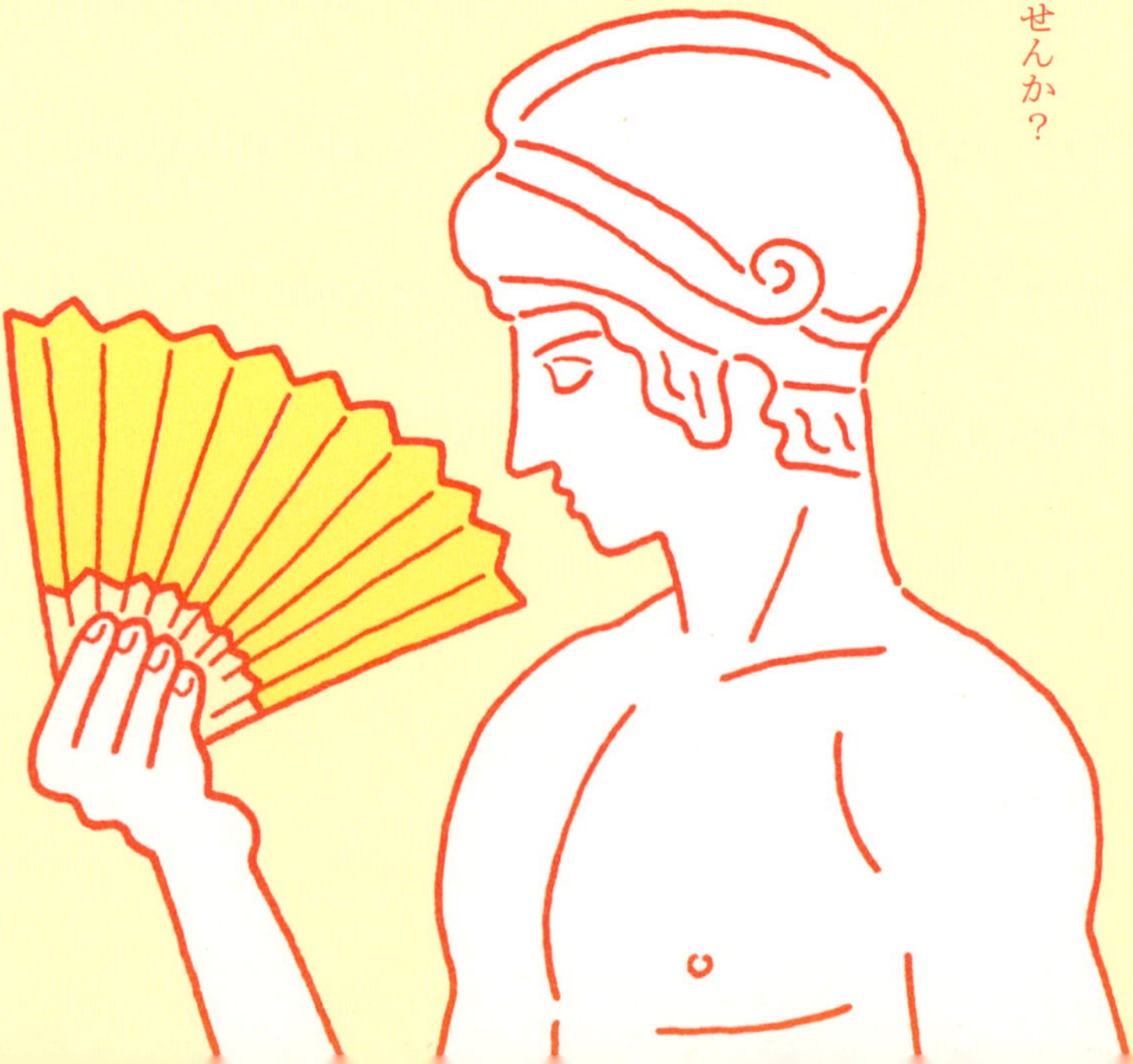

＊東洋医学
漢方や鍼灸など、東洋が起源の伝統医学のこと。中国医学や日本の漢方医学を指すことが多く、特定の症状を即効的に治療する西洋医学に対し、各自の体質にもとづいて対処することが多い。

これは東洋医学＊の考えに基づいた言葉で、
頭部は冷たくし、足の部分は温かくすること。
東洋医学では、冷えが体調不良や
不眠などの原因と考えられています。
眠れないときや不調を感じたときは、
頭のまわりを風通しよく、涼しくし、
足を温めることを意識してみましょう。
たとえば、湯船にしっかり入って下半身を温めたり、
お風呂上がりには
うちわや扇子で軽く顔に風を送って冷ましたり。

no.11

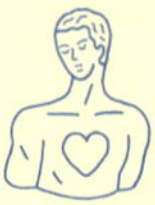

いつもと違う道を歩いて帰る

いつも使う道は、
駅までいちばん早く行ける道。
保育園のお迎えや、
あわてて買い物をするスーパーに最速で行ける道。
それが当然です。

でも、「心が疲れちゃった……」
「気持ちが晴れない」という日は
違うルートを歩いてみませんか？

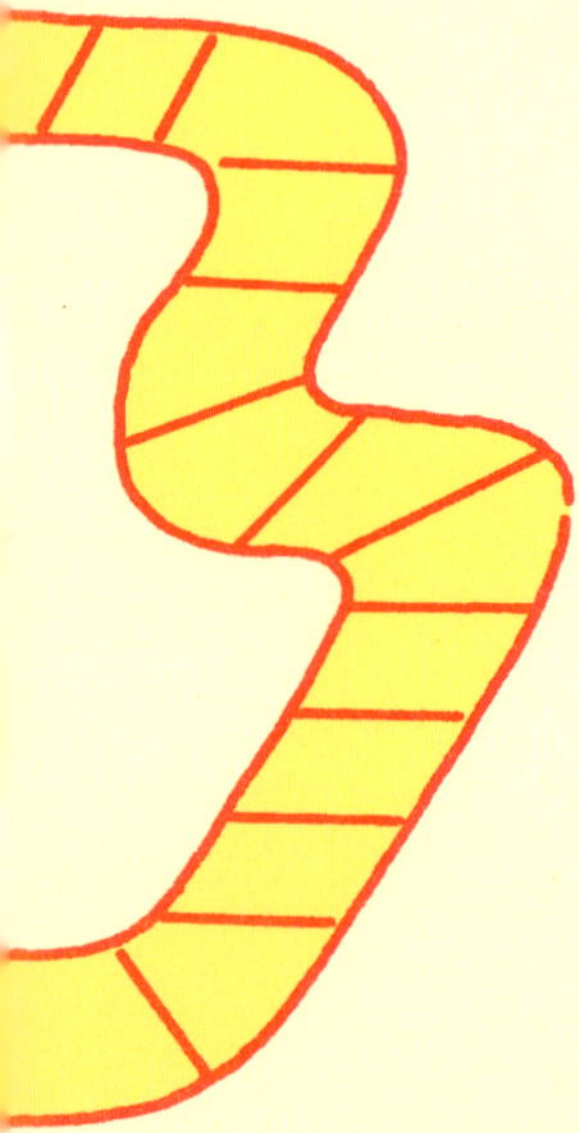

吹く風が気持ちいい日、
夕焼けやお月様がきれいな日ならなおのこと、
気持ちに余裕がないときこそ、
ちょっと遠回り。
いつもと違うものが見えたり、
違う音が聞けたり、知らない香りがしたり。
そんなささいなことが元気をくれるかもしれません。

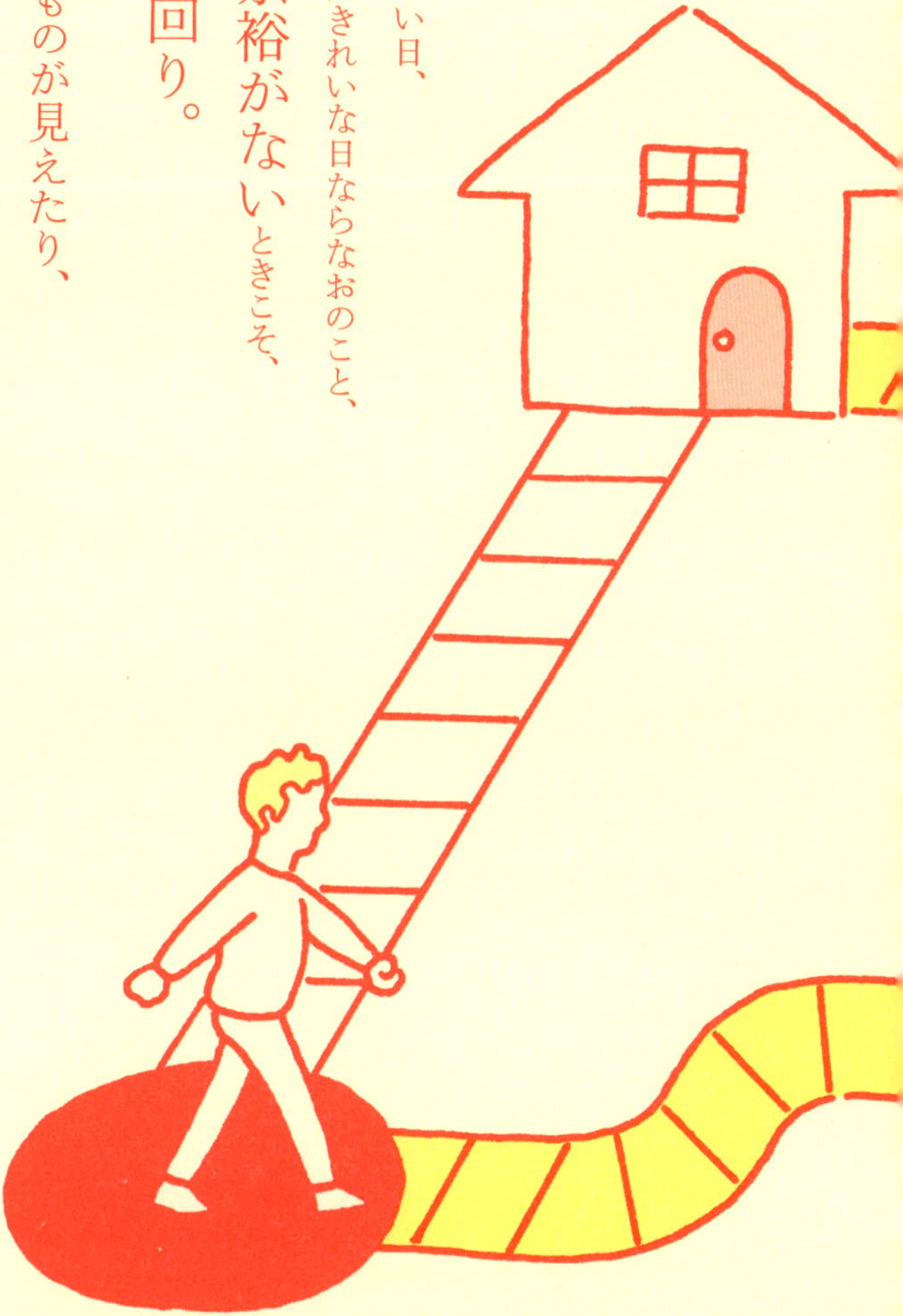

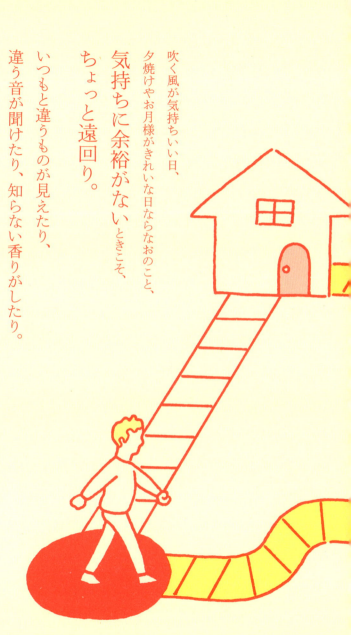

no.12

家族や友人、同僚をほめる

「今日のセーター、素敵！」

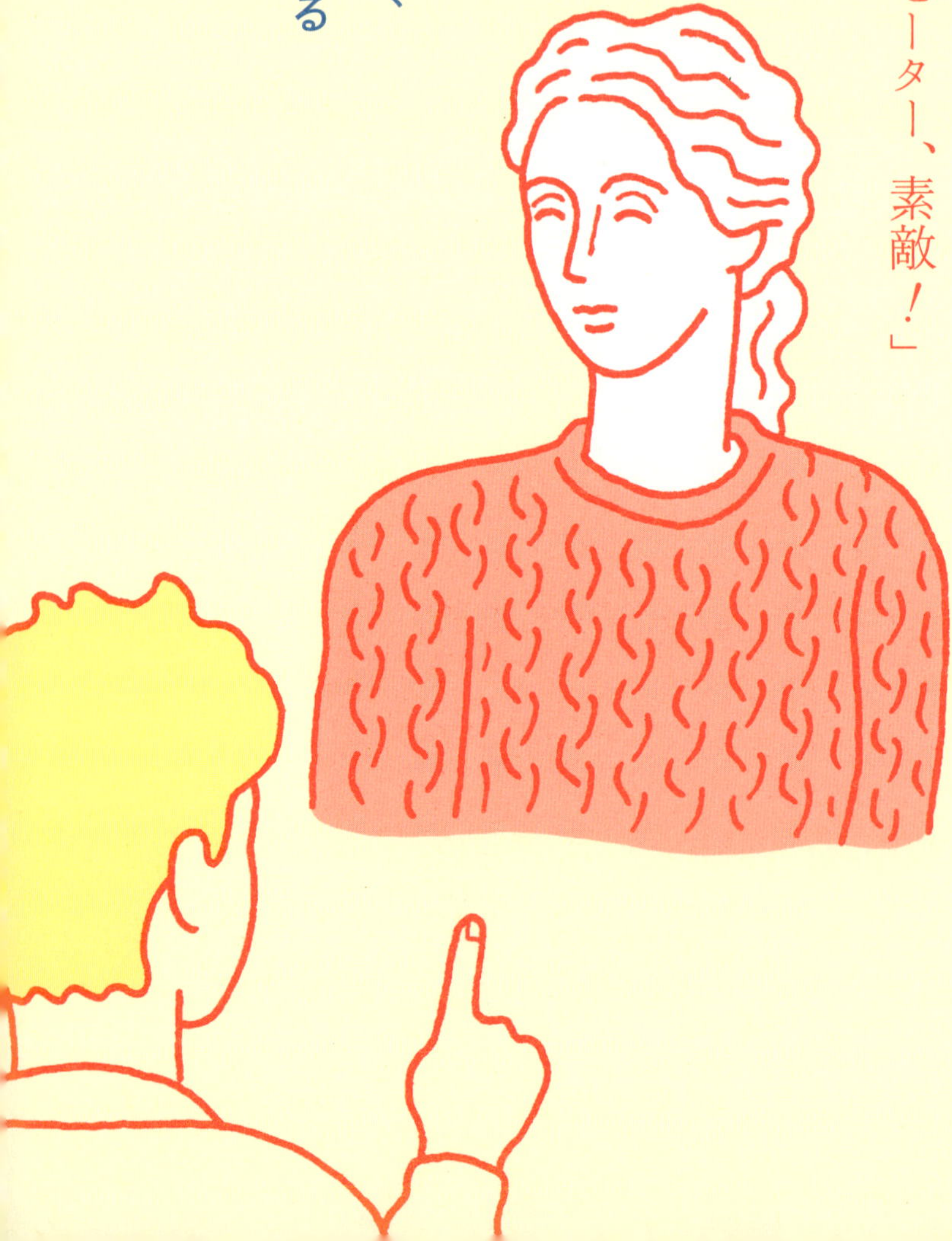

朝、隣席の同僚にこんな言葉をかけられると、
気分よく仕事を始められます。
それは相手にとっても同じこと。
「いつもデスクをきれいにしていますね」
「電話の受け答えがとても気持ちいいね」
「毎日、手づくりのお弁当だなんてえらいね」などなど。
小さなことでいいから、
気づいたときにほめ言葉を口に出してみましょう。
お互いに気分がよく、
ムダな気疲れが減ってくるはずです。

no.13

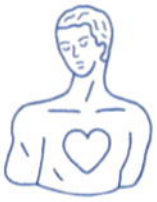

1日1回 笑う

落ち込んでいたけど、
おもいっきり笑ったらスッキリした！
こういう経験、誰にでもあると思います。

笑えば副交感神経が優位になり、
張り詰めていた気持ち、
緊張していた頭や体がゆるんでリラ〜ックス。

さらに、笑えば全身運動になる、
血行がよくなる、免疫力がアップするなど、
笑いによる健康効果も研究されているほどです。

今夜のテレビはドラマよりも、お笑い番組にしてみましょう！

no.14

自分から挨拶する

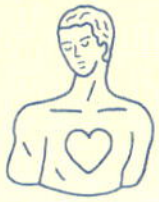

人をほめるのはちょっと苦手、
なかなかできない……という人に
おすすめなのは、挨拶をすること。

憂鬱な顔でぼそぼそと言わず、
にこやかに、はっきりと、
「おはようございます！」と言ってみませんか？

自分から声をかけると、
なぜか気持ちがよく、気分も前向きになります。
なにより、思い立ったらすぐに実践できますよ！

no.15

我慢せず エアコンを つける

異常に暑い夏が当たり前になりつつある近年。
寝苦しい夜は快眠を妨げ、疲れをためさせ、
夏バテを招く大きな原因になります。
暑くて寝汗をかくと、
交感神経が働いて疲れがとれなくなってしまいます。

＊室温
季節や環境、体質によって、適した室温は異なりますが、夏場は室温25～28℃、湿度45～60％、冬場は室温18～22℃、湿度55～65％が適しているとされます。

そのため、
汗をかかない程度の室温＊を
キープすることが、たいせつ。
いまや、夜中もエアコンを
つけっぱなしにしたほうがいいといわれています。
上手に使って朝まで快適に眠り、
翌日に疲れを残さないようにしましょう。

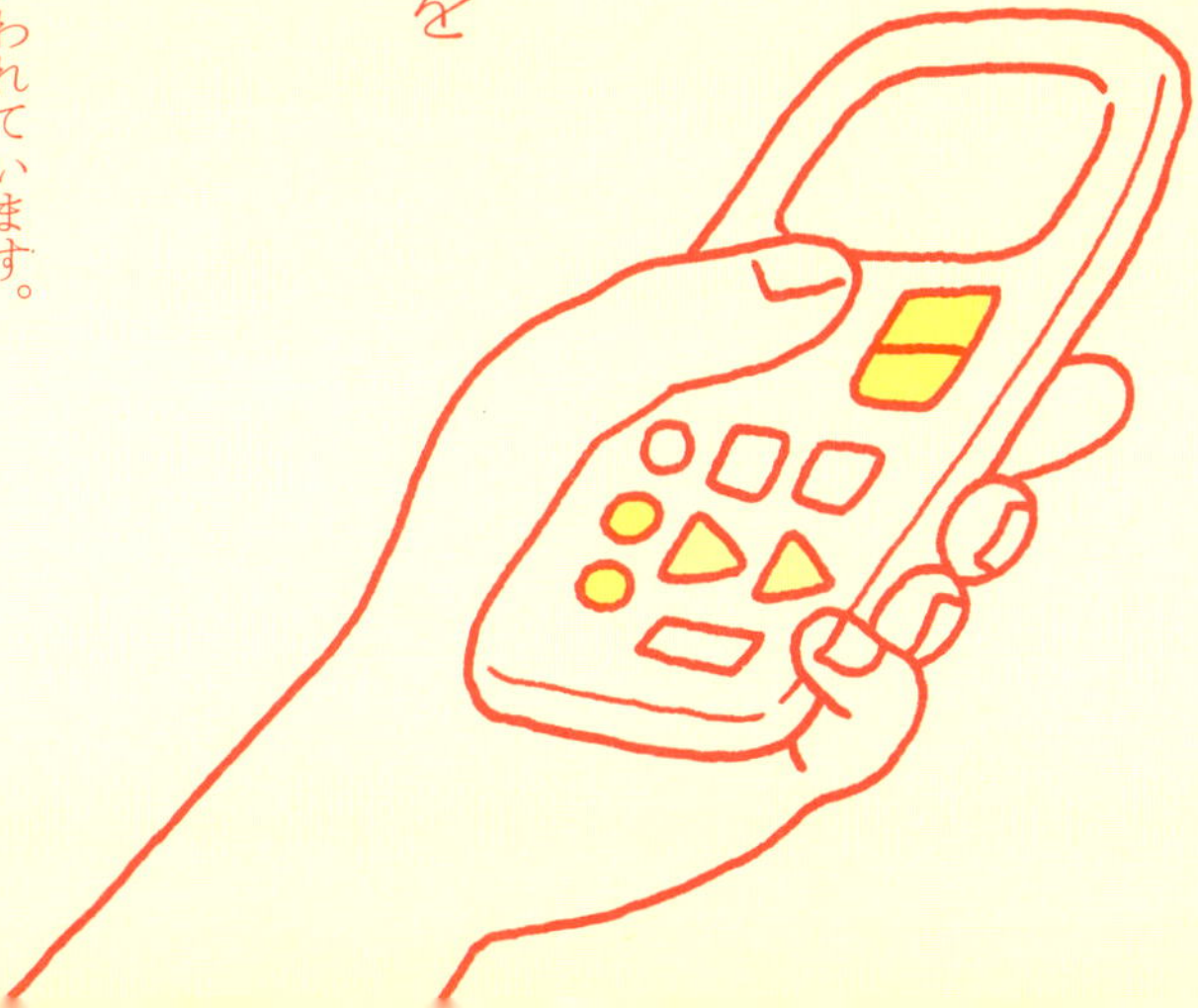

no.16

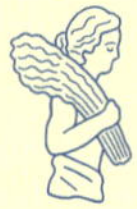

緑黄色野菜でアンチエイジング

目の疲れがとれにくくなった、
目が疲れやすい、という方。
実は、目の老化が
原因かもしれません。

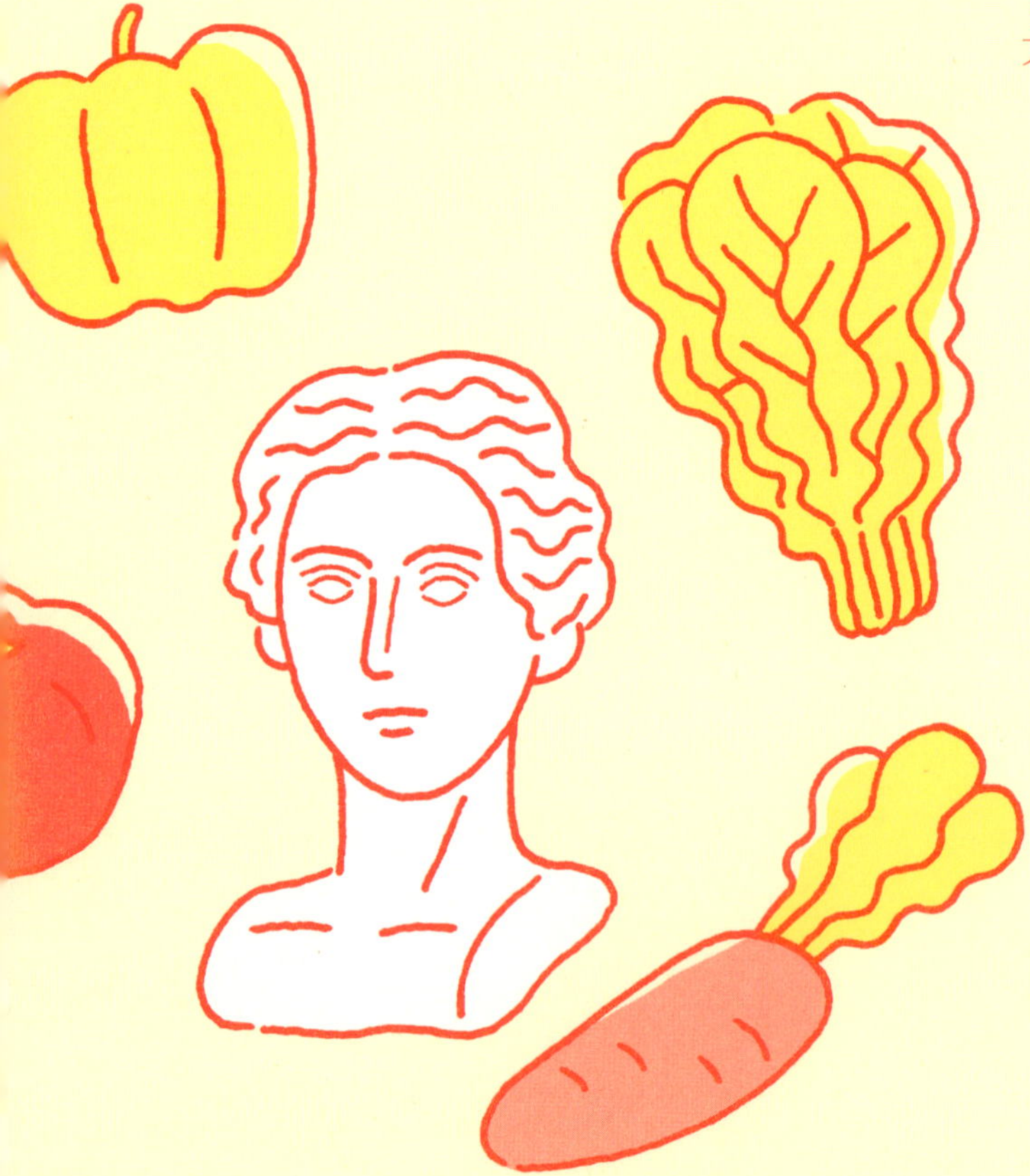

＊ルテイン
目がものをはっきりと見る力を改善してくれます。ルテインは老化によって減少していくので、目がぼやけるという人は、目が老化しているかもしれません。

「目の若返り成分」として注目されているのが、
ルテイン＊という成分です。
近視や老眼、眼病予防などに働き、
ほうれんそうやかぼちゃ、にんじん、
トマトなどの緑黄色野菜に豊富に含まれています。

あわせて一緒にとりたいのが、アントシアニンやビタミン。
よく知られているように、アントシアニンは
ブルーベリーや赤しそ、黒ごまなどに
多く含まれています。

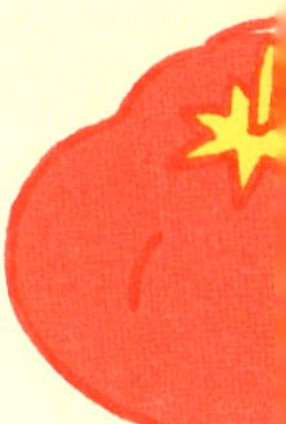

no.17

休日は少し遅く起きる

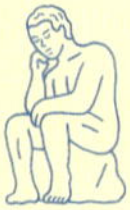

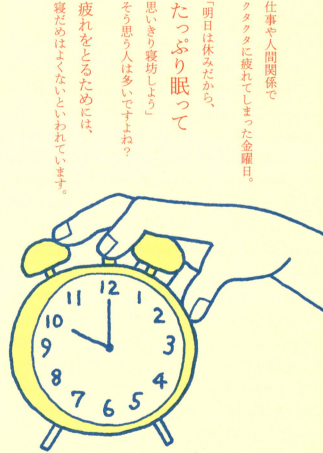

仕事や人間関係で
クタクタに疲れてしまった金曜日。
「明日は休みだから、
たっぷり眠って
思いきり寝坊しよう」
そう思う人は多いですよね？
疲れをとるためには、
寝だめはよくないといわれています。

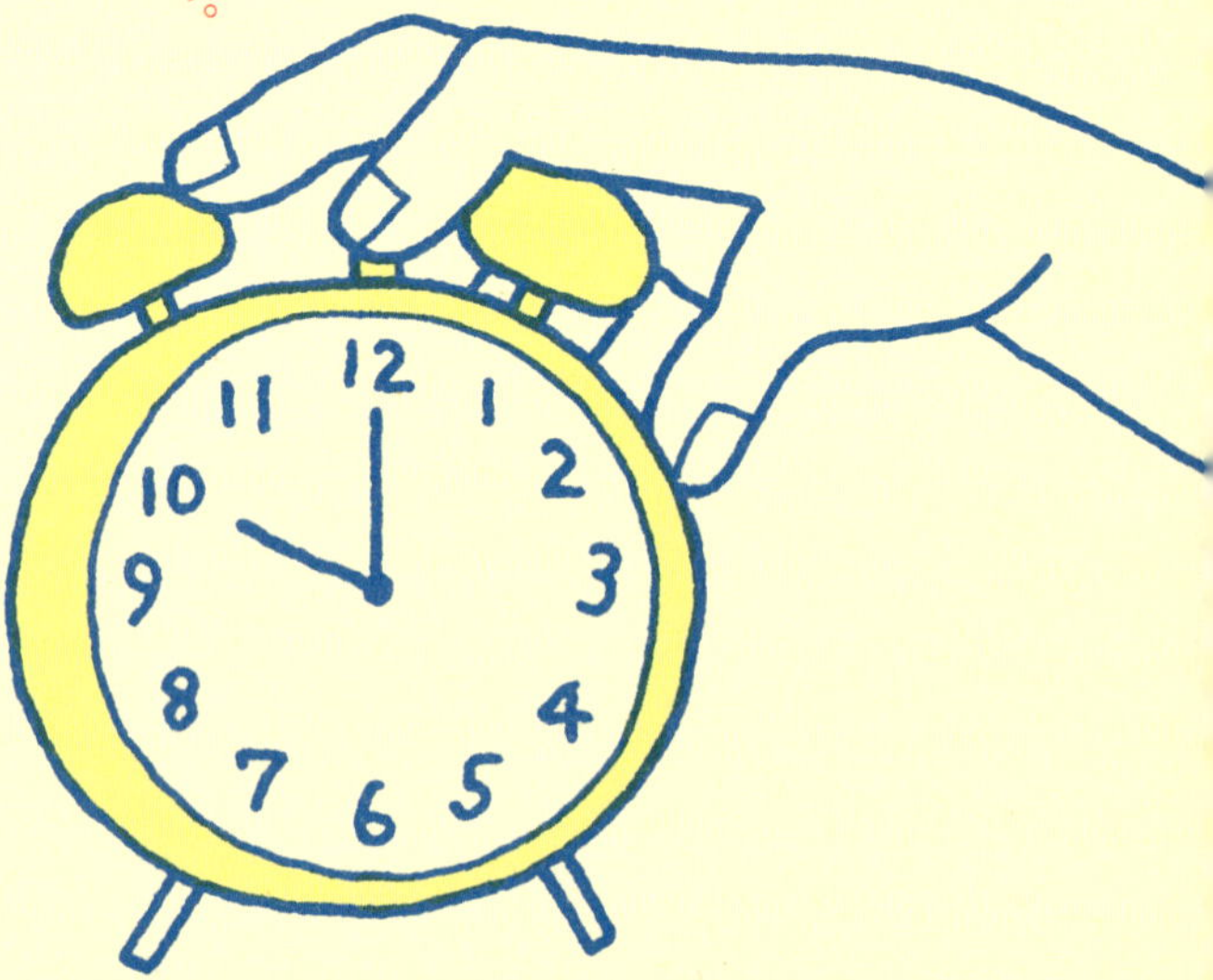

＊体内時計
地球の自転がつくる1日24時間という周期に合わせたサイクルがサーカディアンリズム。これをつくり出すのが、脳に存在する体内時計。生物時計とも呼ばれます。

私たちの体に体内時計＊がセットされていて、
毎日、決まった時間に起きたほうが
スムーズに働いてくれるので、
休日も規則正しい生活をしたほうがいいということです。

ですが、睡眠不足が重なると
「睡眠負債」となり、病気の原因になってしまいます。
日ごろ睡眠時間が短い人は、
休日に睡眠不足を解消する必要があるのです。
もちろん、一日中寝てしまうなどの極端な寝だめはよくありませんが、
少しだけ、平日より遅くに起きたり、昼寝をしてみたりしましょう。

no.18 7時間ほどの睡眠をとる

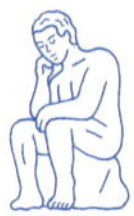

「若いときはどうしてあんなに眠れたんだろう？」
そう感じるのもそのはず。
10〜20代までは8時間ほどぐっすりと眠れますが、
それ以降の年齢になると、
少しずつ必要な睡眠時間*が減少。

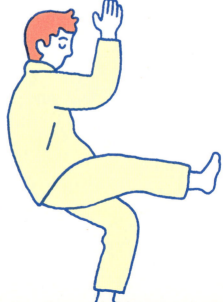

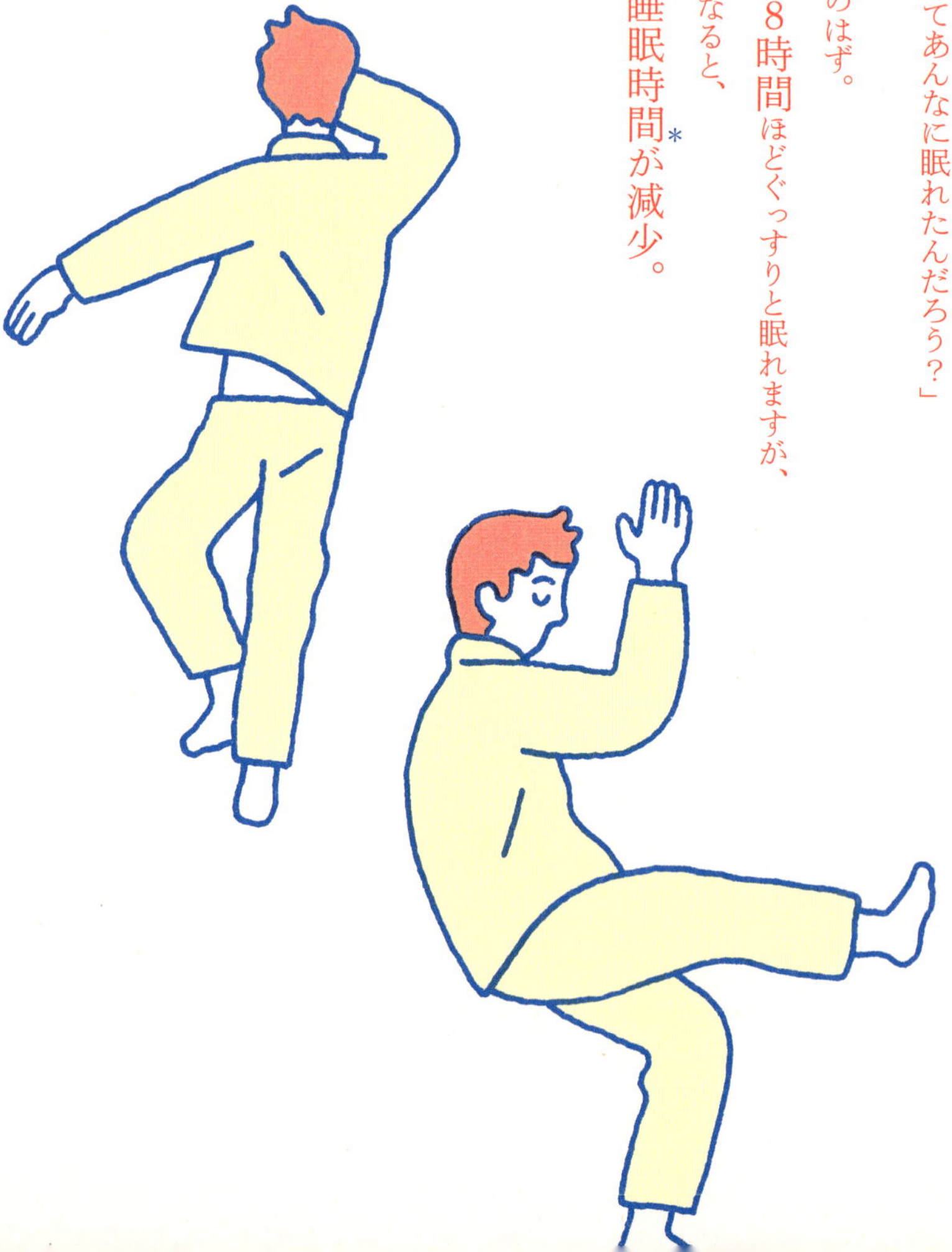

＊睡眠時間
レム睡眠とノンレム睡眠を繰り返す睡眠のリズムは、1回1時間半ほど。これを4〜5回繰り返すと熟睡感を得られるといわれています。体質により眠りが深く、少ない睡眠時間でも十分な人もいますが、本来長めの睡眠時間が必要なのに、短い時間しか眠れていない方は注意しましょう。

60代では、6時間半ほど眠ればよくなるというデータがあります。年齢差のほか、個人差もあるので一概にいうことはできませんが、極端な睡眠不足は疲労をはじめ、肥満、生活習慣病、記憶力の低下などを招くこともあるので要注意。

就寝時間と起床時間をなるべく一定にして、7時間ほどの睡眠を心がけてみましょう。

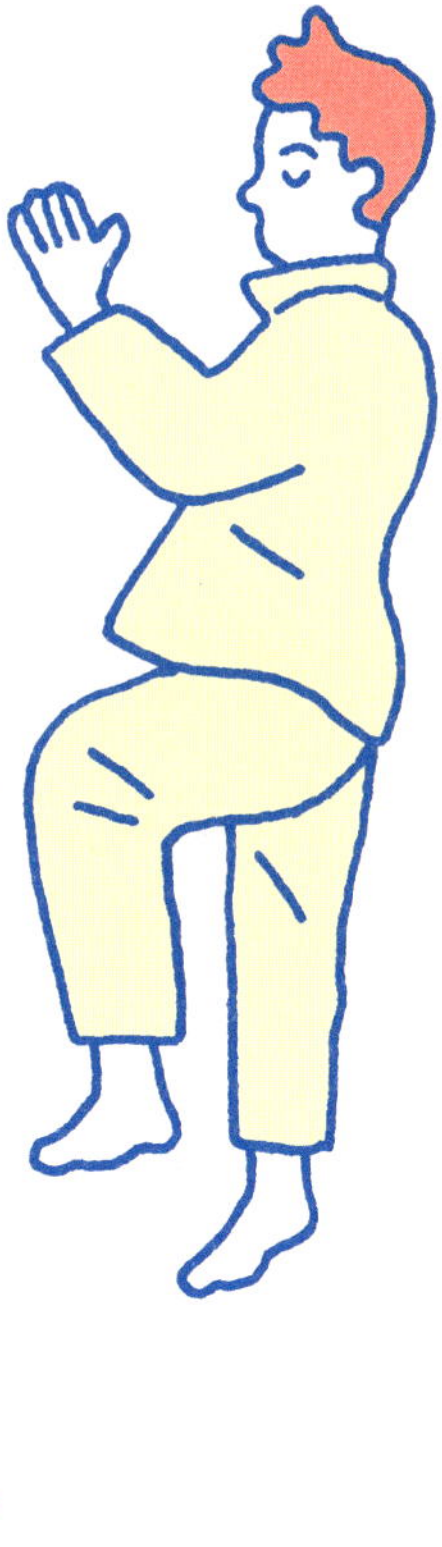

no.19

ふくらはぎマッサージで代謝アップ！

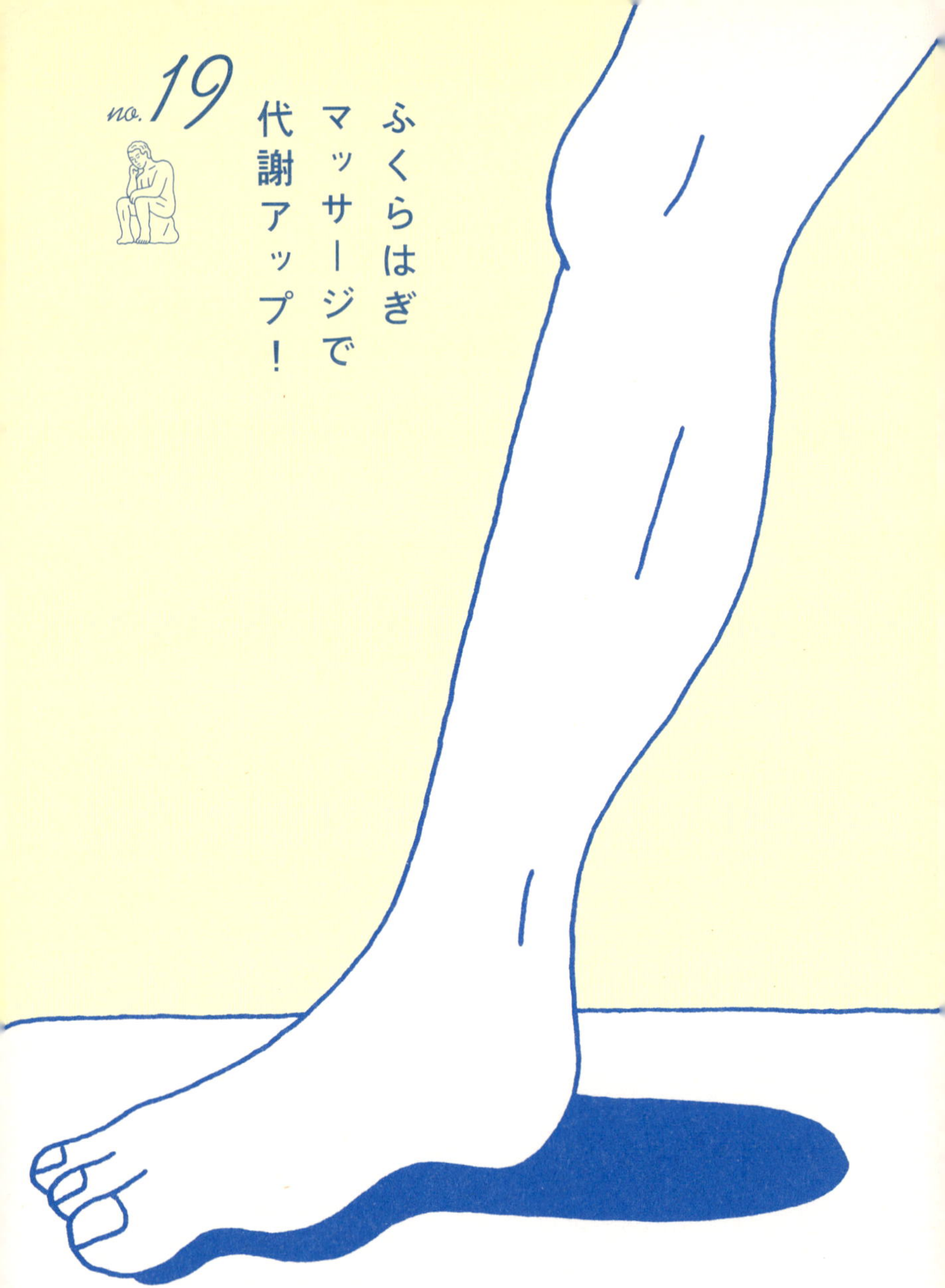

疲れているのに眠れないとき、
足がむくんでだるかったり、
ほてっていたりすることはありませんか？
こういうときは、「第二の心臓」ともいわれる、
ふくらはぎ*のマッサージを試してみましょう。
手や市販のマッサージ器具で
ふくらはぎをもみほぐすと、血流がよくなり、
コリやむくみ、だるさなどが改善するといわれています。
テレビを見ながら、スマホを使いながらでもできるし、
入浴中に試しても気持ちよさそう！

＊ふくらはぎ
足、とくにふくらはぎは「第二の心臓」といわれます。ポンプのような役割で、下半身にたまった血液を心臓に送りかえしているのです。そのため、ふくらはぎの血流が悪くなると、全身の血流も悪くなり、代謝が落ちてしまいます。

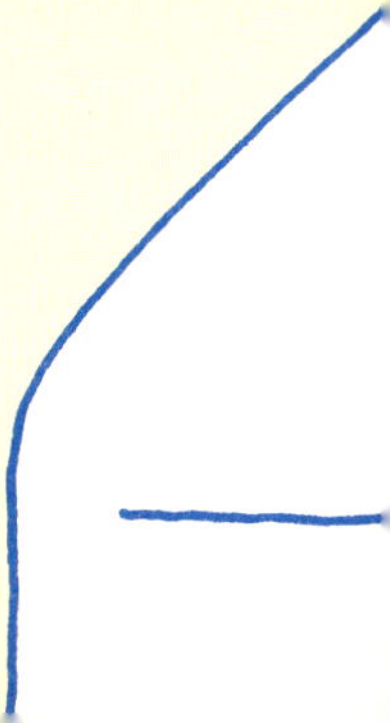

no.20

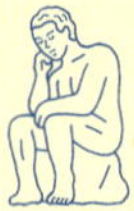

いびきが気になったら横向きに寝る

睡眠時間は十分だったはずなのに、
寝足りない、疲れがとれていないと感じたら、
いびきを疑ってみてください。

いびきは慢性疲労の原因になることがあるうえ、
生活習慣病につながる
睡眠時無呼吸症候群*を
引き起こすともいわれています。

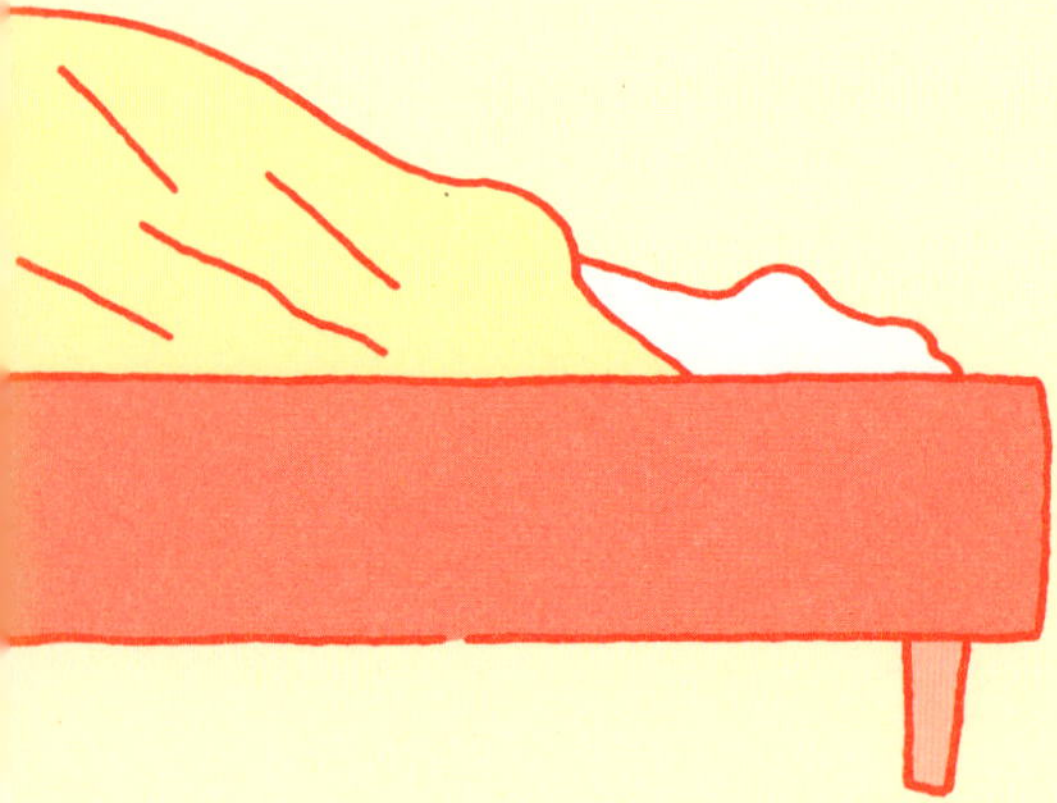

＊睡眠時無呼吸症候群
眠っている間に呼吸が止まってしまう病気のこと。10秒以上、気道の空気の流れが止まる状態が、ひと晩に30回以上、もしくは1時間に5回以上ある人は睡眠時無呼吸症候群かもしれません。No.119でも触れています。

なにより、「自分がいびきをかいている……」と思うとイヤですよね。
気になった人は、今夜から「横向き寝」。
とくに、体の右側を下にすると
消化の助けにもなるといわれています。

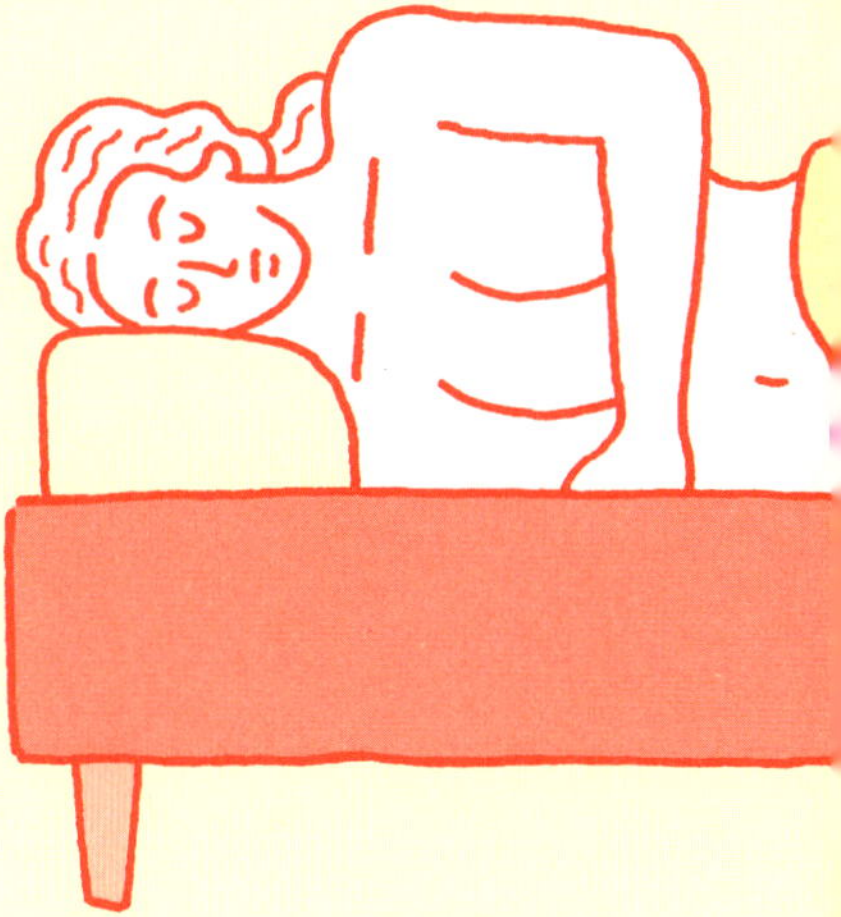

no.21

朝日で目覚める

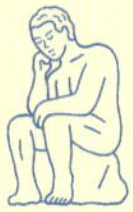

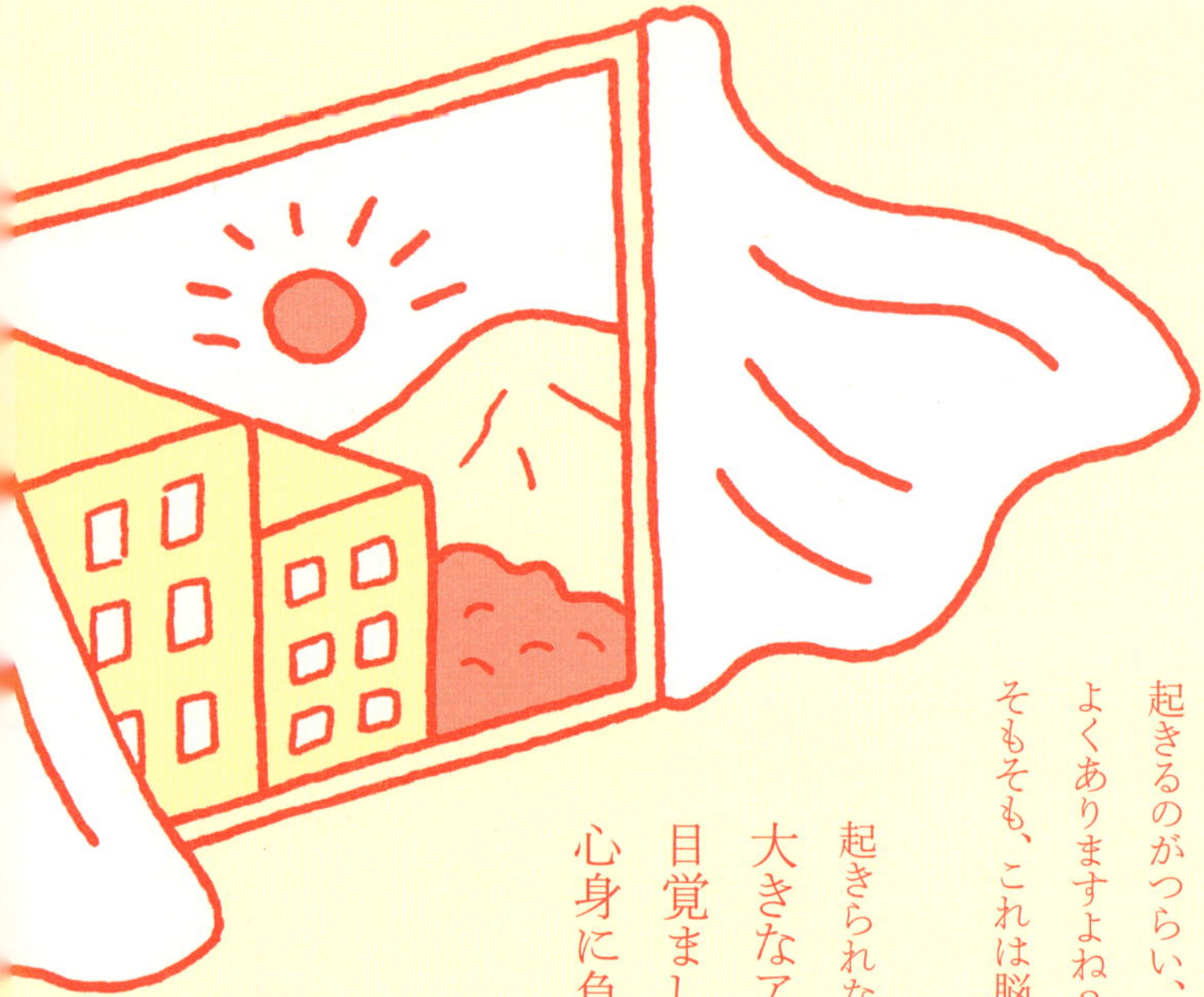

朝はなかなか起きることができない、
起きるのがつらい、起きてもぼんやりしてしまう。
よくありますよね？
そもそも、これは脳が持っている習性によるもの。

起きられないからといって
大きなアラーム音で
目覚まし時計をかけてしまうと、
心身に負担をかけてしまうそうです。

よい睡眠をとり、すっきり起きるには、
まずは**就寝と起床の時間を一定にする**こと、
7〜8時間ほど、しっかりと睡眠時間をとることがたいせつですが、
起きるときに音ではなく**「光」で起きる**ようにしてみましょう。
交感神経が急に刺激されることなく、心拍数や血圧が徐々に上昇し、
ゆったりと体が活動することができます。

部屋にもよりますが、寝室の足元に近いほうのカーテンを少し開けて眠り、
そこから差し込む**朝日で目覚める**ようにしましょう。
起きられるか心配な人は、休日から実践してみては？

no.22

鶏むね肉を積極的に食べる

「脂肪分が少なく、
やせたいときにおすすめ」
といわれる鶏むね肉。

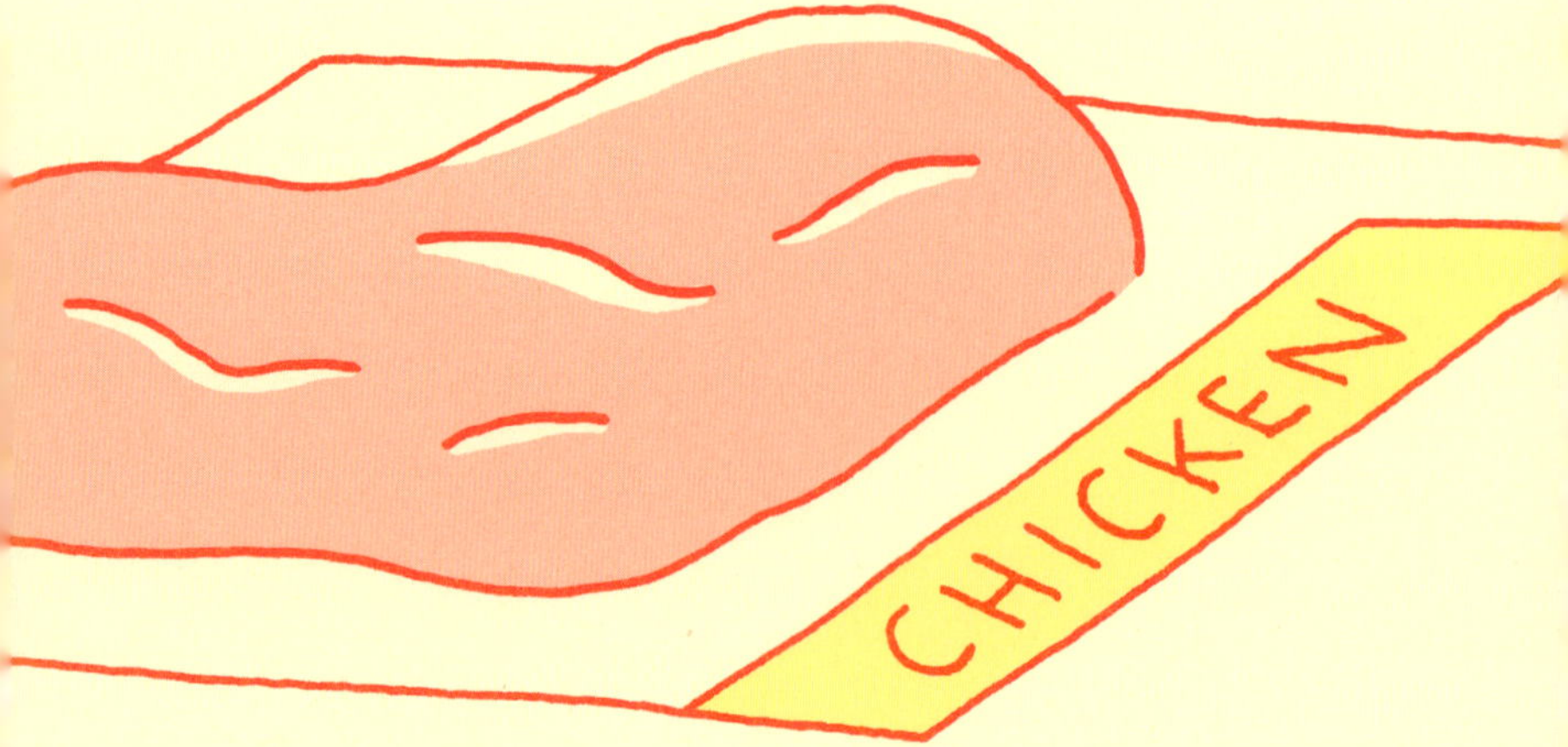

近ごろはダイエット効果以上に、
疲労回復効果が注目されています。
その秘密は「イミダペプチド」*という成分。
鶏肉のなかでも筋肉部分であるむね肉に多く含まれ、
食事にとり入れるだけで
疲労回復が早まるというからうれしいですね！
調理がめんどうでも、鶏むね肉を蒸したサラダチキンを
コンビニやスーパーで買えば、いつでも手軽に食べられます。

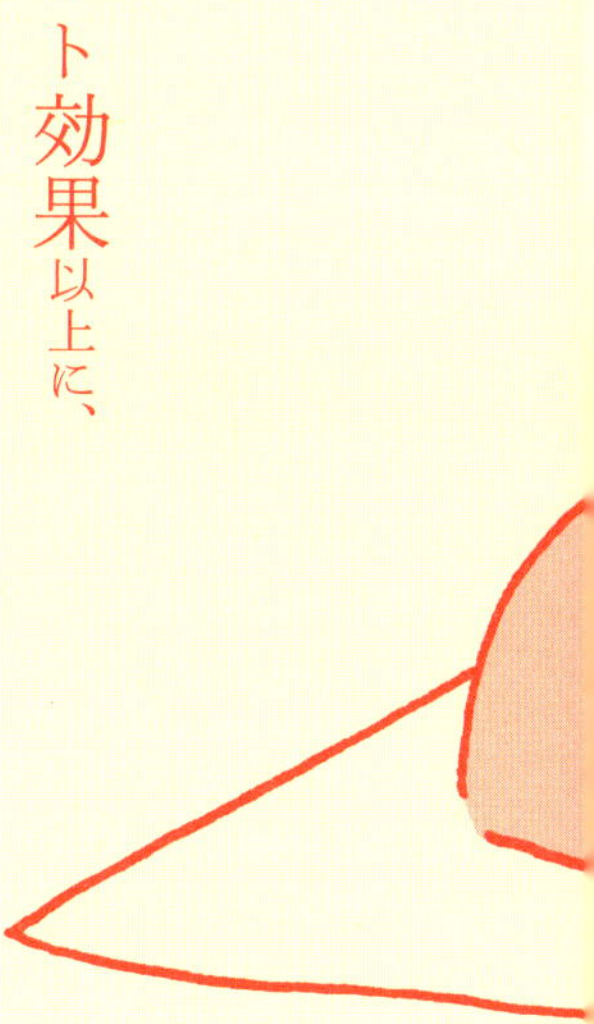

＊イミダペプチド
２種類のアミノ酸の結合物質で、高い抗酸化力を持っています。鶏むね肉１００gに約２００mg含まれています。毎日継続的に摂ることが理想とされています。

no.23 お寿司は マグロを選ぶ

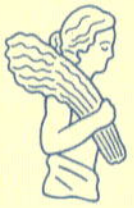

疲労回復を助ける食べ物で、肉のおすすめが鶏むね肉なら、
魚のおすすめはマグロ。
回遊魚のマグロには、
アミノ酸の一種の「アンセリン」*が含まれていて、
この成分が**疲労の軽減**に役立つといわれています。

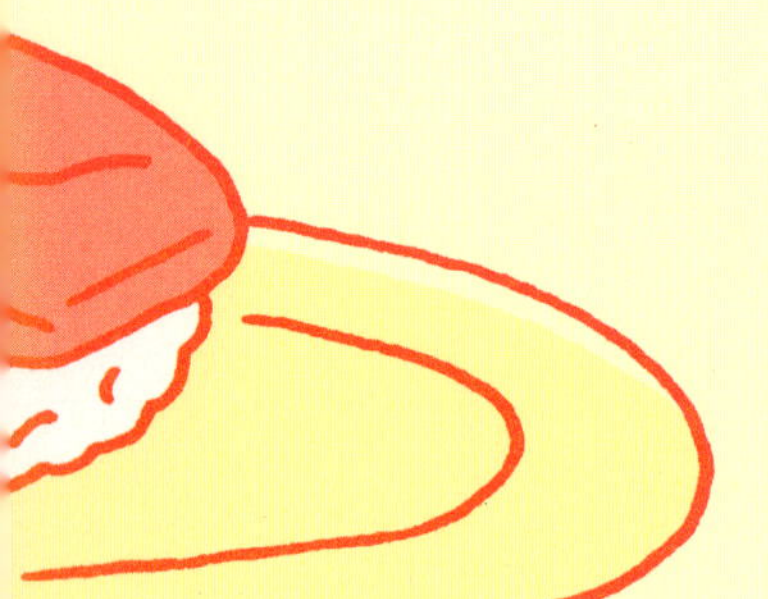

＊アンセリン
2種類のアミノ酸が結びついたもので、動物の筋肉中に多く存在しています。マグロやカツオ、サケ、鶏肉などに多く含まれ、抗疲労効果や血圧降下作用などさまざまな機能があります。

だから、マグロは
広い海を泳ぎ回れるんですね。
お寿司もいいですが、
さらにおすすめの食べ方は、マグロの山かけ。
山いもには疲労回復効果のある
ムチンが含まれているから、パワー倍増です！

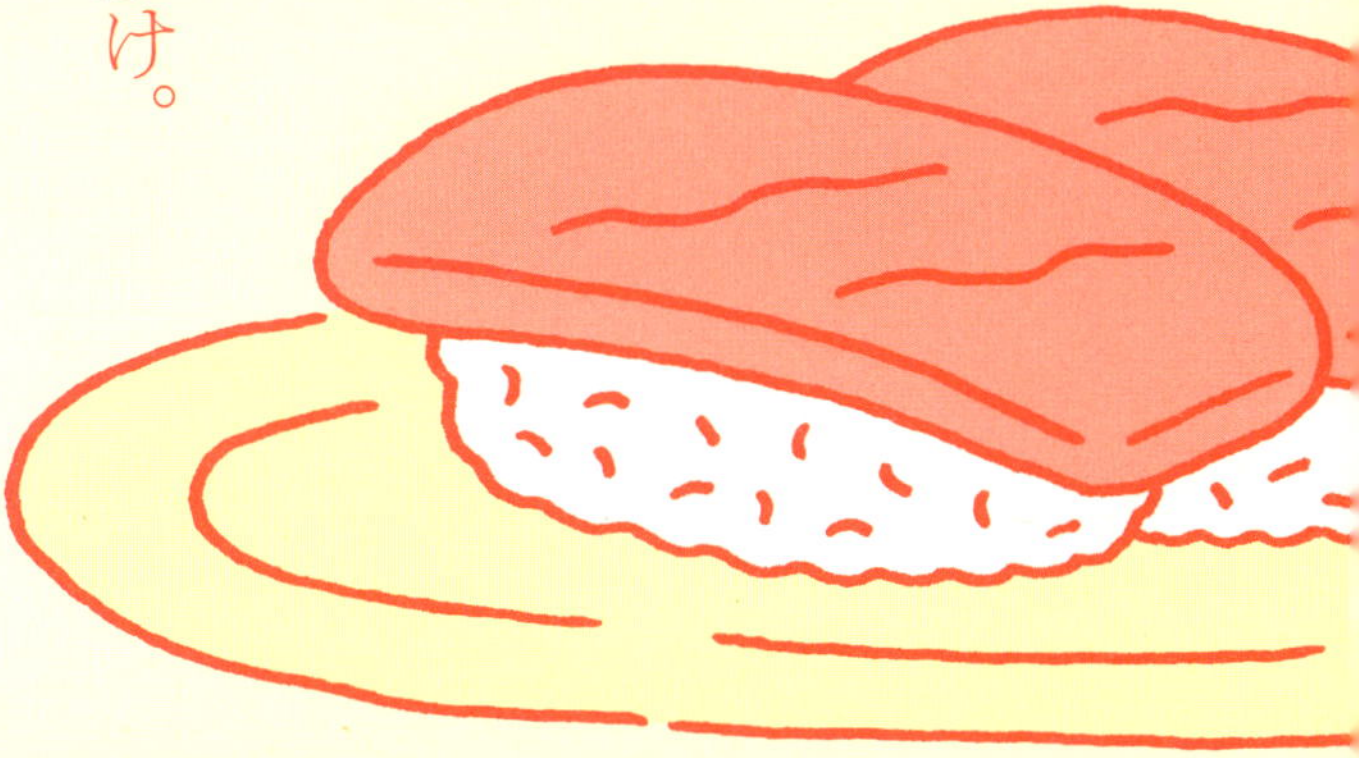

no.24

レモンが入ったものを飲む

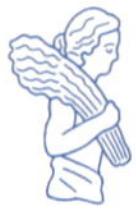

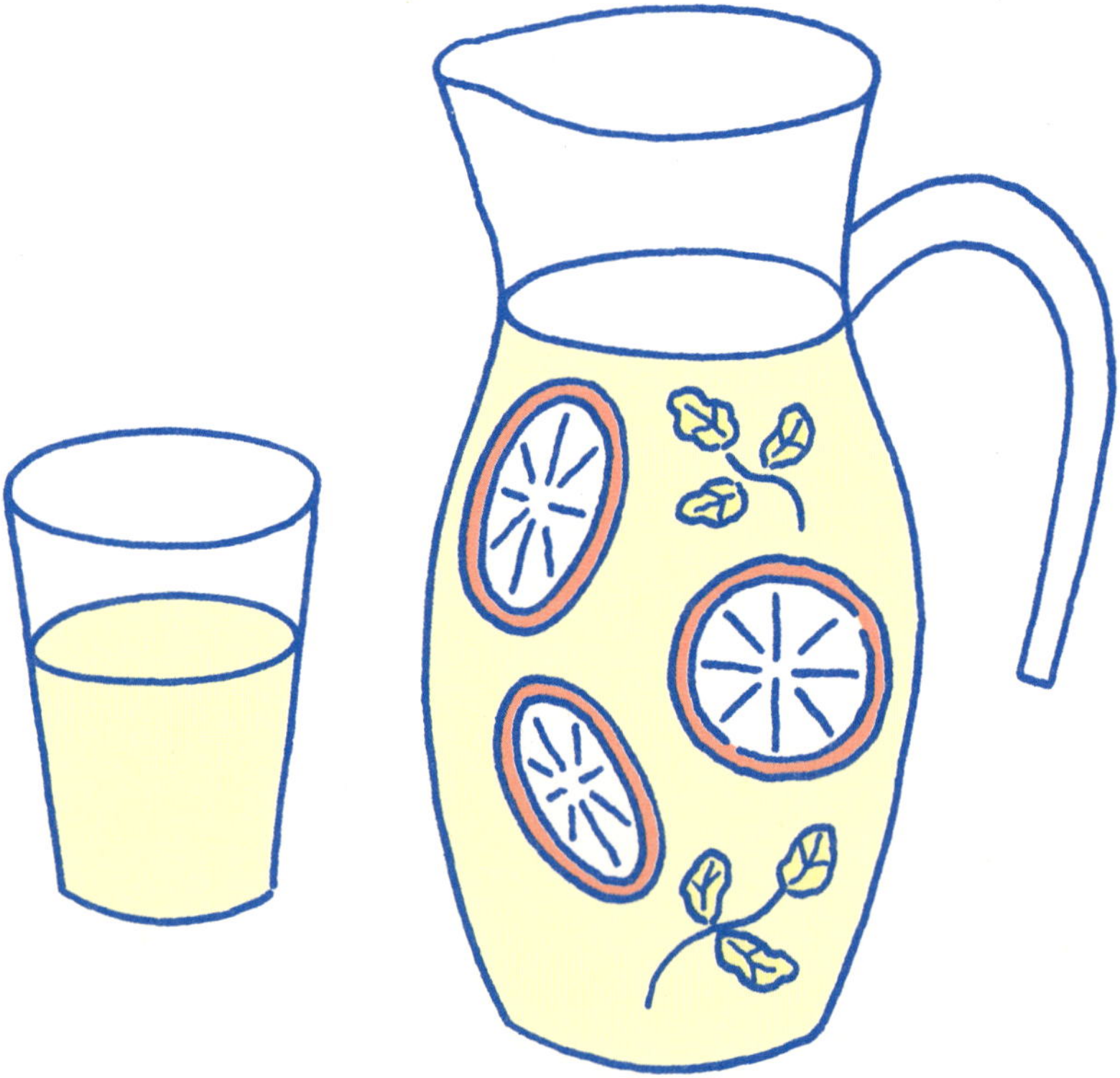

疲れたときによいといわれる酢、梅干し、柑橘類など。
酸味のもとはクエン酸で、
疲労回復効果があることがよく知られています。
なかでもレモンは、クエン酸だけでなくビタミンCもたっぷり。
ビタミンCには美肌や風邪予防の効果のほか、
ストレスへの抵抗力を高める働きもあるんですよ。
ふだん飲む水にレモン汁を加えてレモン水にしたり、
紅茶はもちろん、お酒にもレモンをしぼったり、
少しずつレモンをとる機会を増やして、ストレスや疲れを解消！

no.25

認知療法で考え方を変える

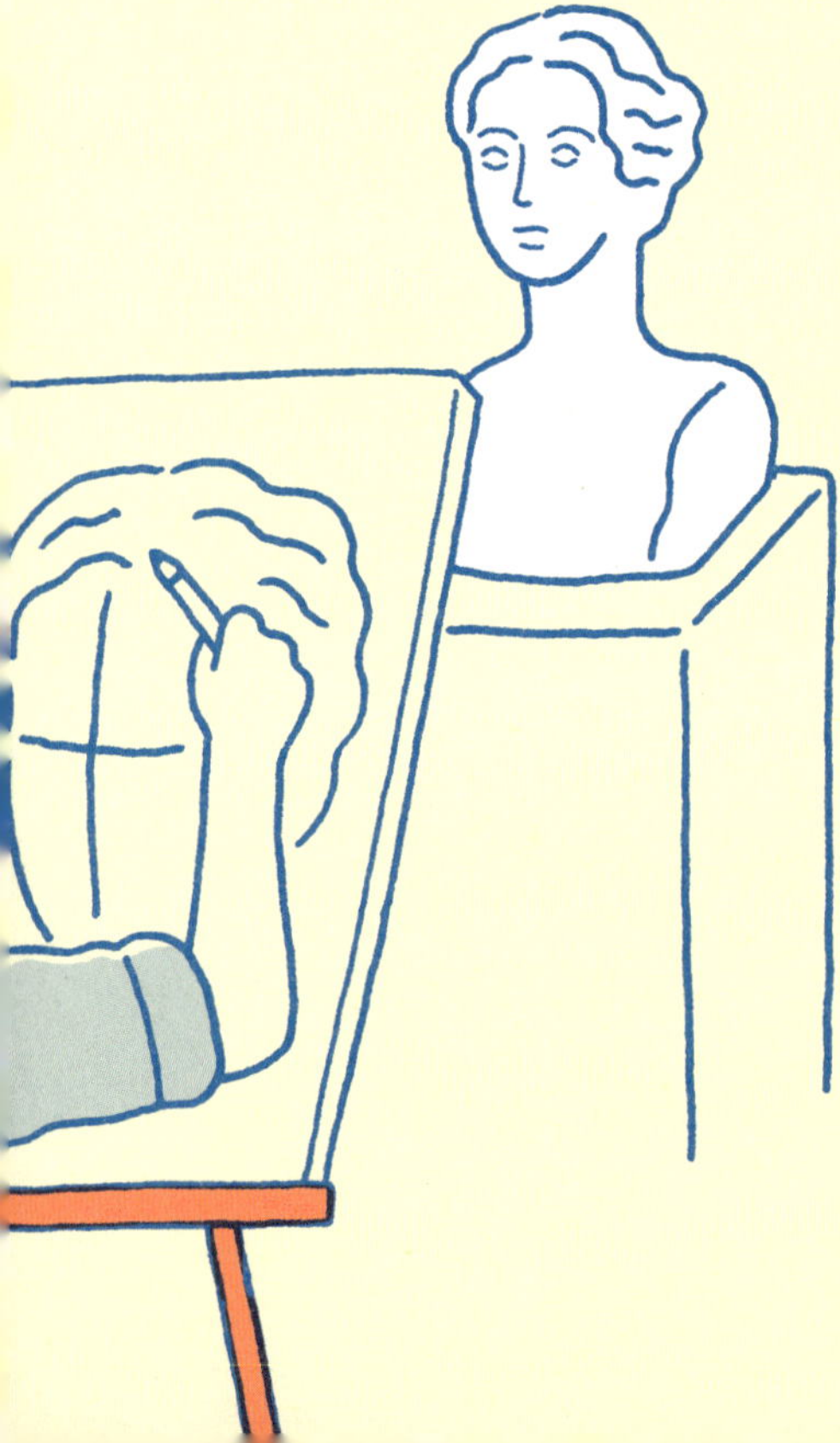

「私は仕事ができない」「何もうまくいかない」。
仕事でミスしたときや、プライベートで問題にあたったとき、
くよくよ考えてしまうことは誰にでもありますよね。
でも、「自分はダメだ」と自分を否定してしまうと、
心が不安定になり、ストレスがたまってしまいます。

＊認知療法
心理療法のひとつ。成長するなかで固定的になってしまった考え方や思考方法に焦点を当て、認知のゆがみを修正することで症状を改善します。

そんなときは、考え方のクセを変えましょう。
認知療法＊といわれるもので、物事の認知を変える治療法です。
方法はかんたん。ある出来事について、
まずはいつもの捉え方と感情を書き出したら、
今度は一般的な見方を書いて、自分の思い込みと比べてみます。
視点を変えて、客観的に物事を考えることで、
冷静に考え、自己否定感を軽減することができます。

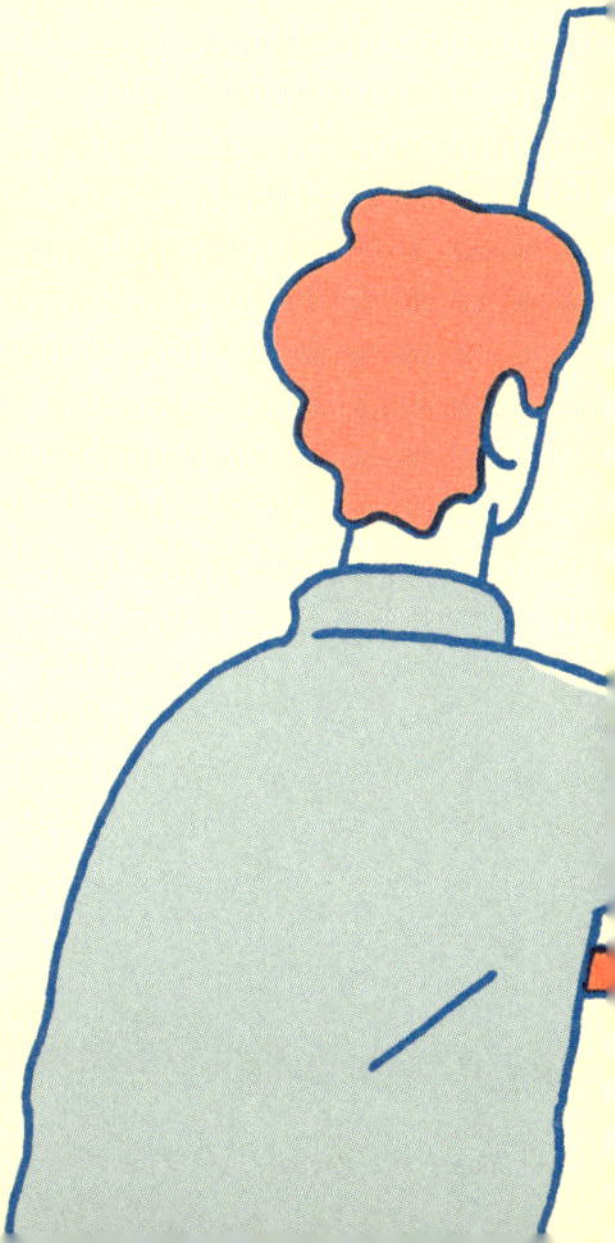

no.26

コーヒーをやめてみる

「疲れたぁ」というとき、
コーヒーブレイクを
習慣にしている方は
多いことでしょう。

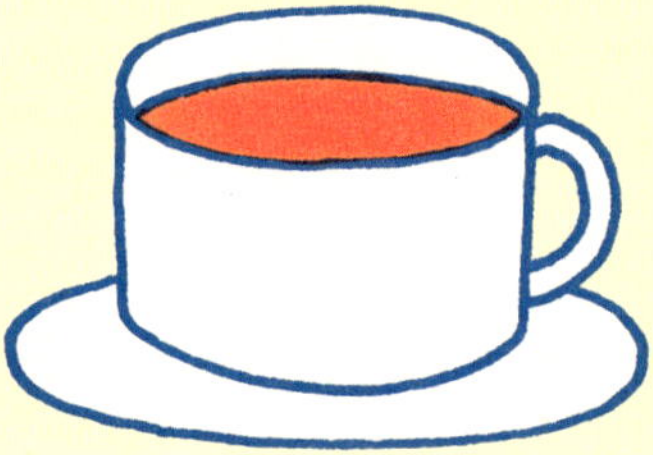

コーヒーに含まれるカフェインには覚醒作用*がありますし、
香りや苦味のもとになるクロロゲン酸という成分にも
疲れを癒やす効果が期待できるのだとか。
でも、コーヒーばかりでは胃がムカムカすることも……。
近年では、コーヒーやカフェイン入りエナジードリンクの
とり過ぎによる、カフェイン中毒も懸念されています。

＊カフェイン
興奮作用があるため、眠気ざましにとる人が多いですね。利尿作用や自律神経の働きをよくする効果もあります。意外にも、コーヒーより含有量が多いのは玉露。紅茶にも多く含まれています。

そこで、コーヒーのかわりに
ジャスミンティーや
ルイボスティーはいかがでしょう。
どちらもカフェインレスのお茶なので、
胃腸への負担なく、リフレッシュできますよ。

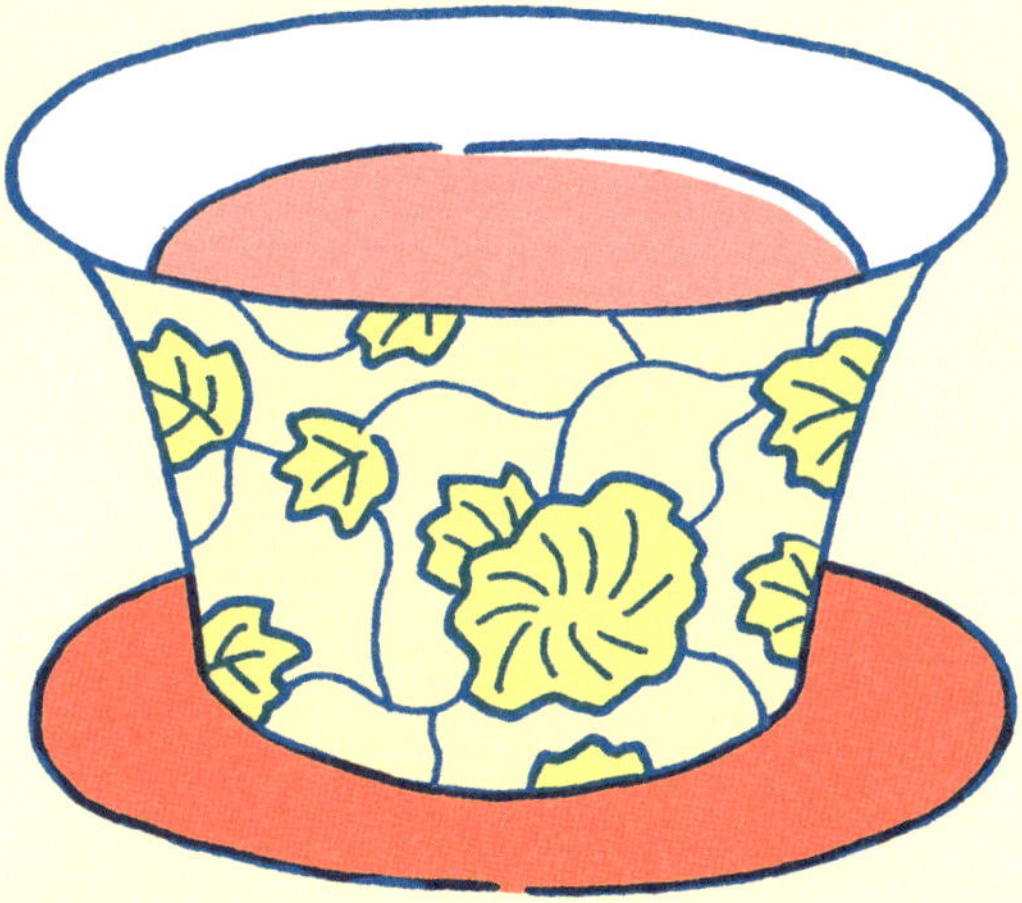

no.27

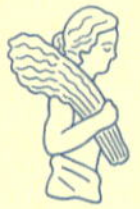

食事は寝る2時間前までに

「寝る直前に食べない」。
これはダイエットの鉄則であり、
疲れを翌日に残さないためにもたいせつなことです。
食べたものが消化されるまでに
どのくらい時間がかかるか、考えたことはありますか？
胃に届いた食べものは3〜4時間かけて消化され、
排泄されるまでに1〜2日かかるのだそう。

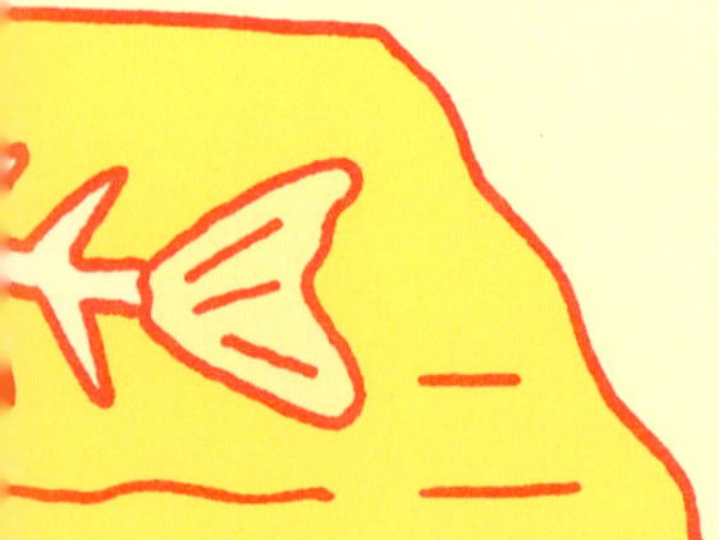

食べてすぐベッドに入ると、
消化がまだ終わらないうちに
寝ることになります。
寝つきが悪くなるうえ、
翌朝は胃がもたれ、
疲れを長引かせることに……。
遅くとも、寝る2～3時間前には
夕食を食べ終え、夜食もガマン！

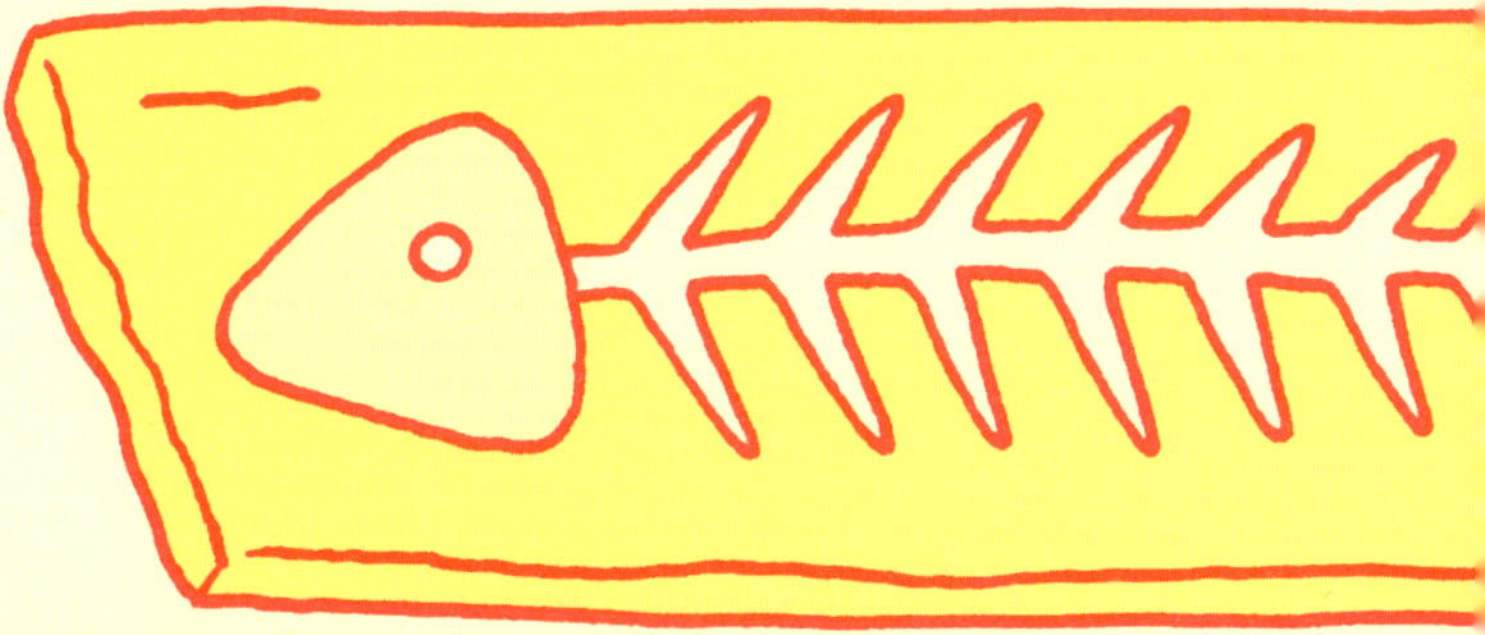

no.28

主食を減らしてみる

今もブームが続いている「糖質オフ」*。

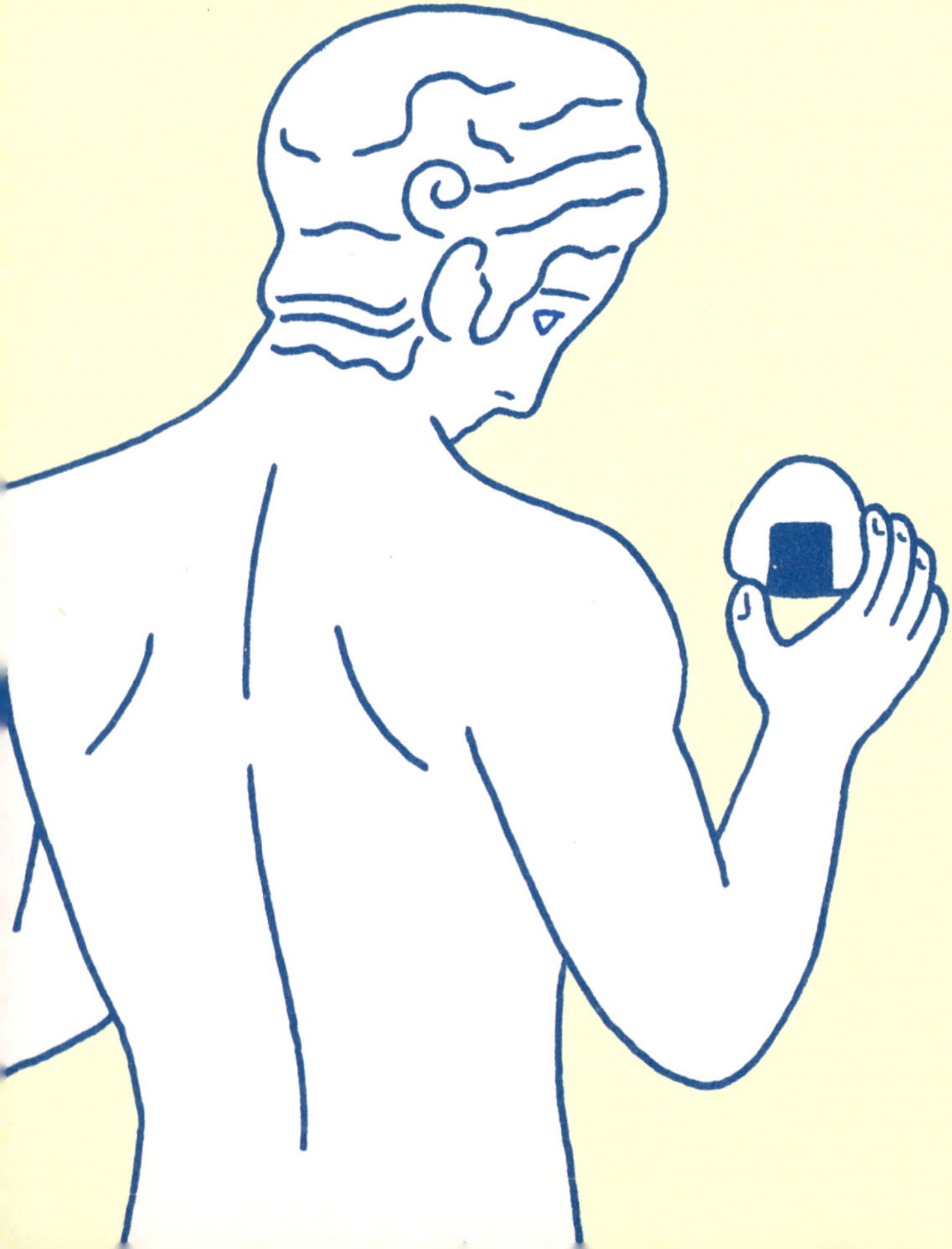

糖質のとりすぎが肥満や
不調を招くことがあるため、主食や甘いものを
とりすぎないように気をつけている人は多いと思います。
糖質が太りやすいなどといわれる原因は、
血液中の糖質量が一気に増えて
血糖値が乱高下するためですが、
なんと、これが疲労を招くこともあるのだそう。
ごはんをモリモリ食べたあとに
「体がだるいなぁ」と感じたことがある方、
主食の量を見直したほうがいいかもしれません。

＊糖質オフ
主食やお菓子など、炭水化物を控えることで減量効果を得る人気のダイエット法。自己流や極端な糖質オフには注意。糖質を減らした分、タンパク質を補充することが重要です。

no.29

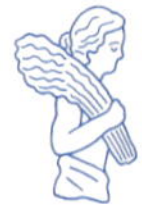

ホッとしたいときは緑茶を飲む

湯気と一緒に立ち上る緑茶の香り。
ホッとしますね。

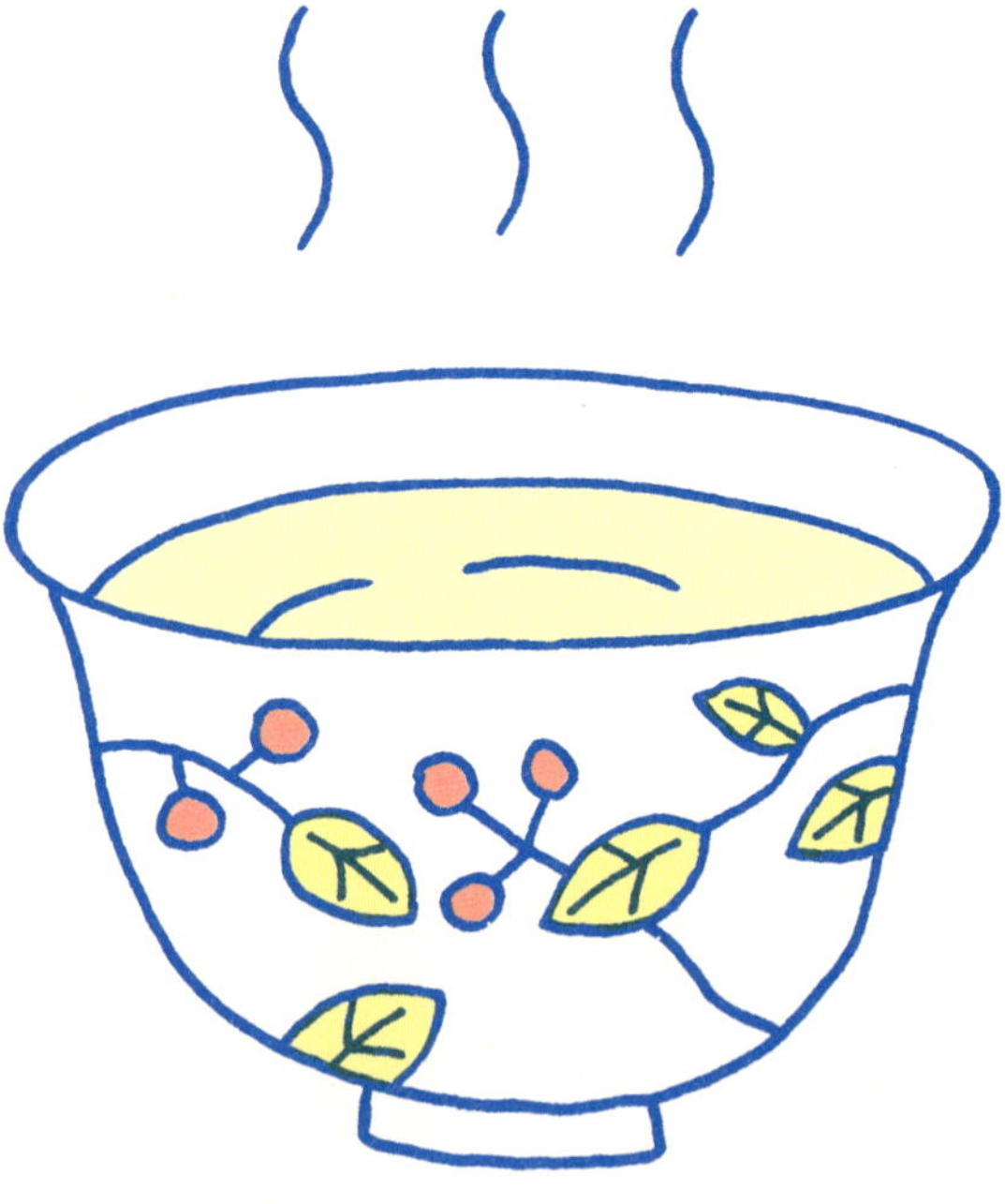

それだけでなく、
緑茶のうまみ成分のテアニンにも
癒やし効果があります。
テアニンはアミノ酸の一種で、
精神安定作用が期待されている成分。
緑茶のなかでも新茶や玉露に多く含まれているのが特徴です。
高級茶の玉露の場合、60℃くらいのぬるめの湯でいれ、
2分ほどおいてから注ぐと、
うまみ成分のテアニンが引き出されてリラ～ックス。

no.30

おやつに寒天を食べる

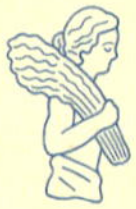

女性に多い便秘の悩み。
体が重くだるくなり、気分も晴れないやっかいもので、
便秘が改善しない状態を
「腸疲労」ということもあるそうです。

原因は食べすぎ、ストレス、運動不足など、さまざまですが、
食物繊維不足にも要注意。

野菜はもちろん、便のカサを増やす不溶性食物繊維と
腸を刺激して働きをよくする水溶性食物繊維の
両方を含む、寒天*にも注目してみましょう！

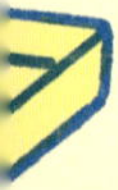

寒天をおやつにすれば、ラクに食物繊維の摂取量を増やせます。

＊寒天の扱い方

棒寒天や糸寒天は水にひたしてから分量の水と鍋に入れ、沸騰させて溶かし、常温で固めます。粉寒天はふやかす手間なく使うことができます。暑くても溶けることがないので、気軽に扱える食材です。

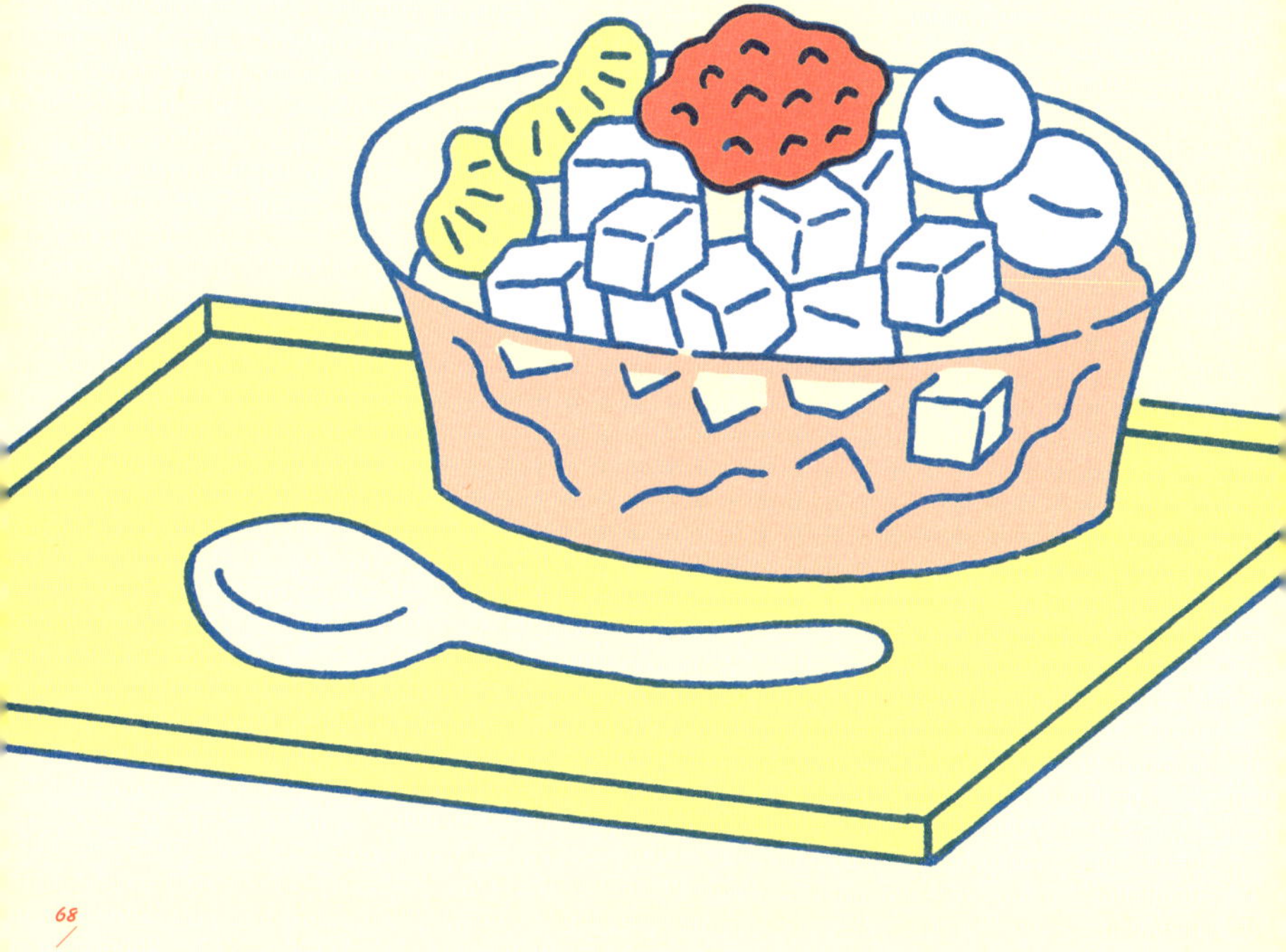

no.31

黒い食べ物を食べる

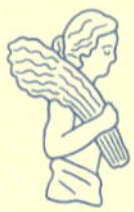

食べ物を選ぶときの基準を
「白いものよりも**黒いもの**」にしてみませんか？
たとえば、白砂糖より黒砂糖、白米より玄米、
白いパンよりライ麦パンや全粒粉パンを。
精製された食品より**原料に近い状態**の食品のほうが
さまざまな栄養素が含まれています。

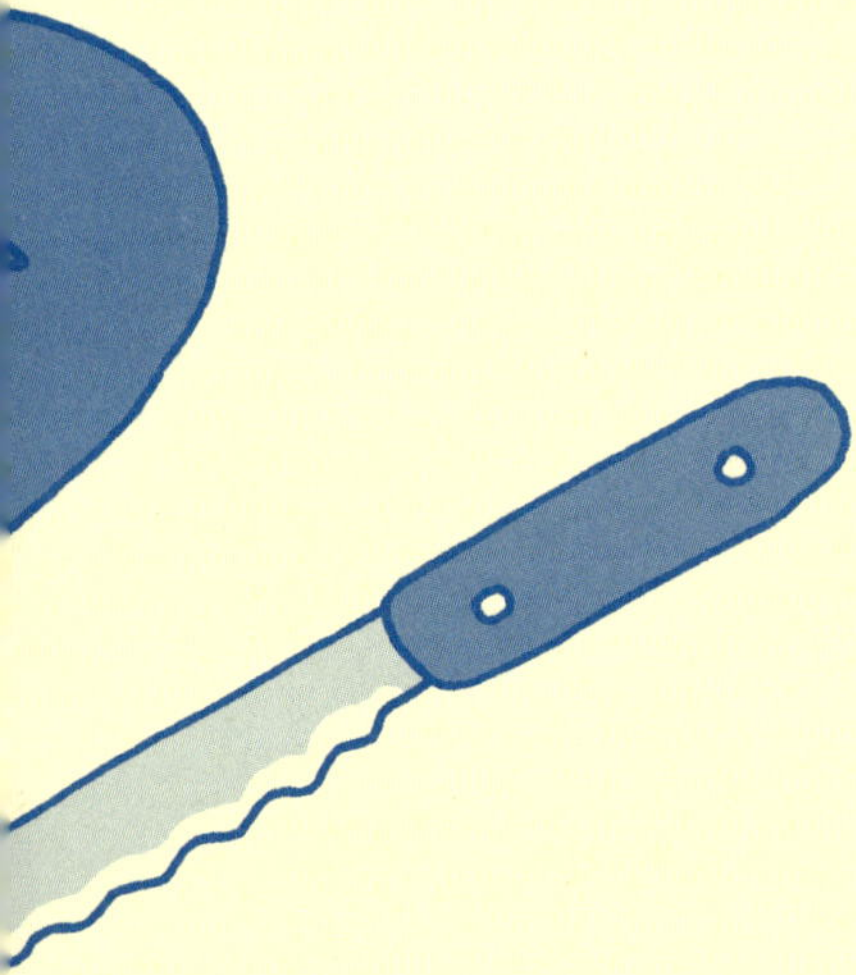

砂糖なら、精製度の低い黒砂糖のほうが
白砂糖よりビタミンやミネラルが豊富です。
精製されていない玄米も食物繊維などが
白米より多く、血糖値を上がりにくくしてくれます。
いろいろな栄養素を摂れば、
疲労回復を助ける栄養素も摂りやすくなります。

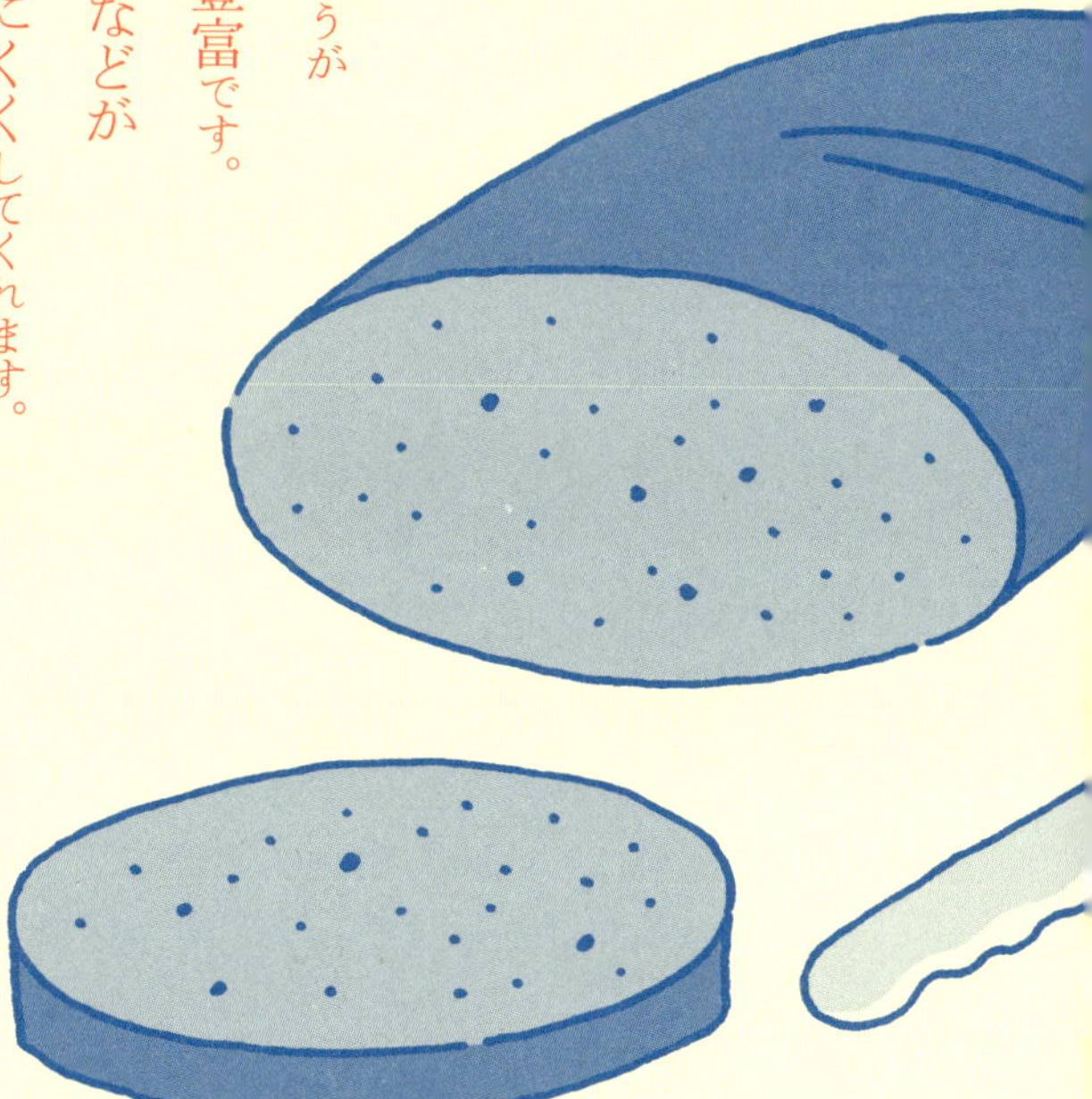

no.32

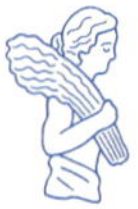

食事は腹八分目に

昔からよくいわれているし、体にいいこともよくわかる。
でも、やろうと思うとなかなかできない「腹八分目」。

消化には自律神経がかかわっていて、
食べすぎてばかりいると自律神経がくたびれてしまい、
よく眠れなくなったり、
体の疲れもとれにくくなったりします。

急に食事量を減らすことはできなくても、
焼き肉のあとひと切れ、
ごはんのもうひと口をやめる。
こんなことから始めてみませんか？

no.33 ゆっくり噛んで食べる

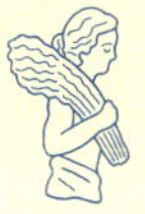

「特技は早食い！」という方、疲れやすくありませんか？
よく噛んで食べれば、
唾液の分泌が促されて消化が助けられ、
胃や腸への負担も軽くなります。
また、太りにくくなる、虫歯や歯周病を予防できるなどのメリットも。
まわりの人に比べて食べるスピードが速ければ、
ひと口食べたら30回ほど噛むことを意識してみましょう。
噛みごたえのある食材をとり入れたり、
野菜などはかために加熱して、
よく噛めるようにするといいかもしれませんね。

no.34

オフィスのデスクを片づける

デスクの上は資料が山積み、
引き出しの中もぐちゃぐちゃで、
必要なものが必要なときに見つからない！

あちこち探しまわっているうちに、
よけいにものが散らかって……。
探しものは時間のロスになるし、
イライラのもとにもなります。

整理整頓を心がけて、
いつもデスクをスッキリさせておけば、仕事もはかどるはず。
片づけることで、気分も変わります。

一気に片づけると疲れてしまうので、
「隣のデスクよりちょっときれい」を
目指すのはどうでしょう？

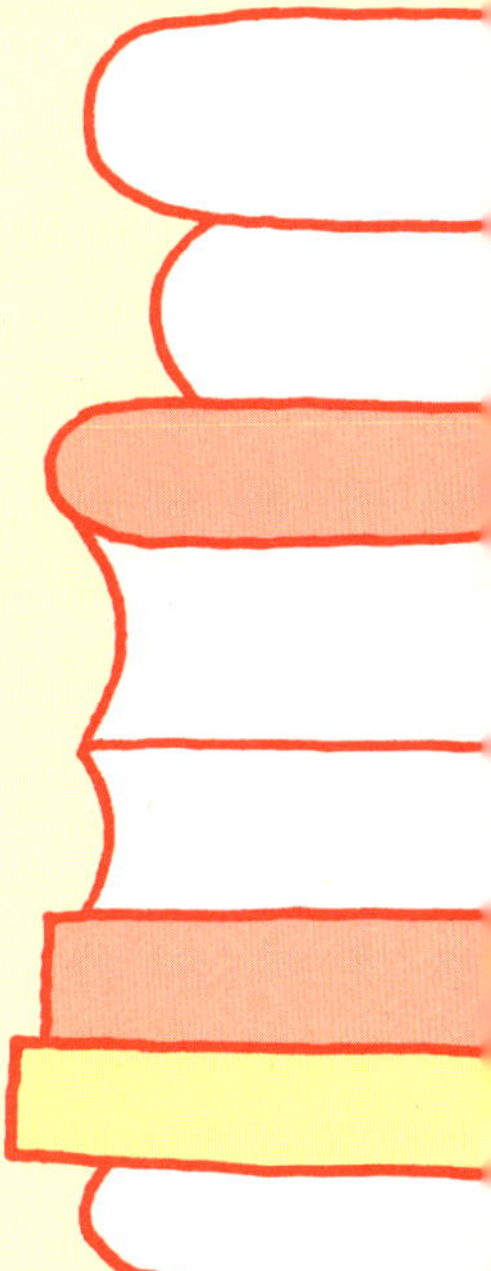

no.35

デジタルツールから離れる

スマートフォンやタブレット、パソコンなど
1日に何時間くらい使っていますか？

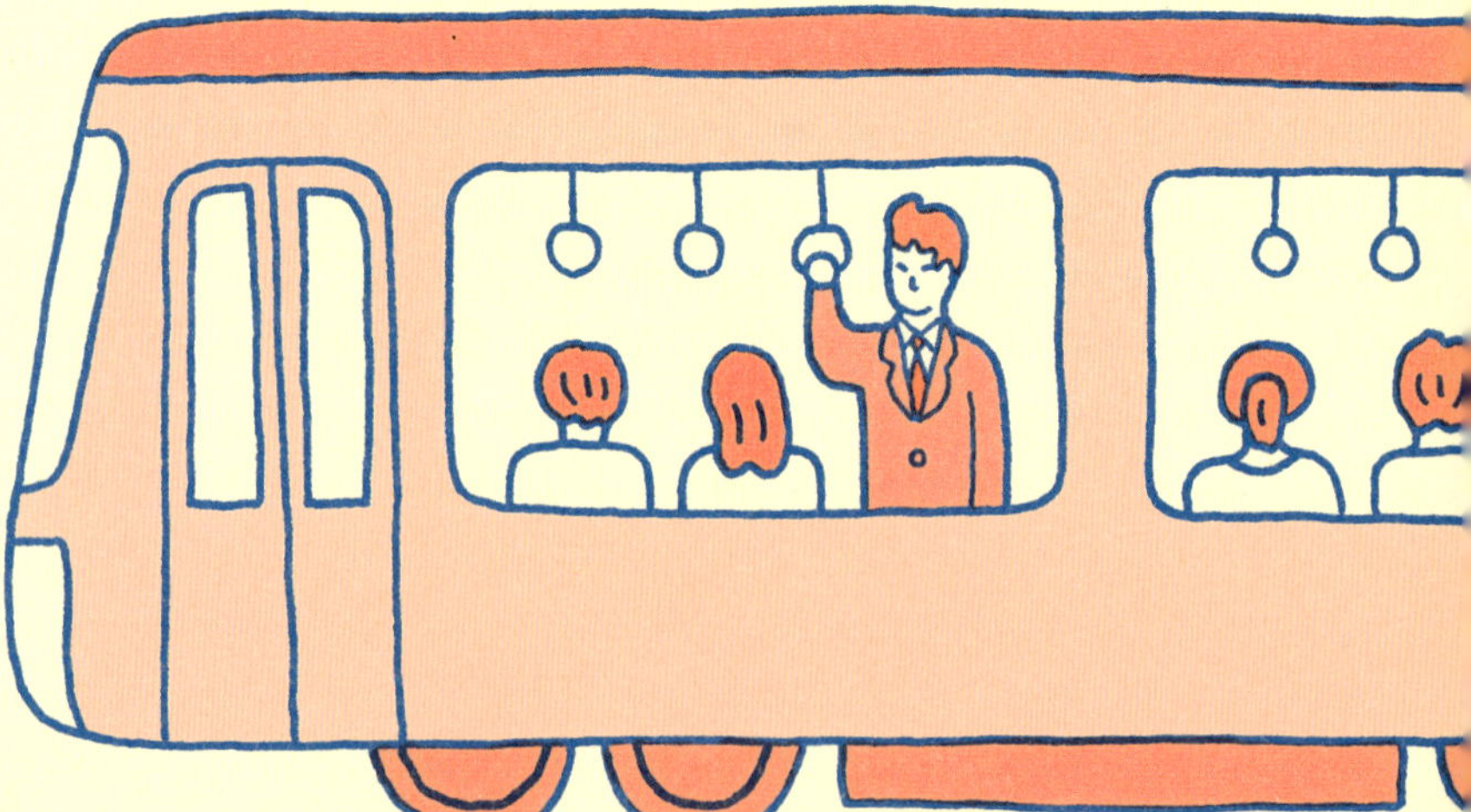

＊睡眠障害
眠れないだけでなく、昼間の強い眠気や睡眠のリズムの乱れなど、さまざまな病気のこと。生活環境や習慣、疲労やストレスなど、病気からくるものなど原因もさまざまです。

きっと、「時間を気にせず、気がつけば手にしている」という人が多いことでしょう。

これらの機器はブルーライト（P.124参照）の放出量が多く、目の疲れ、首や肩のコリを招くほか、サーカディアンリズム（P.42参照）を狂わせて睡眠障害＊を招くこともあるのだそう。

疲れているときこそ、「移動中はスマホを見ない」「寝る前にパソコンを使わない」など、デジタルツールを意識的に遠ざけることを考えてみてください。

no.36

朝活を始めてみる

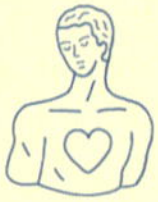

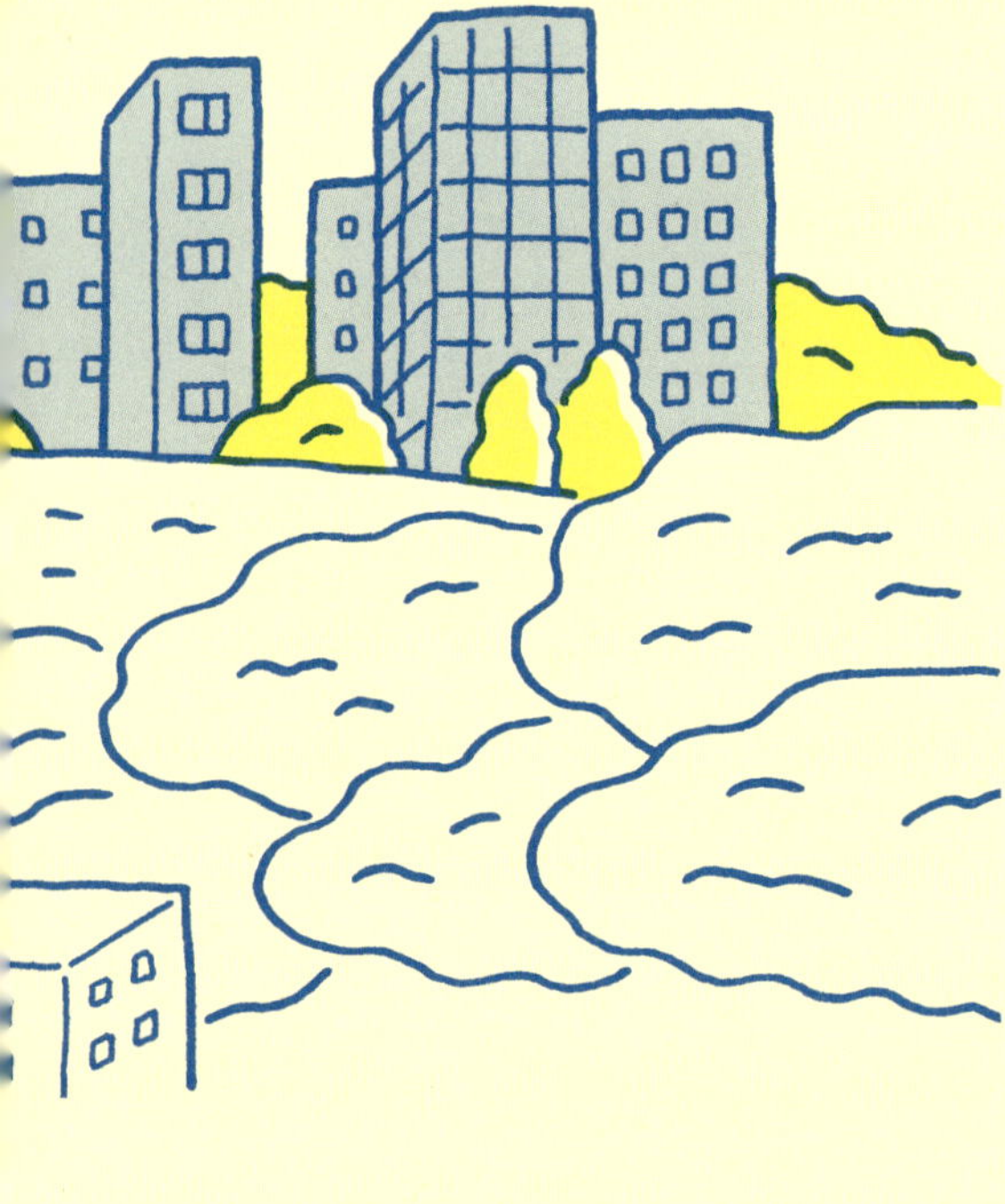

会社や学校が始まる前の時間を勉強や趣味の時間にあてる「朝活」。
疲れて能率が落ちる夜よりも、朝のほうが集中できるし、
やる気も出るし、なにより気持ちがいい！

まだやったことがない方は、
散歩、読書、ラジオ英会話、ヨガやストレッチなど、
家のなかや周辺で気軽にできることから試してみましょう。
朝活に夢中になって朝食がとれなくなったり、
出勤準備にあわてるようではかえって疲れるので、
終了時間を決めておき、
時間になったらパッとやめるのがコツだそうです。

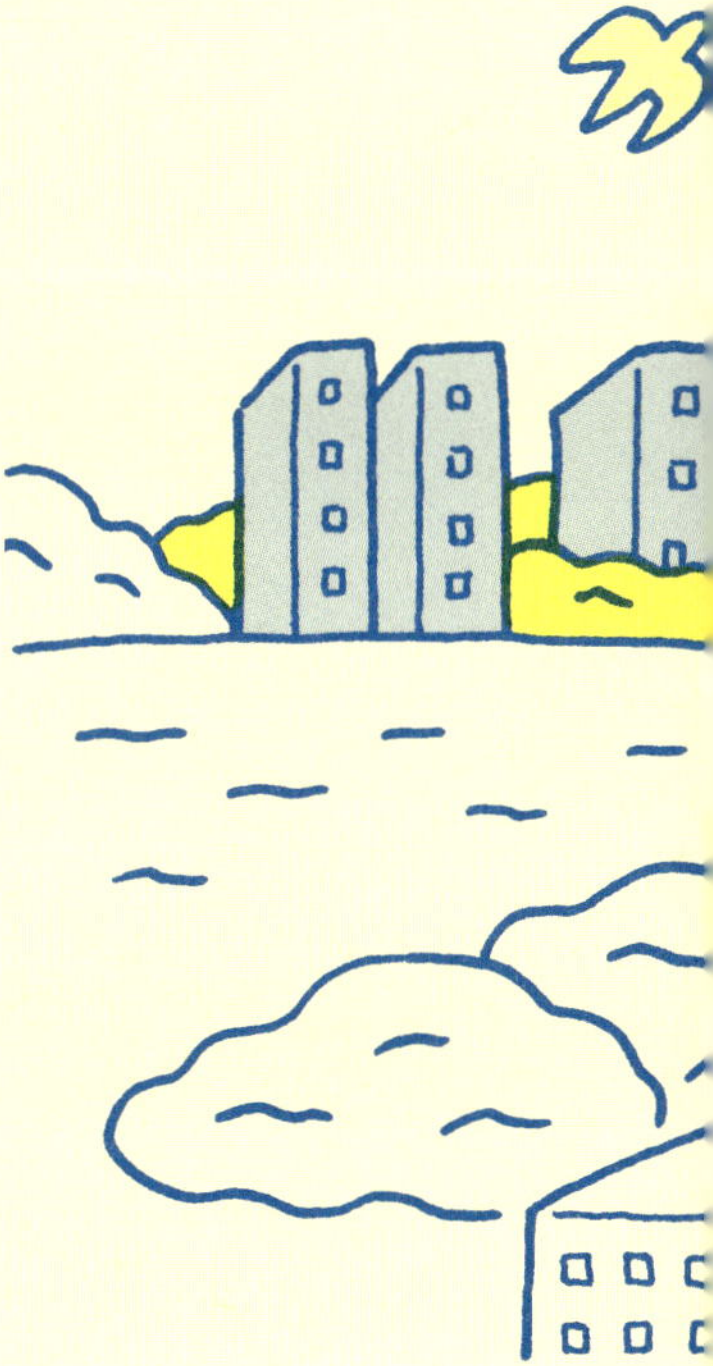

no.37 「ひもトレ」をしてみる

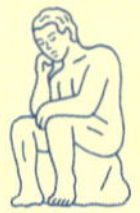

毎日仕事や家事に追われていると、
「なんだか疲れた」「体がかたくこっている」
「どこが悪いというわけではないけど不調を感じる」
というときはありませんか？

そんなときは、ひも1本でできる「ひもトレ」を
してみましょう。方法はかんたん。
断面がまるくなっている**ひもを体に巻くだけ。**

たとえば、イスにすわるときは、
両足首やひざにぐるっとひもを巻きます。
ひもが食い込まないよう、
両足首やひざの間に軽くすき間ができるくらいに。

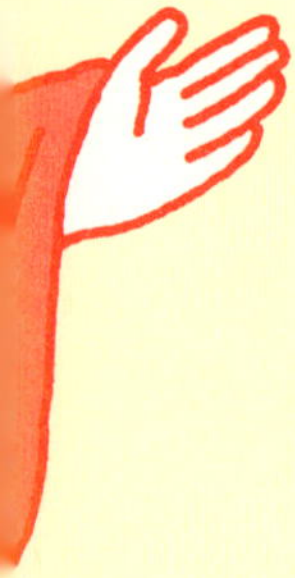

＊たすきがけ
和服を着るときに、袖がじゃまにならないよう、ひもなどで袖をたくし上げる方法のこと。両端を結んで輪にしたひもを輪の真ん中くらいでひねって8の字にします。できたふたつの輪にそれぞれの左右の手を通します。ひものクロスした部分が背中にくるよう、輪に腕を通して肩にずらします。

ひもを巻くことで、
腰や股関節に、適度に緊張をもたらして
体のクセやバランスの悪さによる
コリを改善してくれるそうです。
デスクワークが多い人は、とくに「たすきがけ＊」がおすすめ。

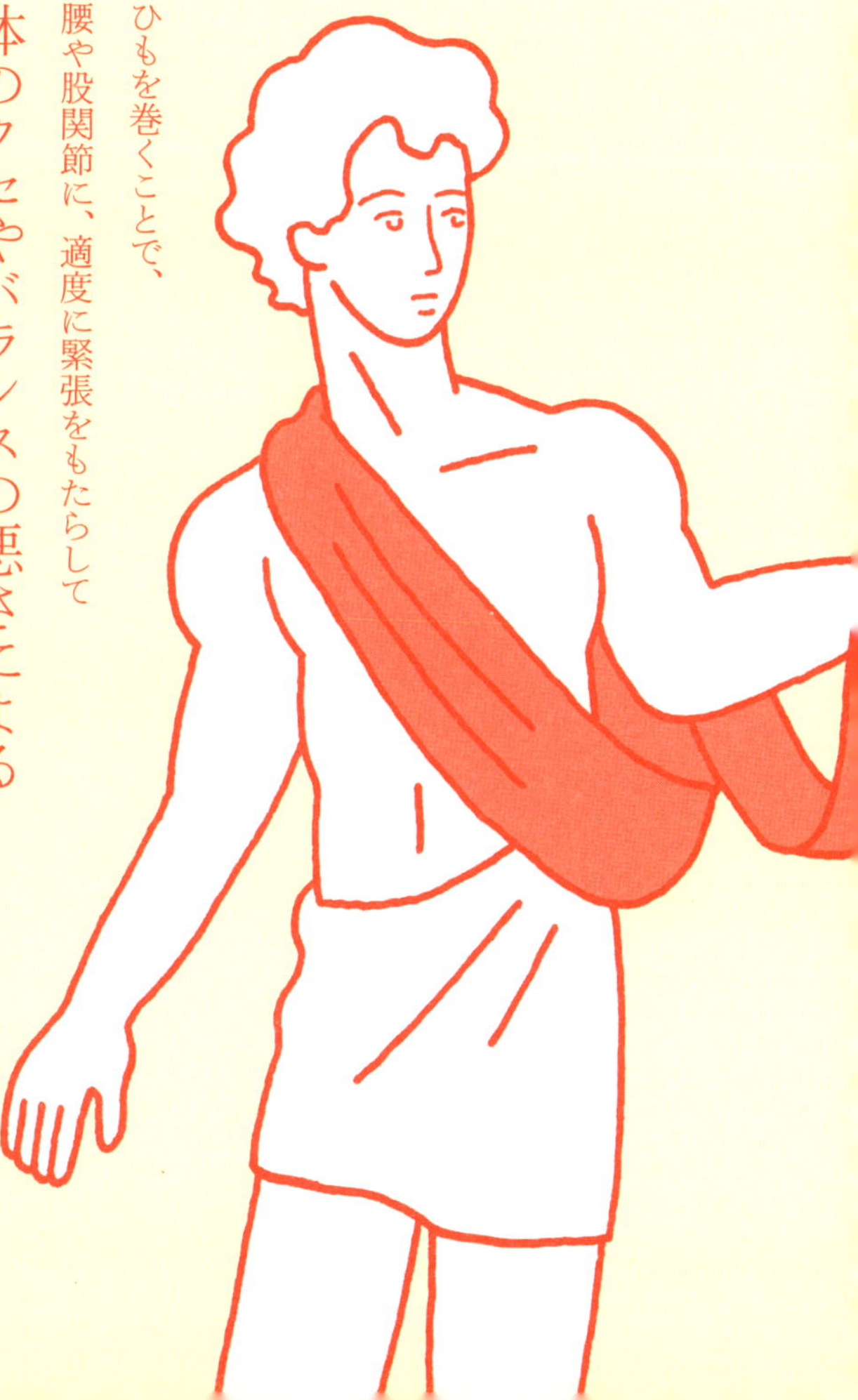

no.38

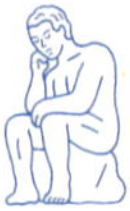

基礎体温を毎日チェックする

毎日、仕事に家事、育児にとお疲れさまです。
自分がどれくらい疲れているのか、
今日はどんな体調なのかを知るためには
自分の体をよく知ることがたいせつです。

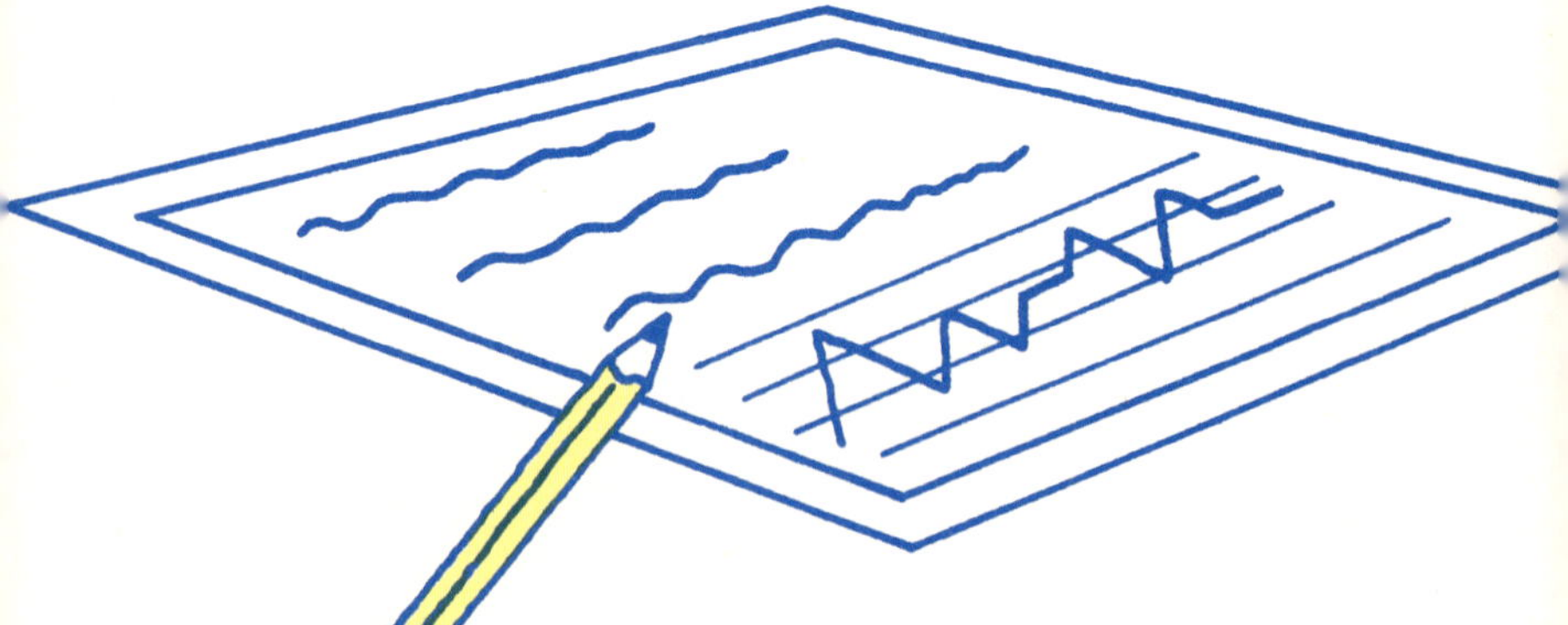

*基礎体温
体温を上げる要因のない状態で、体が最小限のエネルギーだけで活動しているときの体温。正常な排卵が行われている場合、高温期と低温期に分かれます。

肌の調子や体重、お通じ、
気持ちの状態などをメモしておきます。
とくに女性は基礎体温*を計るのもよいでしょう。

枕元に基礎体温計を置いておき、
朝目が覚めたら、寝た状態ですぐに計ります。
計る位置は舌の裏側。
舌の裏にある中央の筋にあたるように、体温計を入れましょう。
計り終えたら体温を確認して記録します。

生理周期や排卵の時期はもちろん、
不調の原因を知るのに役立ちますよ。

no.39

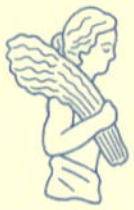

1日1回 発酵食品を食べる

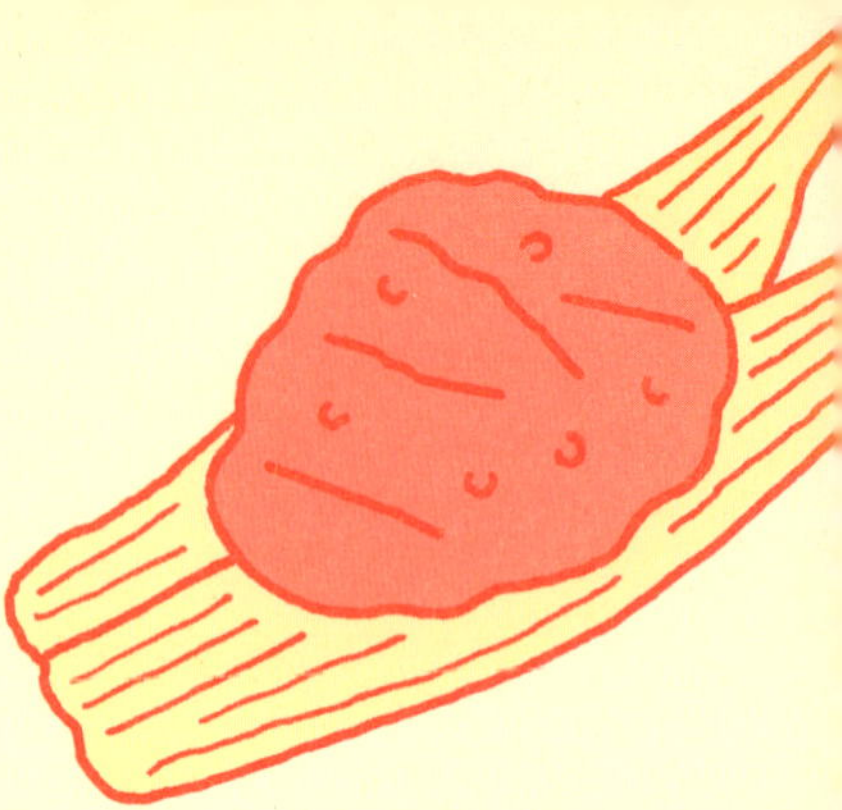

疲れをとり、体を整えるために
実践したいのが、「腸活」。
ここ数年、よく聞くようになりましたね。

腸活とは、腸内細菌のうち、私たちの体に
いい働きをしてくれる善玉菌を増やして、
腸内の環境をよくすること。
そうした善玉菌を含むものを
「プロバイオティクス」*といいます。

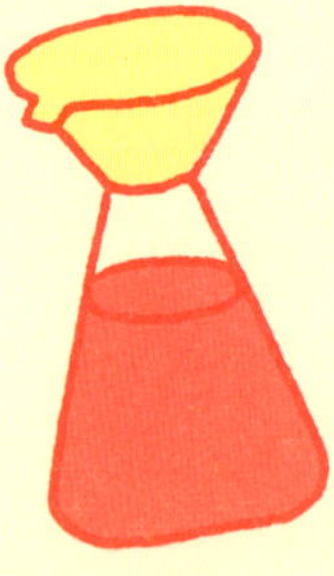

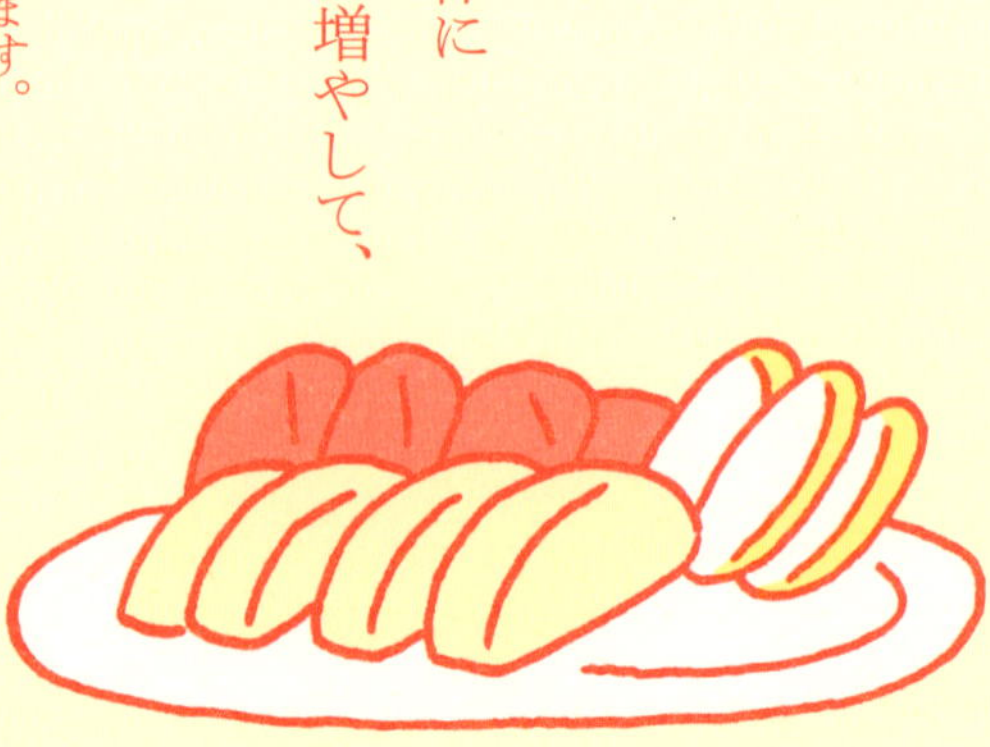

＊プロバイオティクス
体によい善玉菌を含む、生きた微生物のこと。その栄養源となるものをプレバイオティクスといいます。さらに善玉菌とその栄養源を一緒にバランスよく摂ることをシンバイオティクスといい、注目されています。

プロバイオティクスをとり入れるためには
発酵食品を意識して食べるようにしましょう。
ヨーグルトやチーズ、納豆、みそ、しょうゆ、ぬか漬け、キムチなどは、乳酸菌やビフィズス菌、酵母菌などの善玉菌を含んでいます。
善玉菌は3～4日で排出されてしまうので、
毎日続けて食べるのがポイント。
1種類だけでなく、**数種類を組みあわせて食べましょう。**

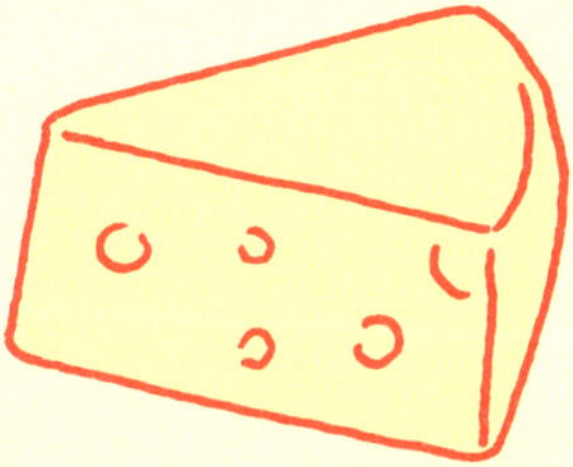

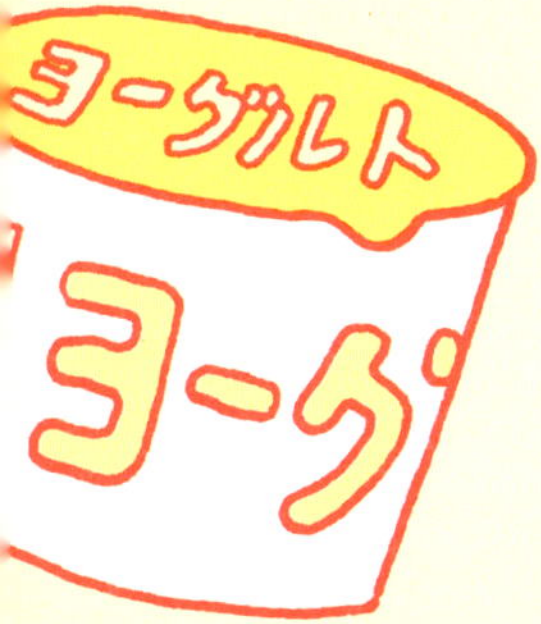

no.40

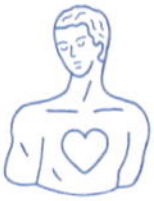

花やグリーンを育ててみる

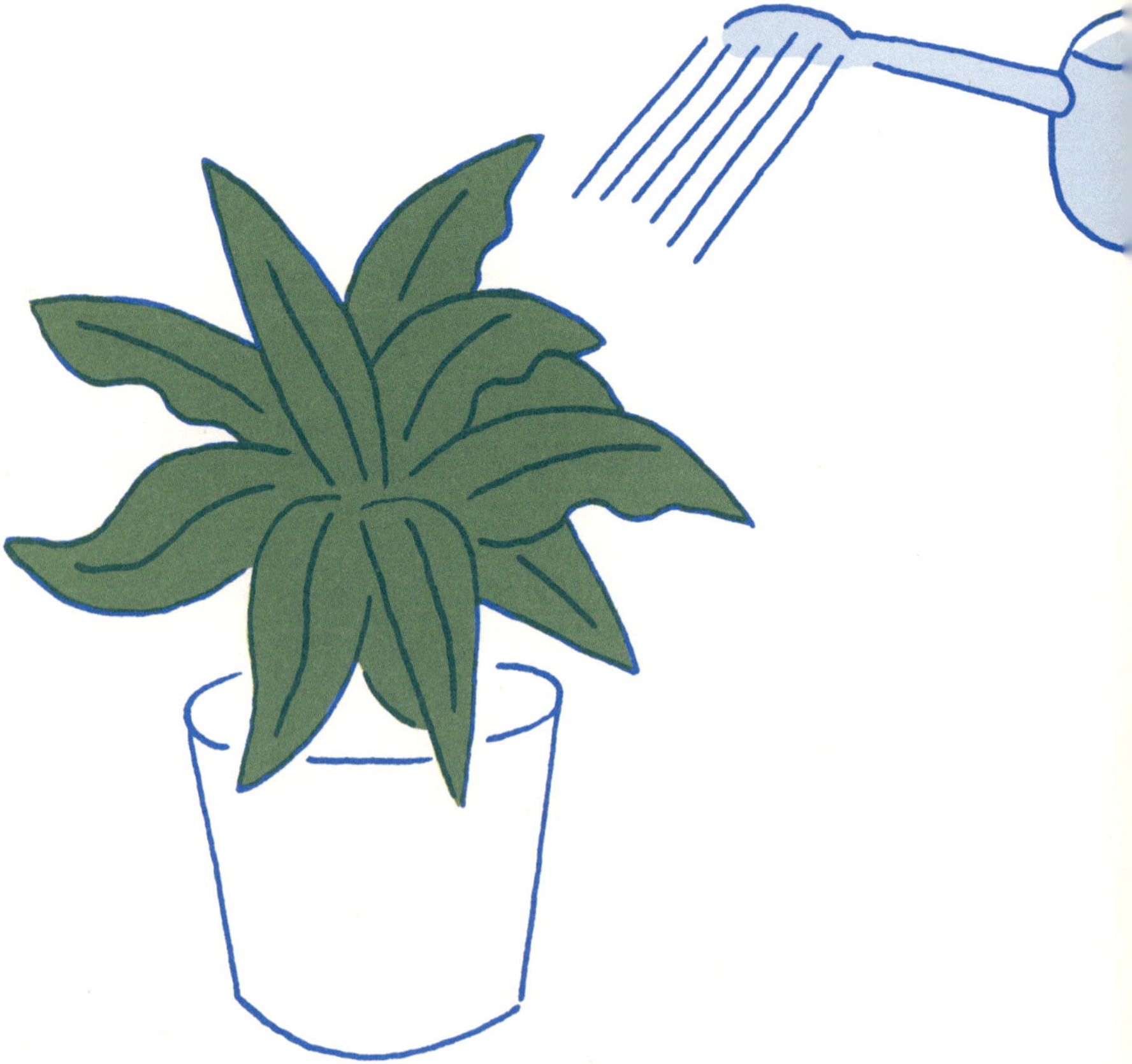

季節の花は見ているだけでも心楽しいもの。
観葉植物には空気清浄効果、リラックス効果、
目の疲れをやわらげる効果などがあるといわれています。
オフィス内に植物があると、
そこで働く人の疲労感が軽減するという報告もあるそうです。
小さなものでいいから、
部屋の中に鉢植えを置いてみましょう。
心がホッと休まり、
少しずつ大きくなる様子を観察するのも楽しいものです。

no.41

朝日を浴びて
体内時計を
整える

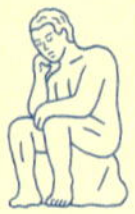

「サーカディアンリズム」。
聞きなれない言葉かもしれませんが、
これは体内時計（P.42参照）とも呼ばれるもの。

私たちの体の機能は約24時間周期の
サーカディアンリズムをベースにしています。
これが乱れると、睡眠障害が起こりやすくなり、
疲労の蓄積や体調不良にもつながりかねません。

リズムを乱さなければ問題ないのですが、
ひとつ難問があります……。
1日が24時間なのに対し、
サーカディアンリズムはあくまでも〝約24時間〟のため、
毎日、少しずつ誤差が生じてしまうのです。

どうしたら誤差をリセットできるのか。
てっとり早いのは朝日を浴びることです。
太陽の光には誤差を調節する
パワーがあるといわれています。
毎朝、起きたらまず朝日を浴びて、
体内時計がムリなく働くようにしましょう。

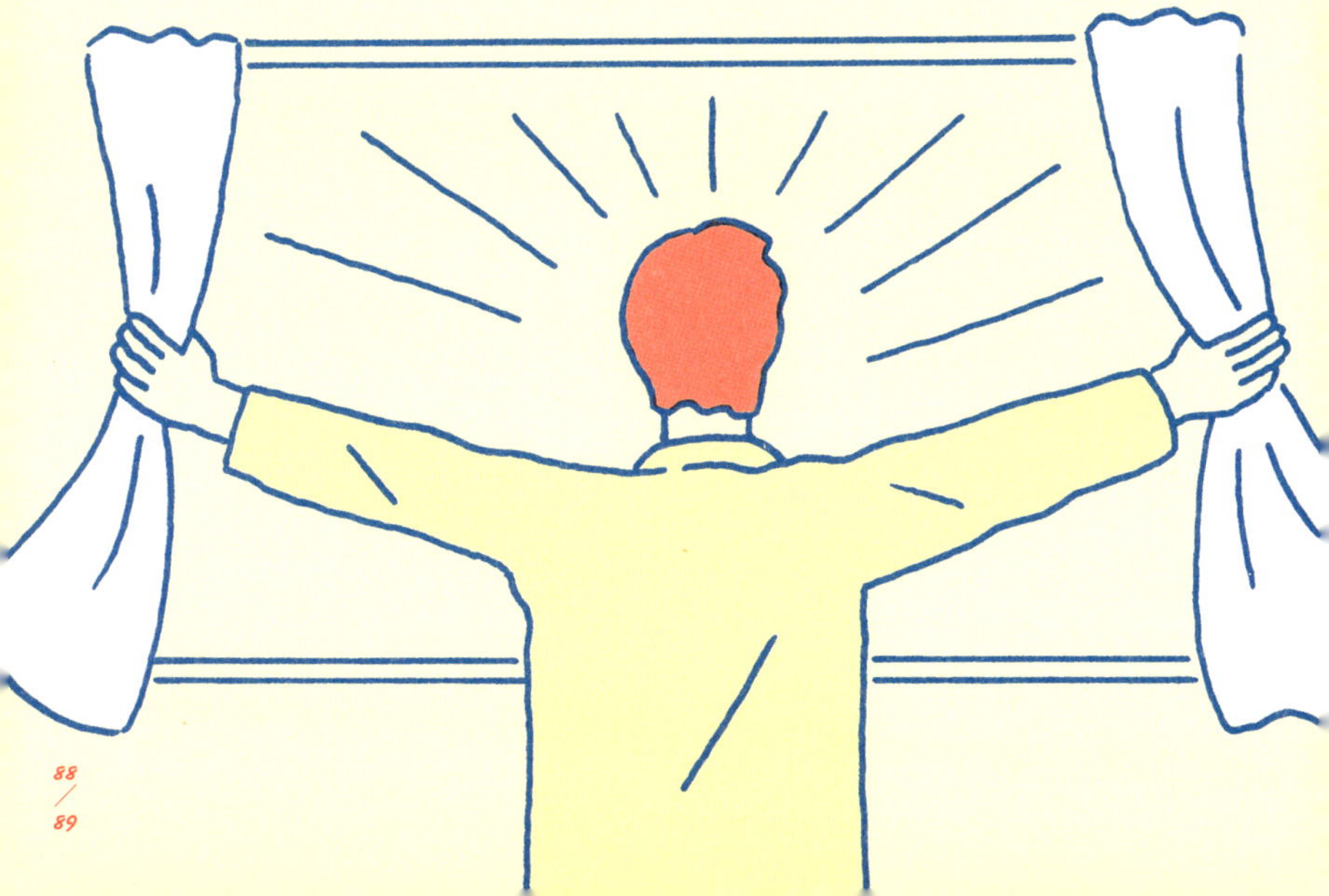

no.42

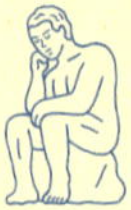

着心地のよい服を着る

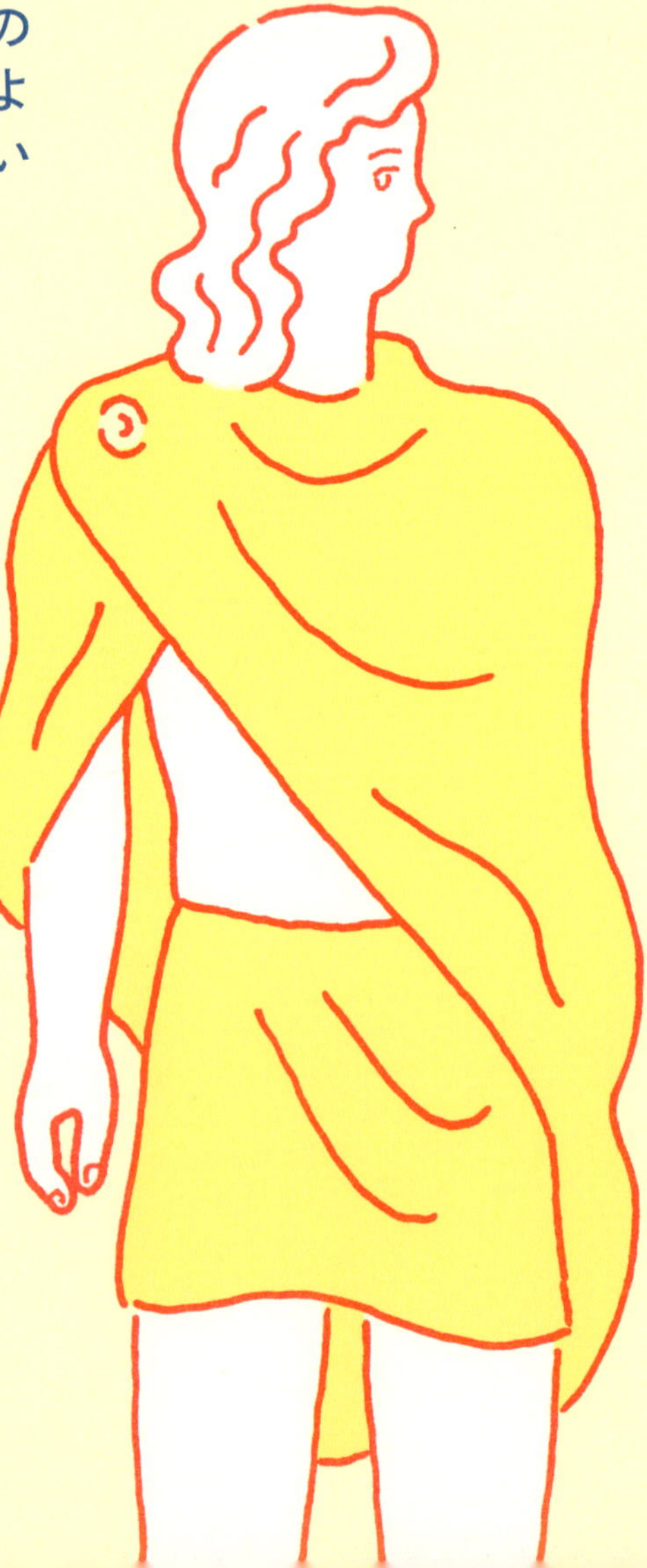

生地がチクチクしたり、
ゴムやボタンがあたるのが気になったり、
ちょっときつめだったり……。

体の負担になる服を着ていると、1日中落ち着かないものです。
ついデザインを優先しがちですが、
疲れをためずに1日を過ごすには、
着心地を第一に考えましょう。
シルクやコットン100％など、
天然素材にこだわらなくてもいいので、
自分にとって快適なものをチョイス。
パジャマの場合は、
吸水性や通気性がよいことを考慮すると、眠りも快適に！

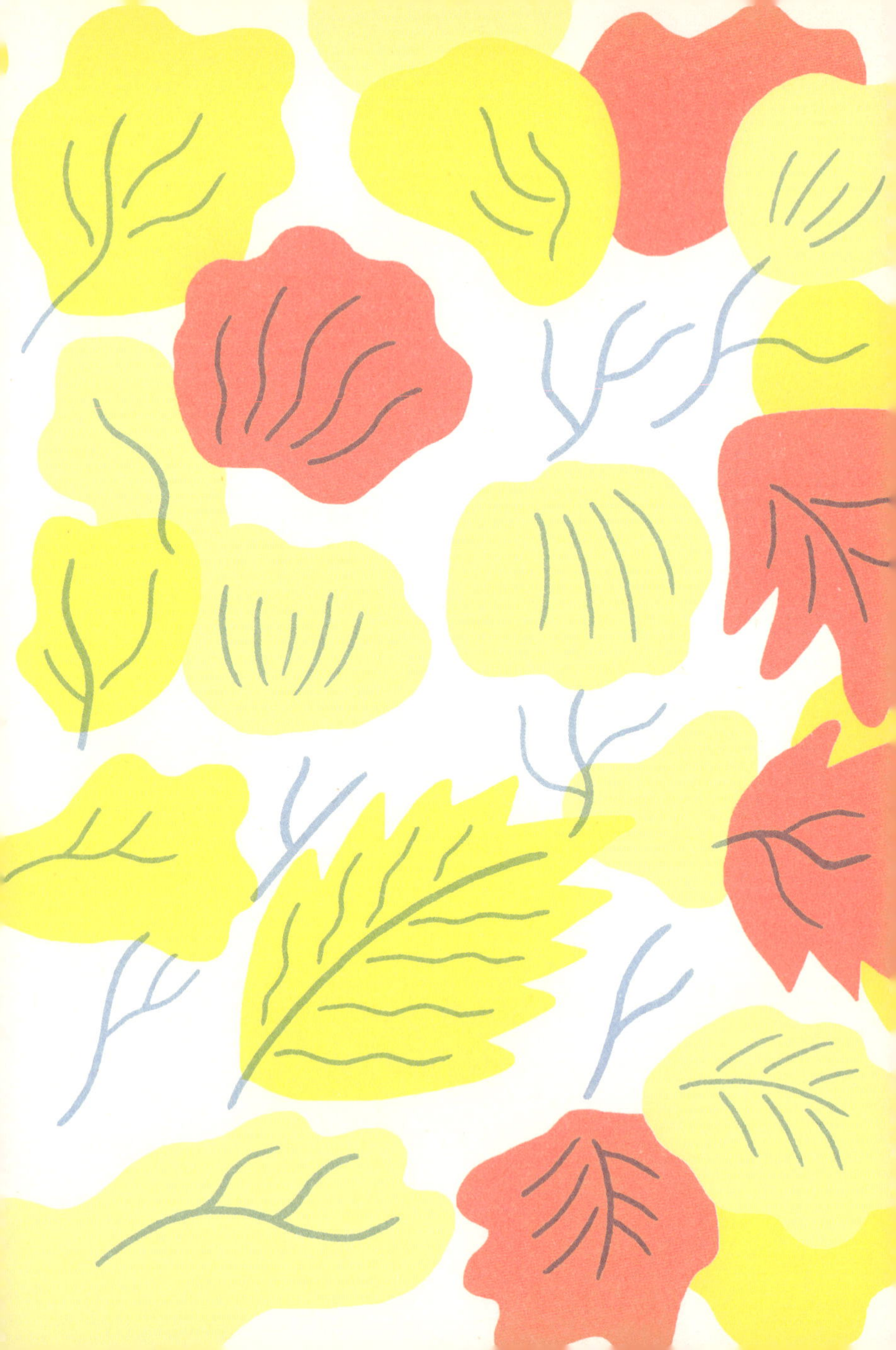

Level 2

今日はクタクタ

がんばった日こそ、
心も体も
しっかりいたわって。

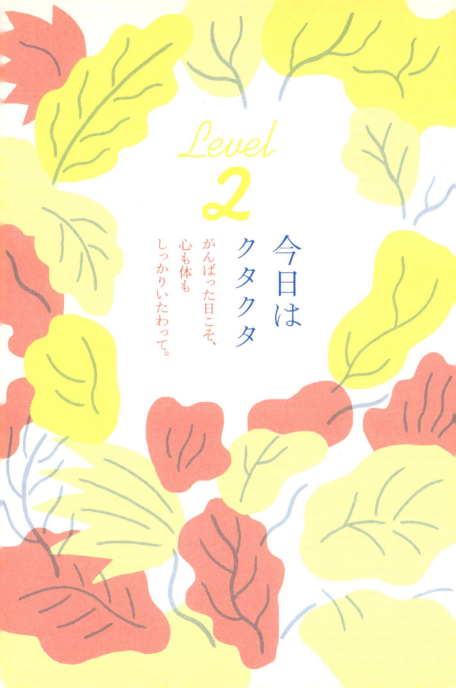

no.43

手元にツボ押しグッズを

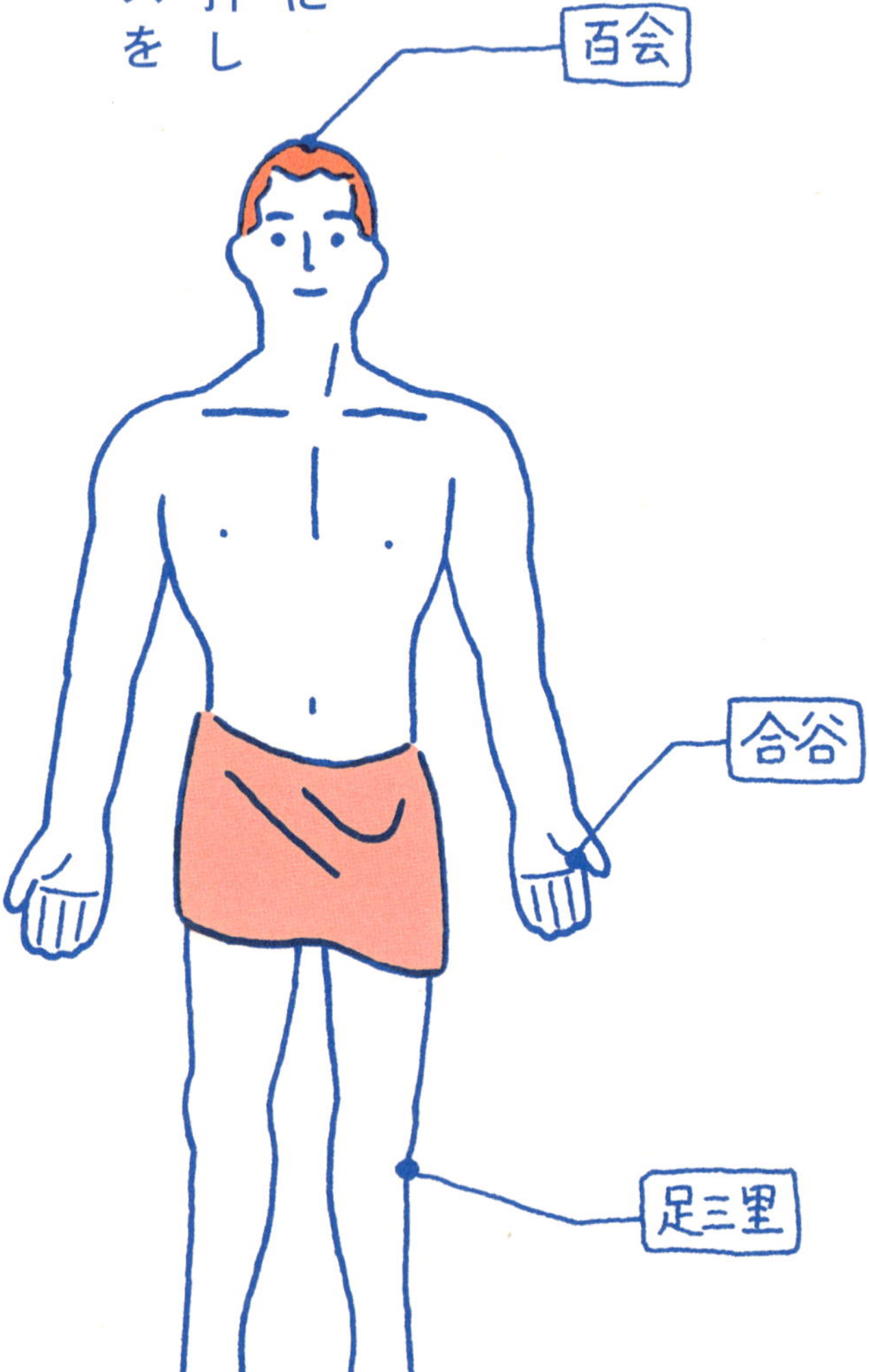

マッサージに行きたいけれど週末まで時間がとれない……。
そんなときは、自分でできる**ツボ押し**を試してみましょう。

「百《ひゃく》会《え》」「合《ごう》谷《こく》」「足《あし》三《さん》里《り》」

百会は、頭のてっぺんの少しくぼんだところ。
合谷は、手の親指と人さし指のつけ根、水かきのような部分の真ん中。
足三里は、ひざの皿の下の、ポコッと出た骨の少し外側。

この3つのツボは自律神経にかかわり、交感神経の働きを抑えて
副交感神経を優位にするのによいといわれています。

100円ショップでもツボ押し棒などが買えるので、
手元に置いてみてください。
テレビを見ながら、家族と話しながら、手軽に疲れをほぐせますよ。

no.44

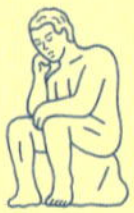

入浴剤を使ってみる

ふだんはシャワーで済ませてしまっても、
週末くらいは湯船にゆっくりつかりたいですね。
せっかくだから、
入浴剤を使ってリフレッシュ！
市販の入浴剤は、温泉名をうたったもの、
肉体疲労の回復に効果があるといわれる
炭酸ガス系のものや水素系のもの、
香りに癒やし効果があるハーブや
ヒノキの香りがするものなどさまざま。
お店でお気に入りの入浴剤を探してみるだけでも、
ちょっと元気が出てきそう。

Level 2

今日はクタクタ

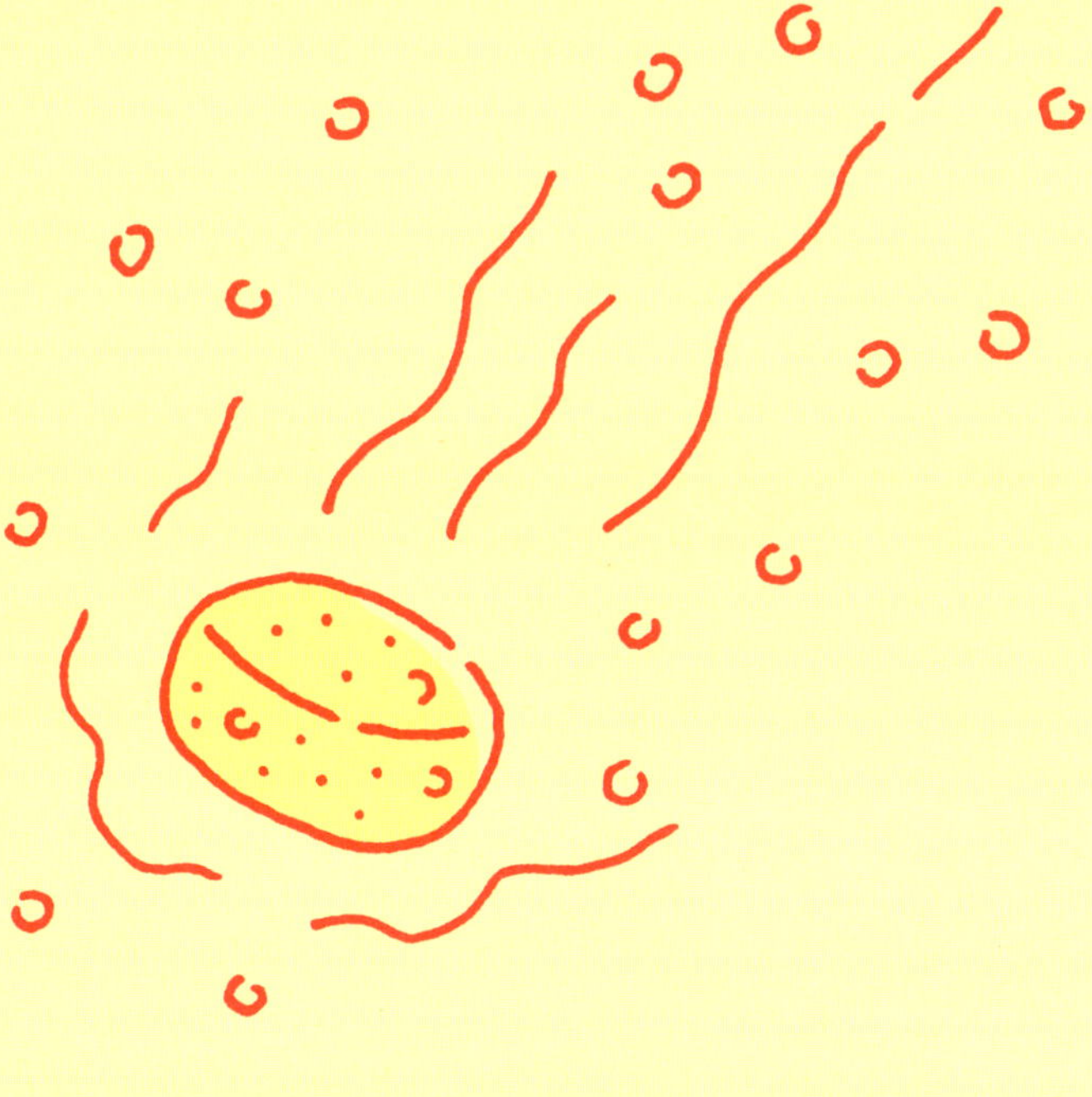

no.45

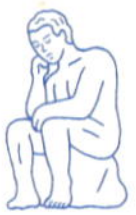

1日1ポーズ、ヨガをする

スポーツでリフレッシュするのはとても健康的！
でも、毎日続けるのはたいへんだし、
負担が大きい運動ほど
終わったあとの疲労感も大きくなります。

体を動かしたいとき、
まずは疲れをとることを優先するなら、
運動は軽いものにとどめておきましょう。

おすすめは、「気持ちいい〜〜」と感じるくらいの
ヨガを毎日、1ポーズすること。
寝る前に、ベッドや布団で
横になってできるものから試してみませんか。

no.46

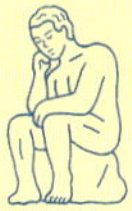

早く帰れた日はランニング

Level 2
今日はクタクタ

1日中すわりっぱなしでいると、
足がだるくなったり、腰が痛くなったりしませんか？
血行が悪くなっているから、仕事を早めに切り上げられた日は、
軽くランニングしてみませんか？
ランニングのような有酸素運動は、血行促進、
ストレスや疲労感の軽減などに
効果があるといわれています。

がんばりすぎると逆に疲れてしまうので、
15～20分くらいを目安に。
「ランニングはハードルが高い」という方は、
駅から家までの道を早歩き。これもいいですよ。

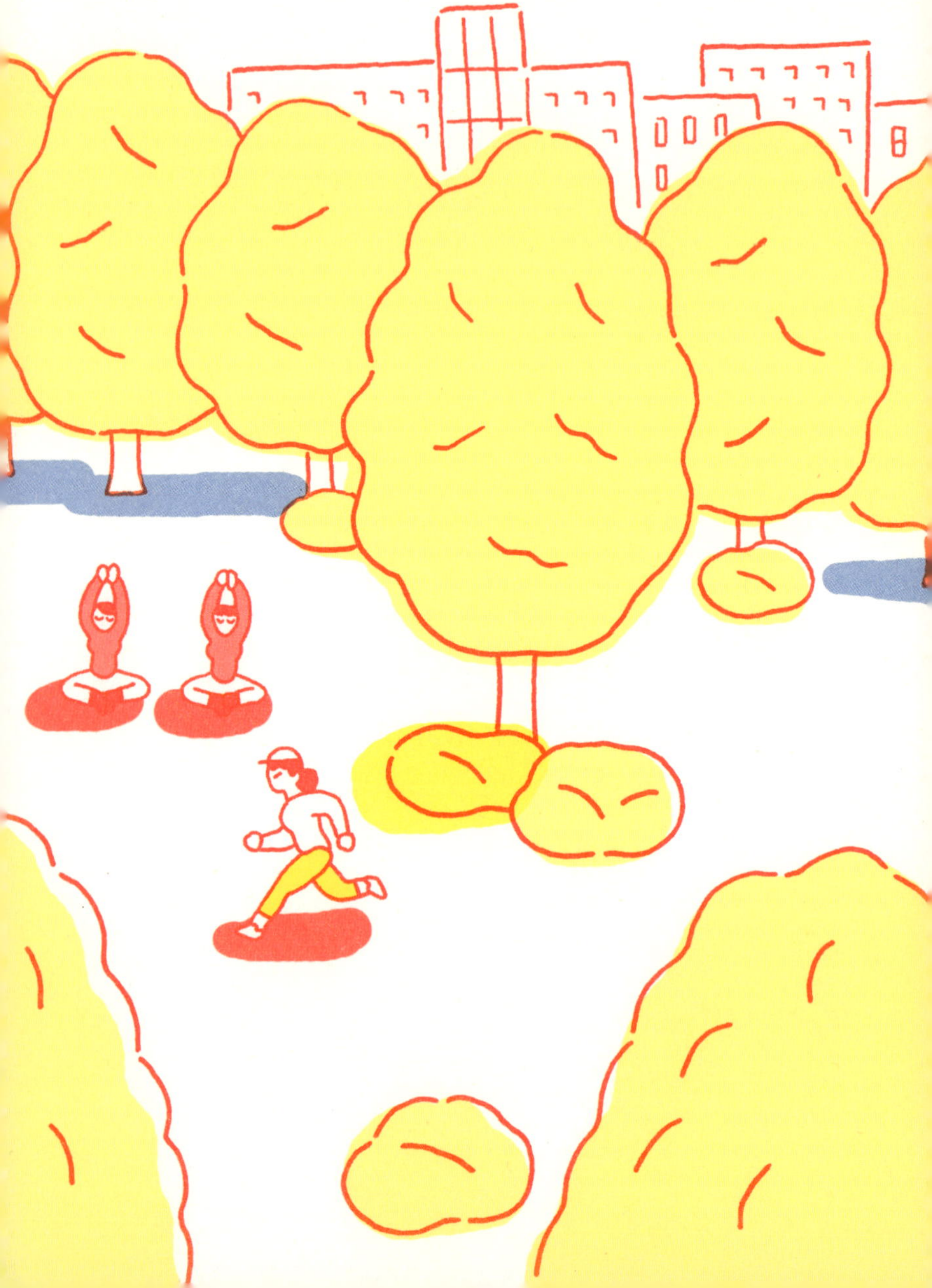

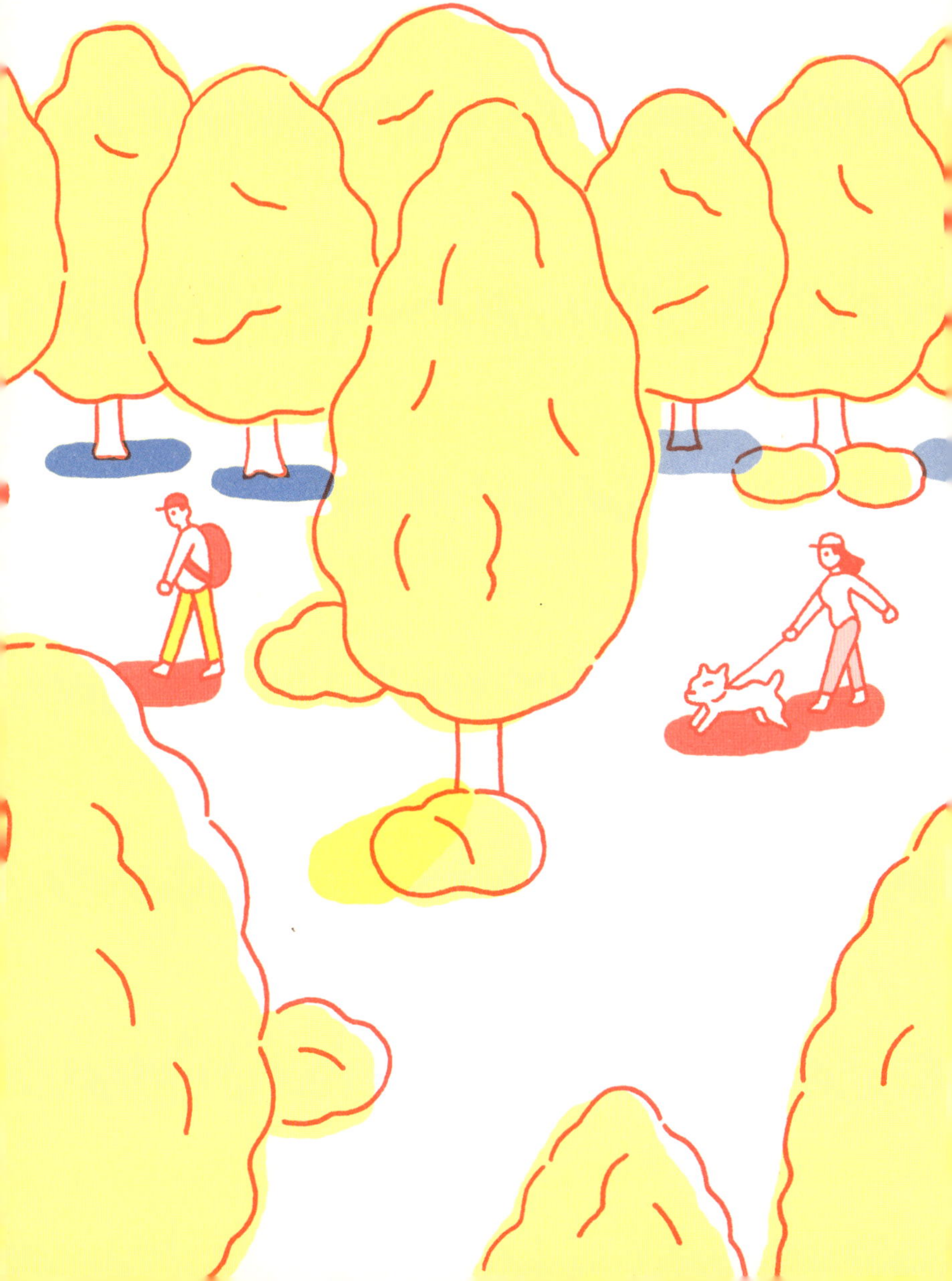

no.47 休日は自転車で出かけてみる

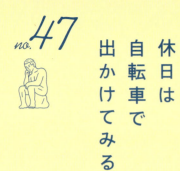

「階段の昇り降りがきつい」
「信号でちょっと走ったら息が切れた」
こんなふうに感じる原因は、運動不足の場合があります。
最近、通勤などの移動以外で動いていますか？

運動不足の状態が長く続くと、
いつもと違う負荷がかかっただけで
筋肉痛になったり、心肺機能が低下して、
ちょっとした動作で疲れを感じるように。

せめて休日には、
ムリなくできる運動にチャレンジしましょう！
お出かけをかねたサイクリングなら、
景色を楽しむことができますし、風や光も気持ちよく、
心身ともにリフレッシュ。
有酸素運動になるので、
疲れない体づくりにも有効です。

Level 2
今日はクタクタ

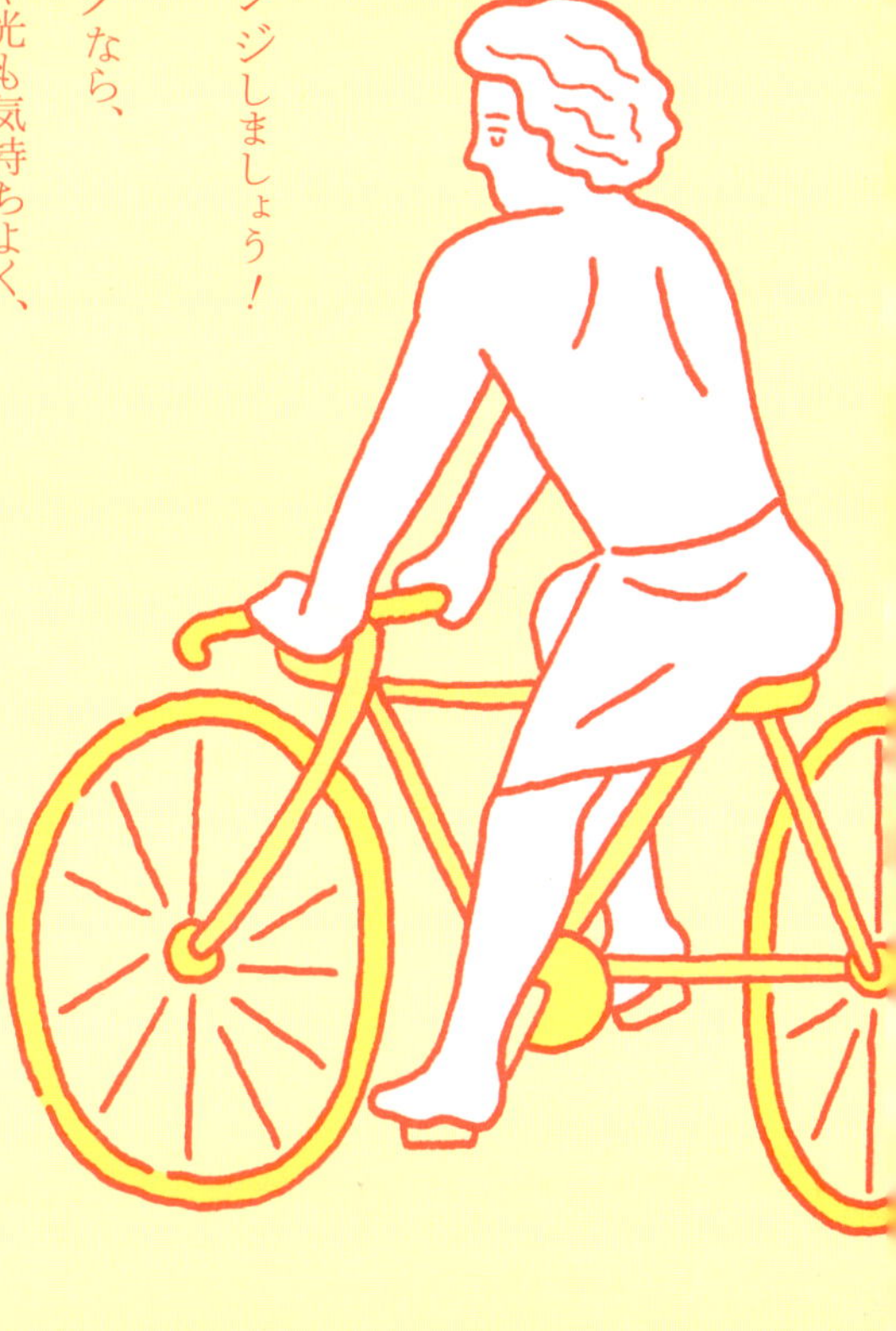

no.48

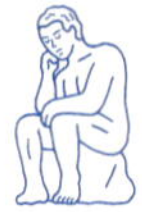

部分浴をする

温泉で足湯を試したことはありますか？
足を温めるだけなのに、
全身がポカポカして気分もほっこり、ゆったり。
疲れもとれるというもの！

あの気分を、自宅でも楽しみましょう。
「足浴」は、大きめの容器に40℃前後の湯を張り、
足を10分ほど入れておきます。
「手浴」も同じように行えばＯＫ。

血行をよくする効果が期待でき、
1日の緊張をほぐして
ぐっすり眠りたいときにおすすめです。

no.49 ルームフレグランスを使う

Level 2 今日はクタクタ

クタクタになって帰ってきた日、
玄関を開けてフワ〜ッといい香りがすると、
それだけで癒やされます。香りは脳に働きかけて、
体や心にさまざまな効果をもたらします。

お気に入りの香りは、きっとリラックス効果を高めてくれるから、
居間、寝室などでルームフレグランスを使ってみましょう。
香りを楽しむグッズは、ディフューザータイプ、スプレータイプ、
アロマキャンドルやアロマランプ、お香など、さまざま。
リラックスにはラベンダーやカモミールなど、
疲労の軽減にはペパーミントやジャスミンなどがおすすめ。

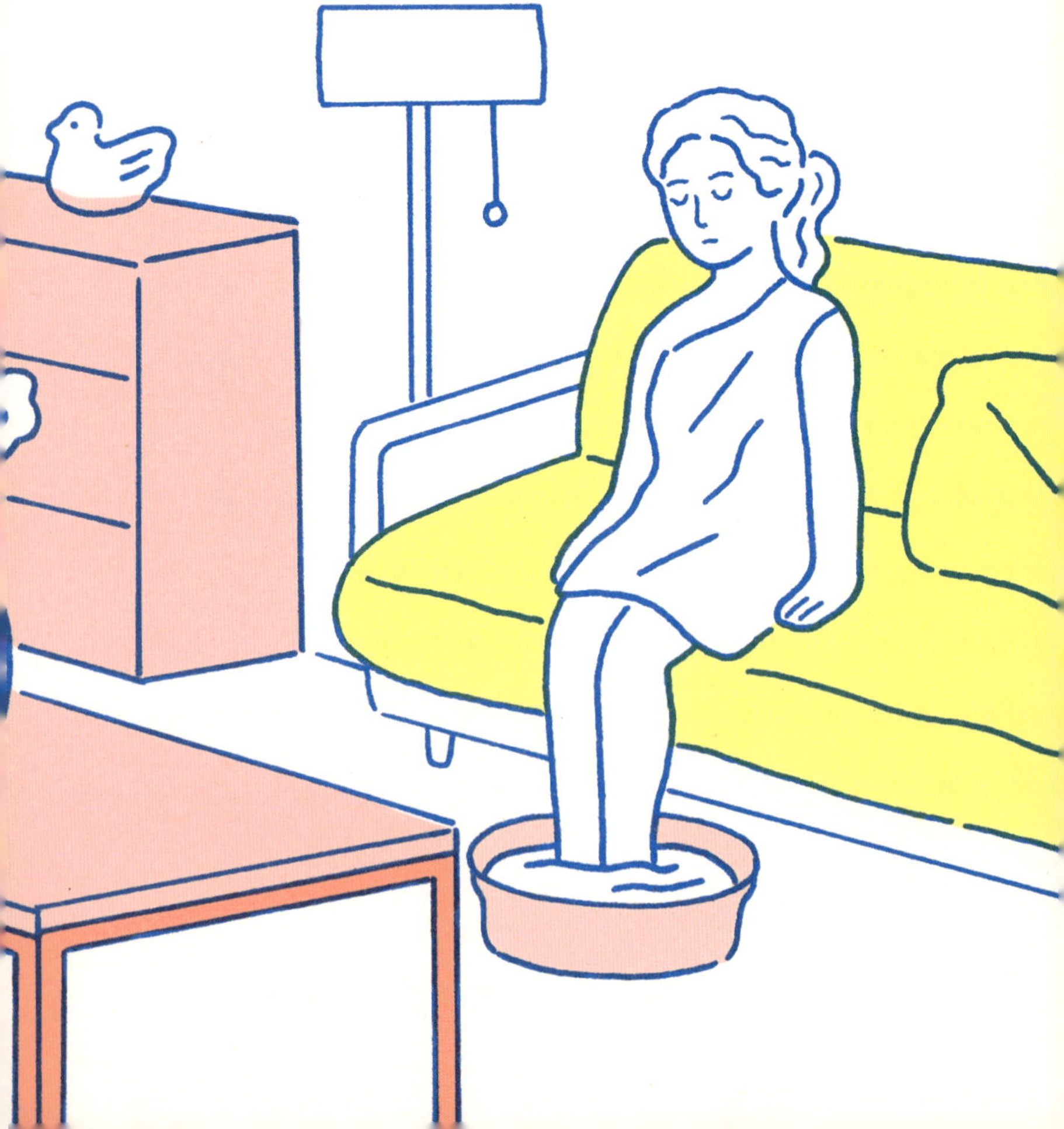

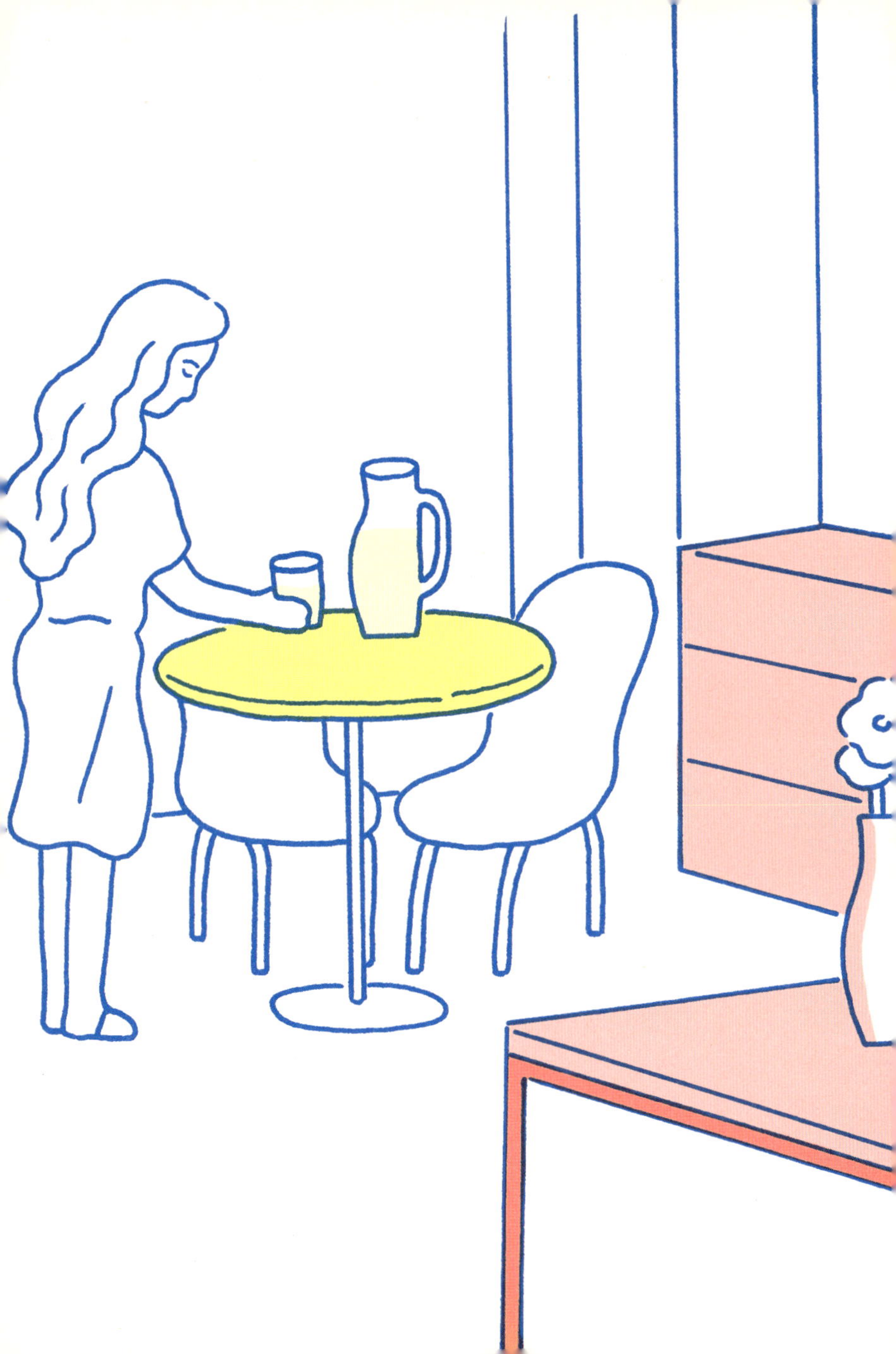

no.50

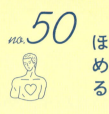

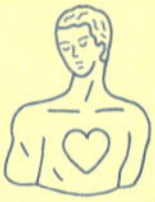

1日1回 自分をほめる

誰かをほめることはあっても、

誰かにほめられることは年々、少なくなってきませんか？

「たまには、ほめてほしい」と思ったら、

自分で自分をほめちゃいましょう！

「時間がなかったのに、お弁当をおいしそうに作れたね」

「あのとき、あのアイデアを思いつくなんて、私スゴイ」

「今日は子どもを一度もしかっていない。ゆとりがあるね！」

などなど、ほめ言葉を**声に出して**言ったり、

ノートに**書き出し**たりしてみましょう。

「ほめるようなことは何もしなかったな……」

そんなことはありませんよ。

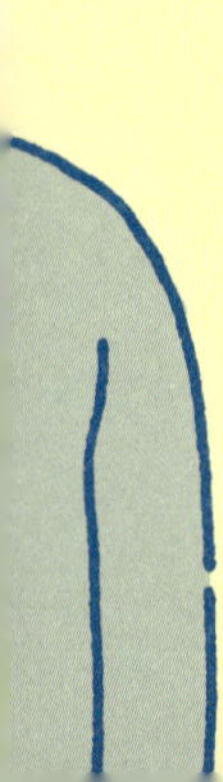

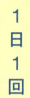

「今日も1日、よくがんばった」

寝る前にこのひと言を忘れずに！

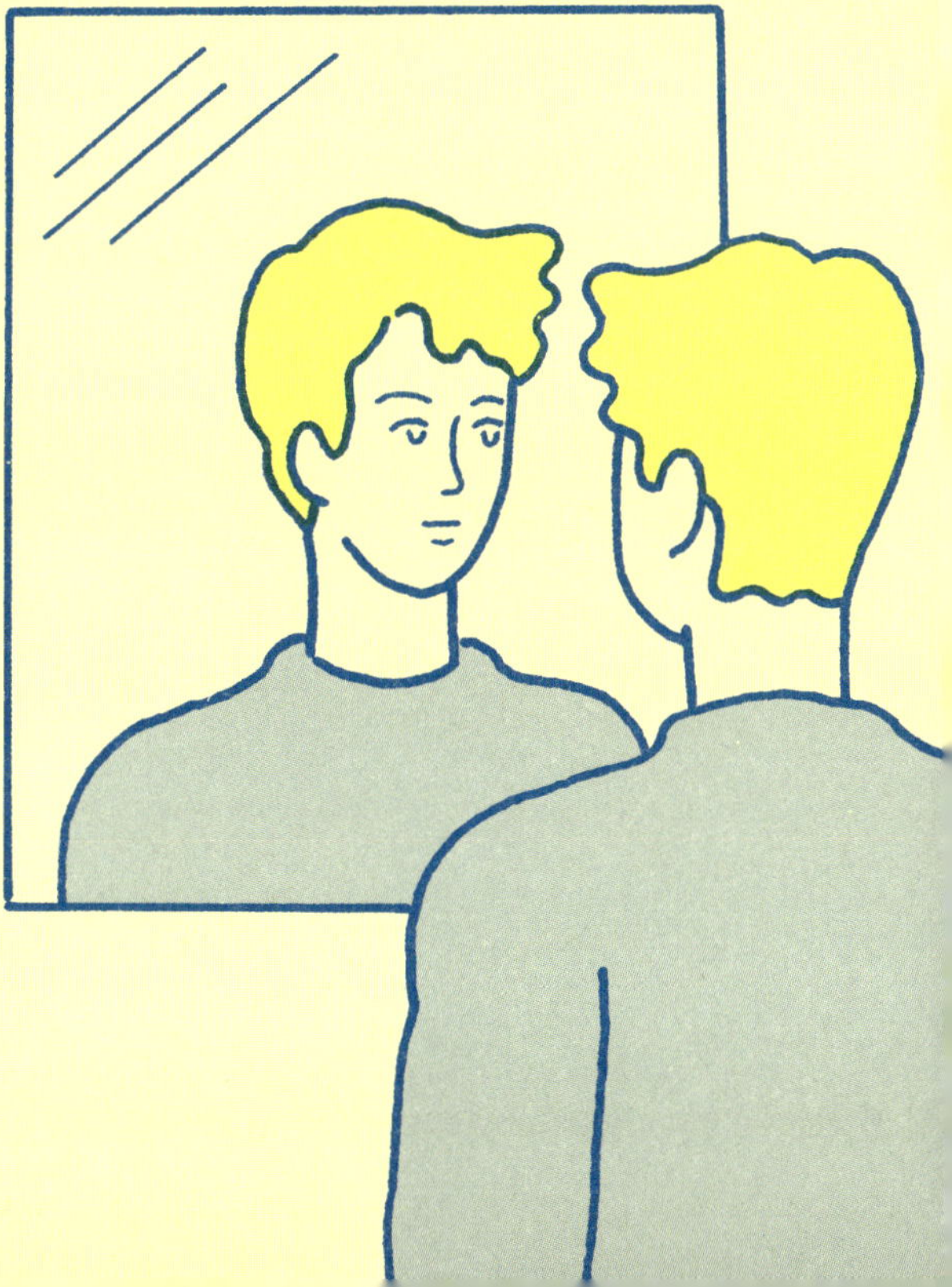

no.51

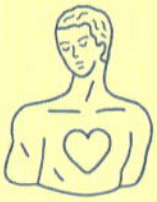

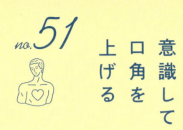

意識して口角を上げる

「今日はすごく疲れた」「イライラがＭａｘ！」というとき、
あなたはどんな顔をしているでしょうか？
眉間にシワが寄り、口はへの字？
ダメダメ！
今すぐに口角を上げて微笑んでみてください。
ムリにでもにっこり笑うと、
幸せホルモンと呼ばれるセロトニン*が分泌され、
幸福感がもたらされておだやかな気持ちになれるのだそう。

見た目も明るく、若々しい印象になるから、疲れたときこそ「にっこり」を心がけて。

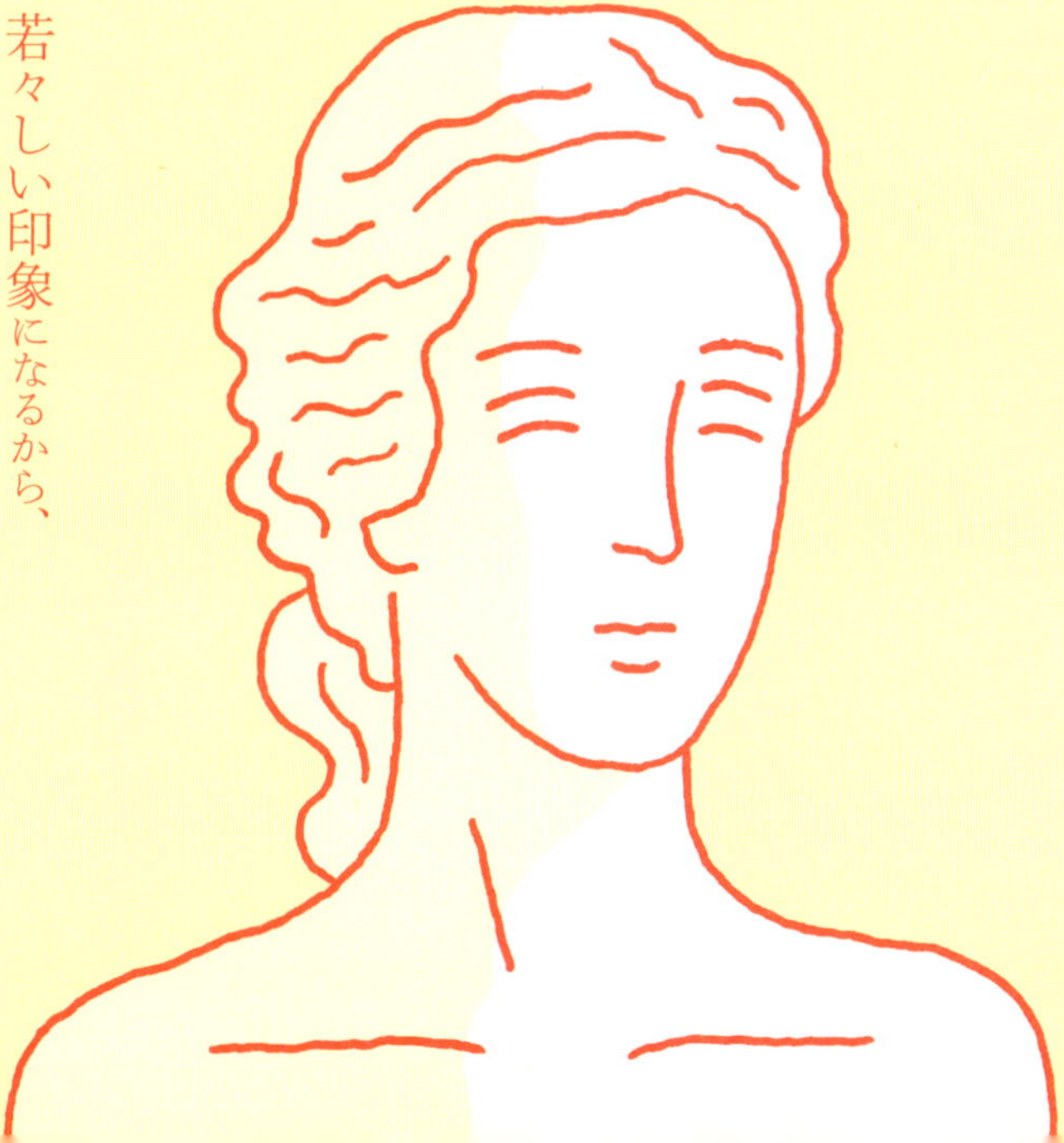

＊セロトニン
精神の安定にかかわる神経伝達物質。不足すると、気持ちが不安定になったり、うつや睡眠障害の原因になることも。

no.52

起きたら窓を開ける

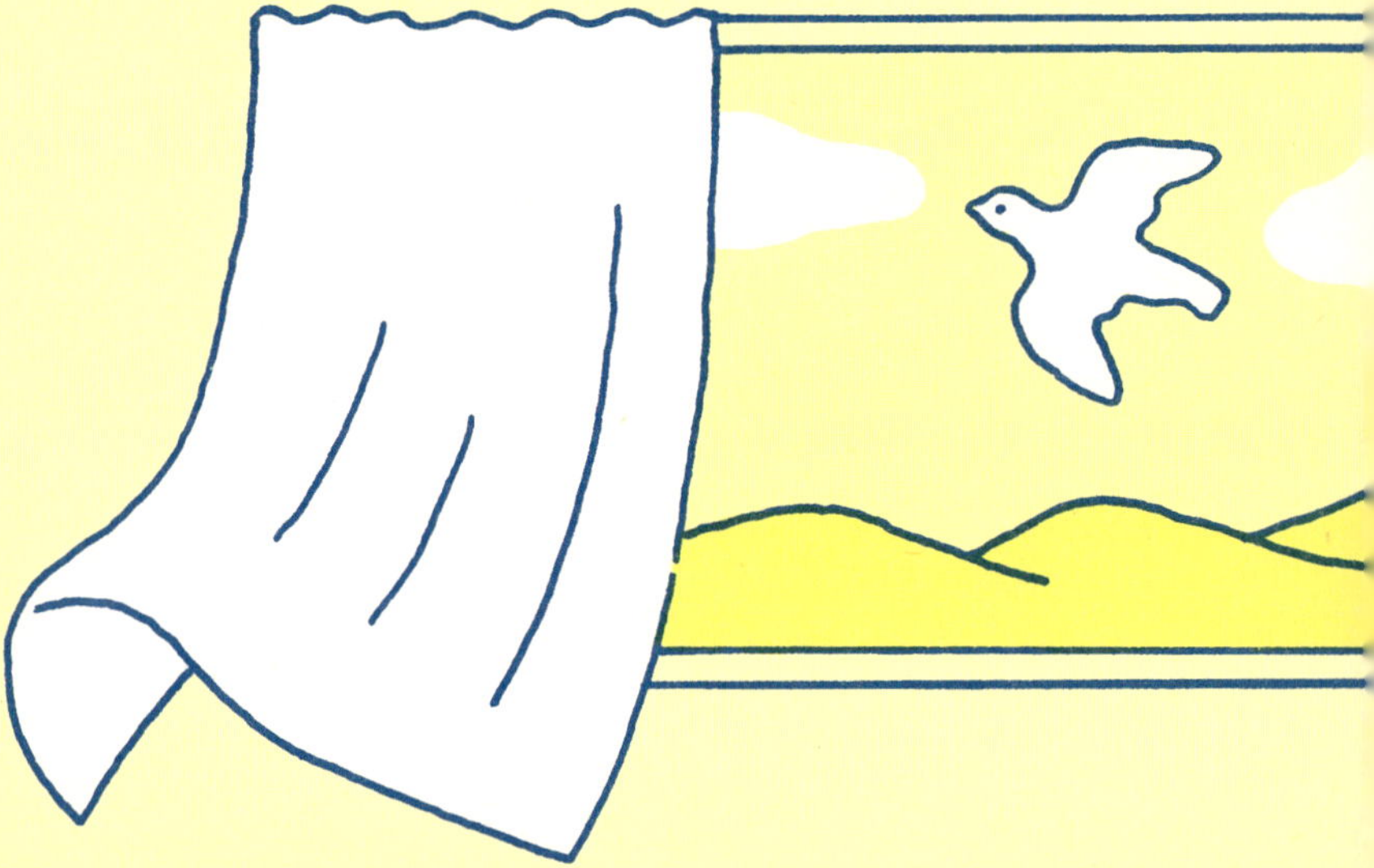

1分1秒が貴重な朝は、
やることをルーチン化すると動きがスムーズ。
無意識にそうしている人も多いことでしょう。
その動きのなかに、窓を開けることも加えてみてください。
暑くても、寒くても、窓を開けて
外の空気を吸い込み、背筋をシャキッと伸ばします。
体の中にも、部屋の中にも
朝の新鮮な空気をとり入れて、
前の日の疲れや気分を引きずらないようにしたいものです。

no.53

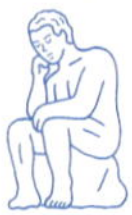

ねじり運動で
血流アップ

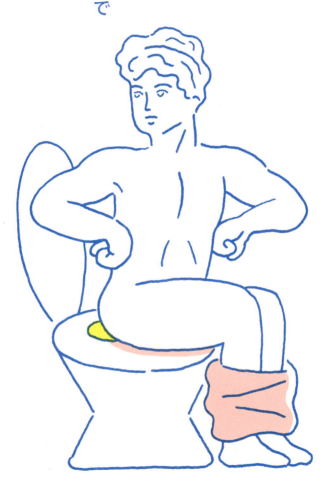

疲れとともに、首や肩のコリがつらい日は、
トイレに行ったときなど、すき間時間に
ねじり運動で血流をよくしましょう。

血流をよくしたいときは動脈だけではなく、
静脈の血流もたいせつ。動脈の流れがよいだけでは、
途中で血が滞り、全身に血液が流れない状態になります。

体の中で血が滞りやすいのは、背骨のまわり。
直接マッサージできないところなので、
上半身や腰をねじることで、
体を動かし、血流をよくします。
立ちながら、でんでんだいこのようにして、体をねじってみましょう。

no.54

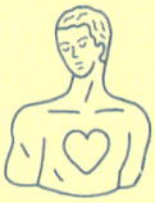

1日1回ときめく

楽しいことをしたとき、
好きな人やものを見たときの
ワクワク、ドキドキ感♡

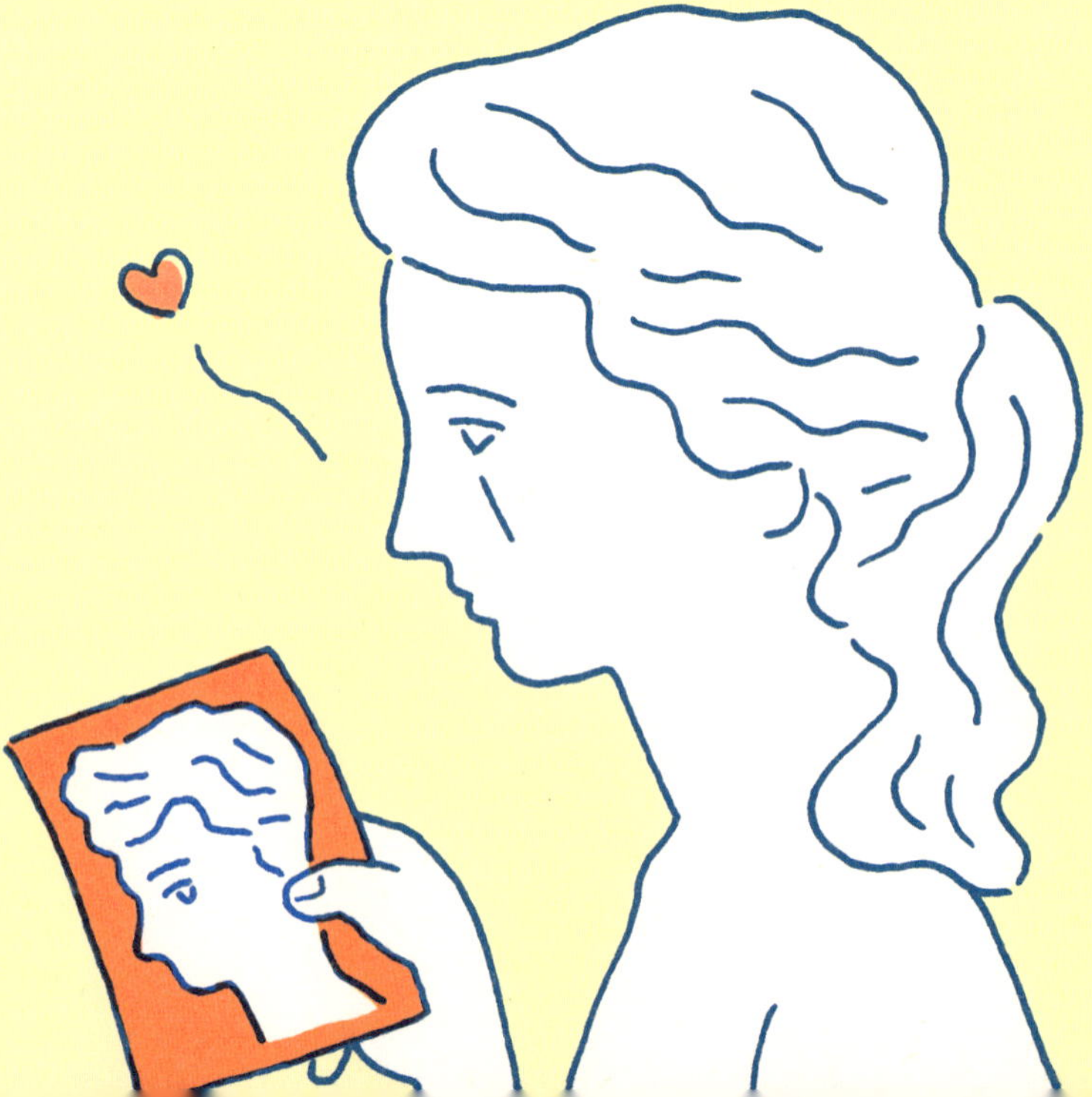

*ドーパミン
喜びや感動、快感などをもたらす神経伝達物質。ドキドキしたりワクワクしたりすることで分泌されます。退屈な毎日だと減ってくるといわれています。

このとき、脳からはドーパミン*が分泌されています。
ドーパミンはホルモンの一種で、別名が「快楽ホルモン」。
喜びや幸せな気持ちをもたらしてくれるホルモンです。
眼福は、アイドルでも、ペットでも、スイーツでも、
自分の好きなものでOK!
今日、かわいいもの、素敵なもので心がときめきましたか?

no.55
ひとりカラオケに行く

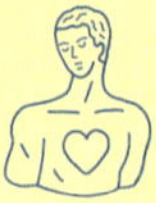

「ひとりで行くのはちょっと……」という方もいるかもしれませんが、
思いきって行ってみましょう、ひとりカラオケ*に！

聞いている人はいないのだから、
音程が狂っても、
うまく歌えなくても大丈夫。
必ず、おなかから大きな声を出してくださいね。
腹式呼吸をすれば血行がよくなるし、
気分がよくなれば快楽ホルモンのドーパミンや

＊カラオケの効果

腹式呼吸だけでなく、カラオケにはうれしい効果が。口のまわりの筋肉や表情筋を動かすことで笑ったときと同じ状態（P.110参照）になり、唾液の分泌量も増えます。

幸せホルモンのセロトニンが分泌され、
ストレス解消に効果的。
「またがんばろう！」
そんな気持ちになれたら、歌ったかいがあるというもの。

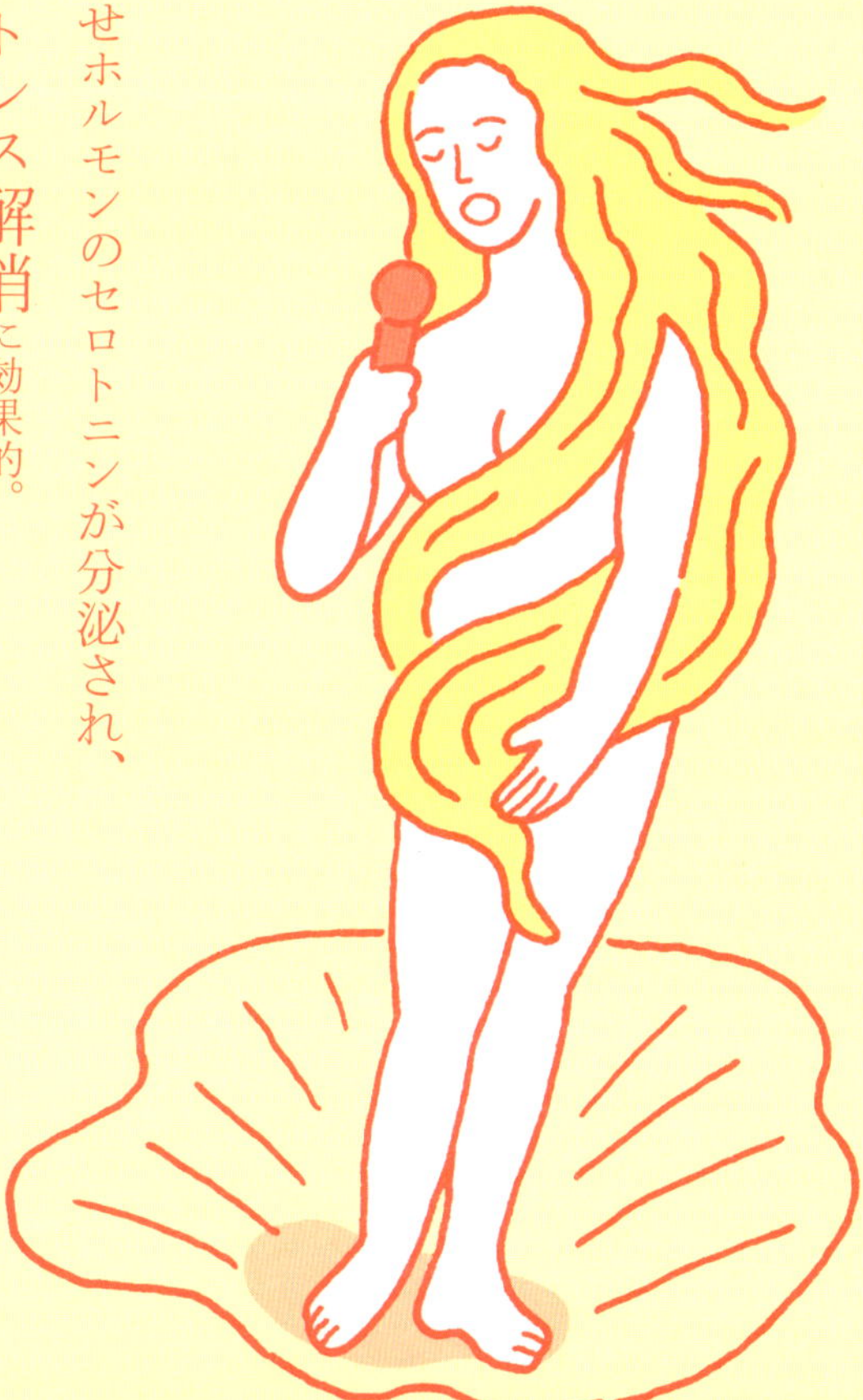

Level 2
今日はクタクタ

no.56

リネンウォーターをひと吹き

リネンウォーターは、
植物からエッセンシャルオイルを抽出した残りの蒸留水。
花やハーブのナチュラルな香りを楽しむことができて、
カーテンやクッションなどのファブリックに吹きかけてもいいし、
アイロンをかけるときに使ってもＯＫ。

寝る前に枕に吹きかければ、
心地よく眠りにつく効果が期待できます。
ローズ、ラベンダー、ベルガモットなど、香りもさまざま。
お気に入りを見つけて、眠りを快適にし、
疲れを残さないようにしたいですね。

no.57

枕を替えてみる

睡眠時間は十分なのに疲れがとれない……。

そんなときは枕を疑ってみましょう。

快眠のためには枕があっているかどうかが、たいせつ。

快適な高さかどうか、幅やかたさがあっているか、

寝返りがしやすいかどうか。これらを考えて、

できるだけ自分にあうものを見つけましょう。

お店で相談したり、試したりすることができたら、なにより。

気持ちよく眠って、すっきりと起きられる枕が、

きっと疲れを軽減してくれます。

＊枕

自分にあった枕を見つけるためには、ピローフィッターのいる枕や寝具の専門店へ行ってみましょう。ブランケットやバスタオルを畳んで重ねて、自分にあった枕を簡易的につくることもできます。

Level 2

今日はクタクタ

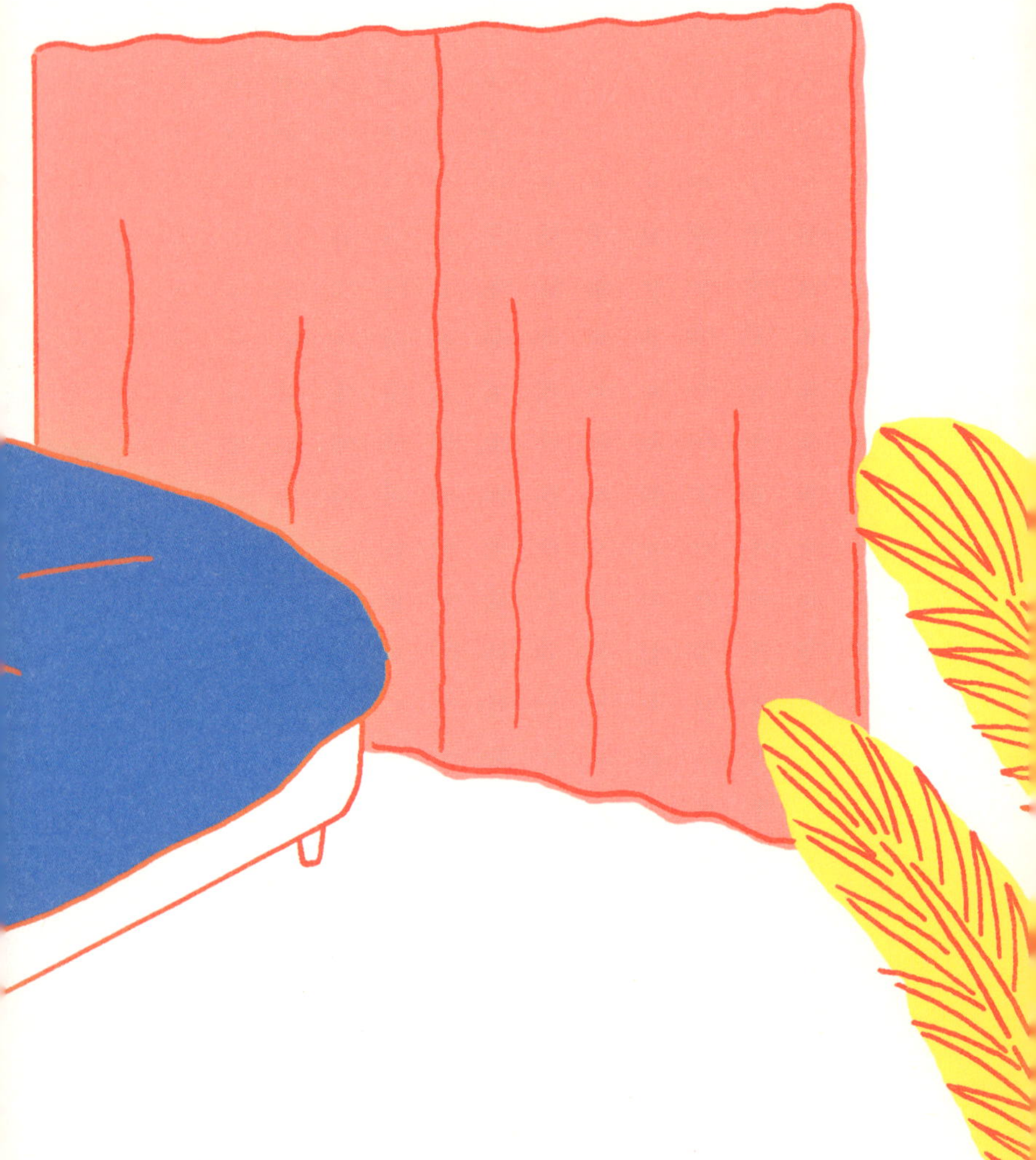

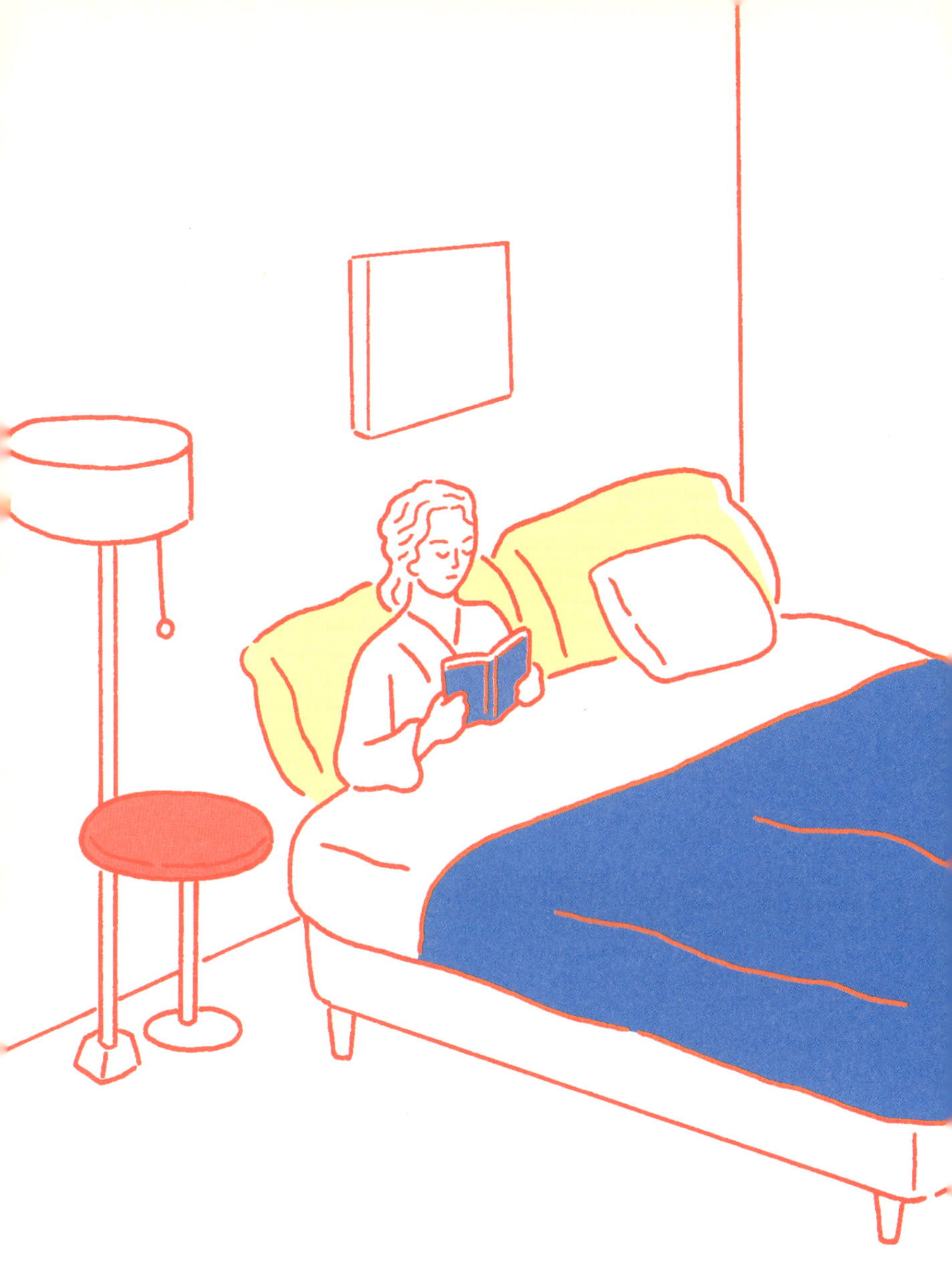

no.58

寝る前はスマホをオフ

スマートフォンやパソコンを長く見ていると、
目がショボショボ……。
それ、ブルーライト*のせいです。

デジタル機器のＬＥＤディスプレイに含まれる青色の光、
ブルーライトは、私たちが見ることができる光のなかで、
もっとも波長が短くてエネルギーが強い光。
目の疲れや痛みを招くことや、
網膜への影響が懸念されています。
サーカディアンリズム（P.42、88参照）を狂わせて
睡眠障害を引き起こすほか、肥満につながることもあるそう。

＊ブルーライト

ブルーライトを発するデジタルディスプレイは、現代の生活では欠かせないものになっています。厚生労働省のガイドラインでは、デジタルディスプレイを使った作業の場合、1時間につき15分ほどの休憩が推奨されています。

寝る前だけでも、スマートフォンやパソコンはオフ。
かわりに紙の本を読みませんか？
心地よく、癒やされるような物語や詩集など、
ゆったりと活字を目で追ってみましょう。

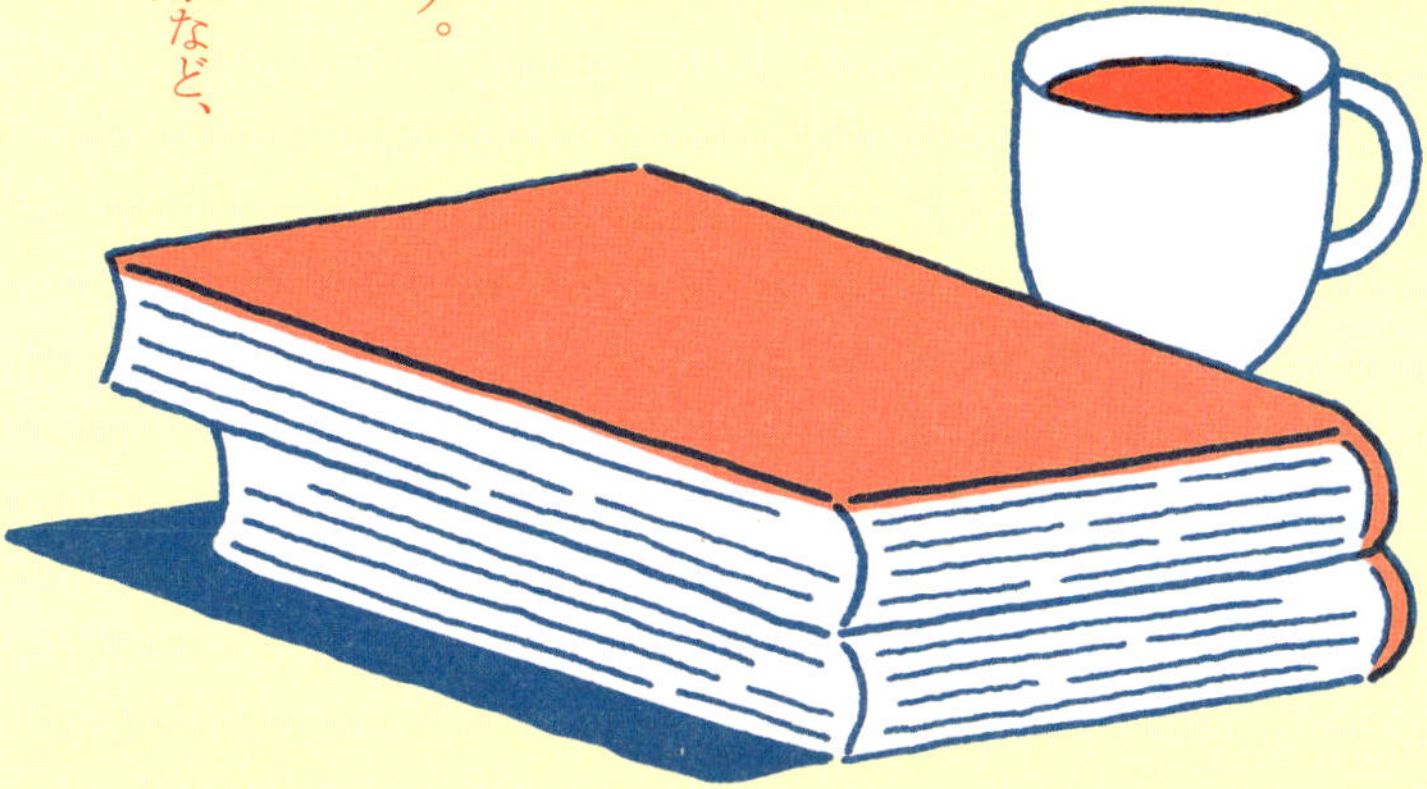

no.59

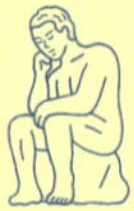

冷え性さんは
トゥーレス
ソックスを

夏でも靴下が手放せなかったり、
寝るときにも靴下をはくという冷え性さん。
靴下を選ぶときは、通気性のよさや
締めつけがないことをちゃんとチェックしていますか？

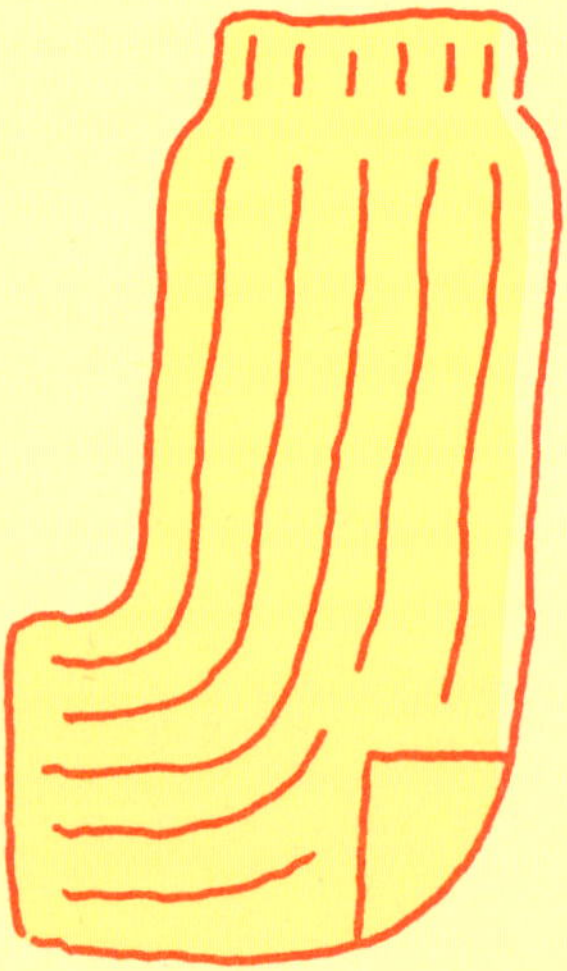

寝るときにはくなら、
トゥーレスソックスを選ぶこと、
これもけっこう、だいじ。

指先まですっぽり覆われると、足から熱を逃がすことができず、
汗もかきやすくなり、安眠が妨げられます。
指先のないトゥーレスソックスなら、
足首が温まり、指先は蒸れないメリットが。
レッグウォーマーでもいいですよ。

Level 2
今日はクタクタ

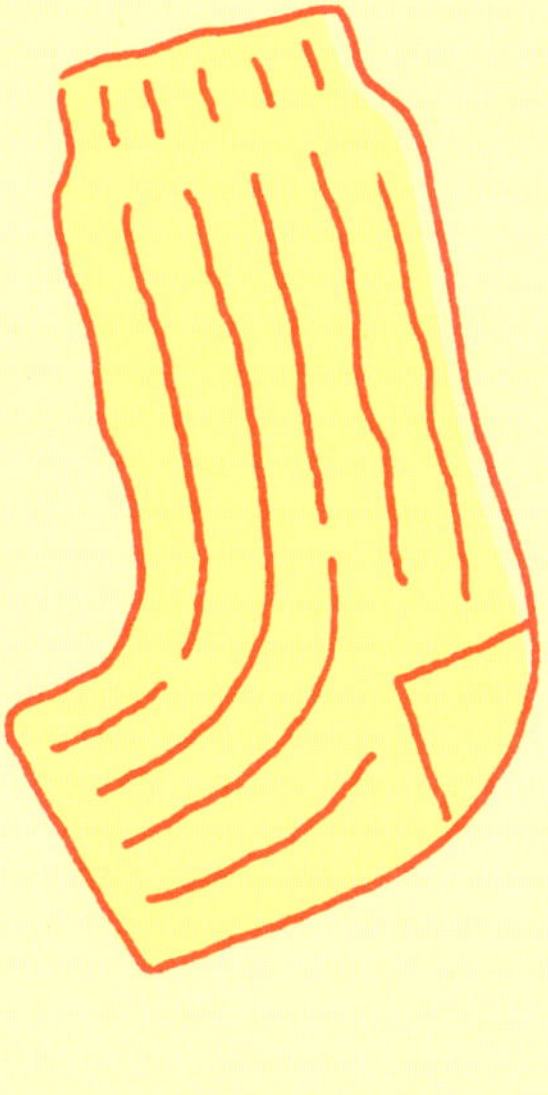

no.60

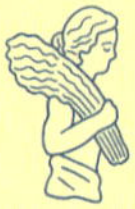

ランチは豚肉×ねぎを食べる

ショウガ焼き、とんカツ、酢豚。
おなじみの豚肉料理のうち、
疲れをとりたいときはどれを選びますか？

おすすめはたまねぎが入った酢豚。
豚肉には疲労回復を助ける栄養素の
ビタミンB1が多く含まれます。
そのビタミンB1の吸収をよくしてくれるのが、
ねぎなどに含まれるアリシン。*
一緒に摂ると炭水化物の代謝が促され、
エネルギーが補給されやすくなります。

＊アリシン
ねぎやニンニクなどのにおいのもととなる成分。ビタミンB_1の吸収をよくし、疲れにくい体をつくります。殺菌・抗菌作用があり、風邪の予防にも。

組みあわせは、豚肉とねぎ（たまねぎ）、ニラやニンニクでもＯＫ。豚レバーにもビタミンB1が含まれているから、レバニラ炒めもいいかも。

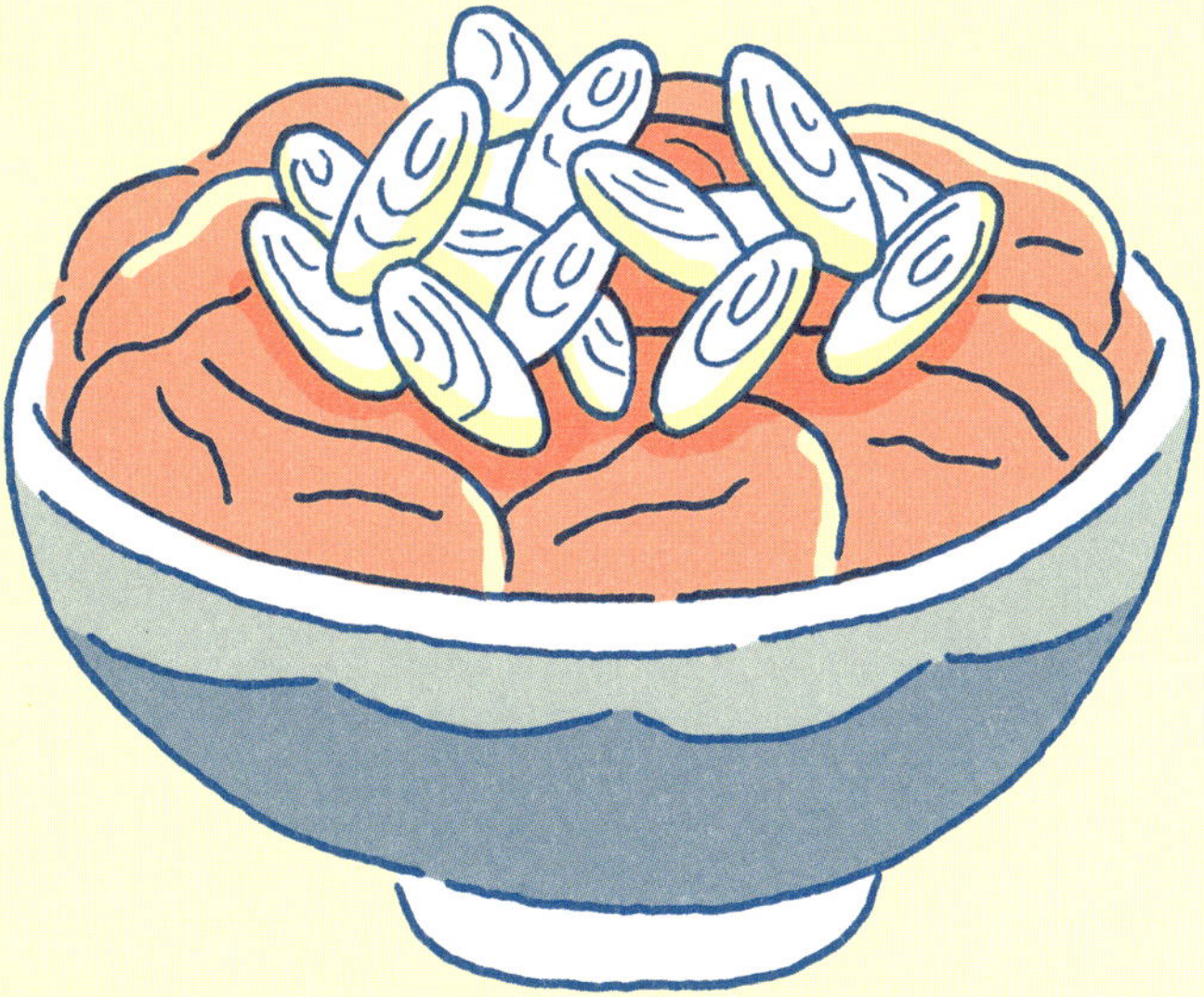

no.61

グレープフルーツを食べる

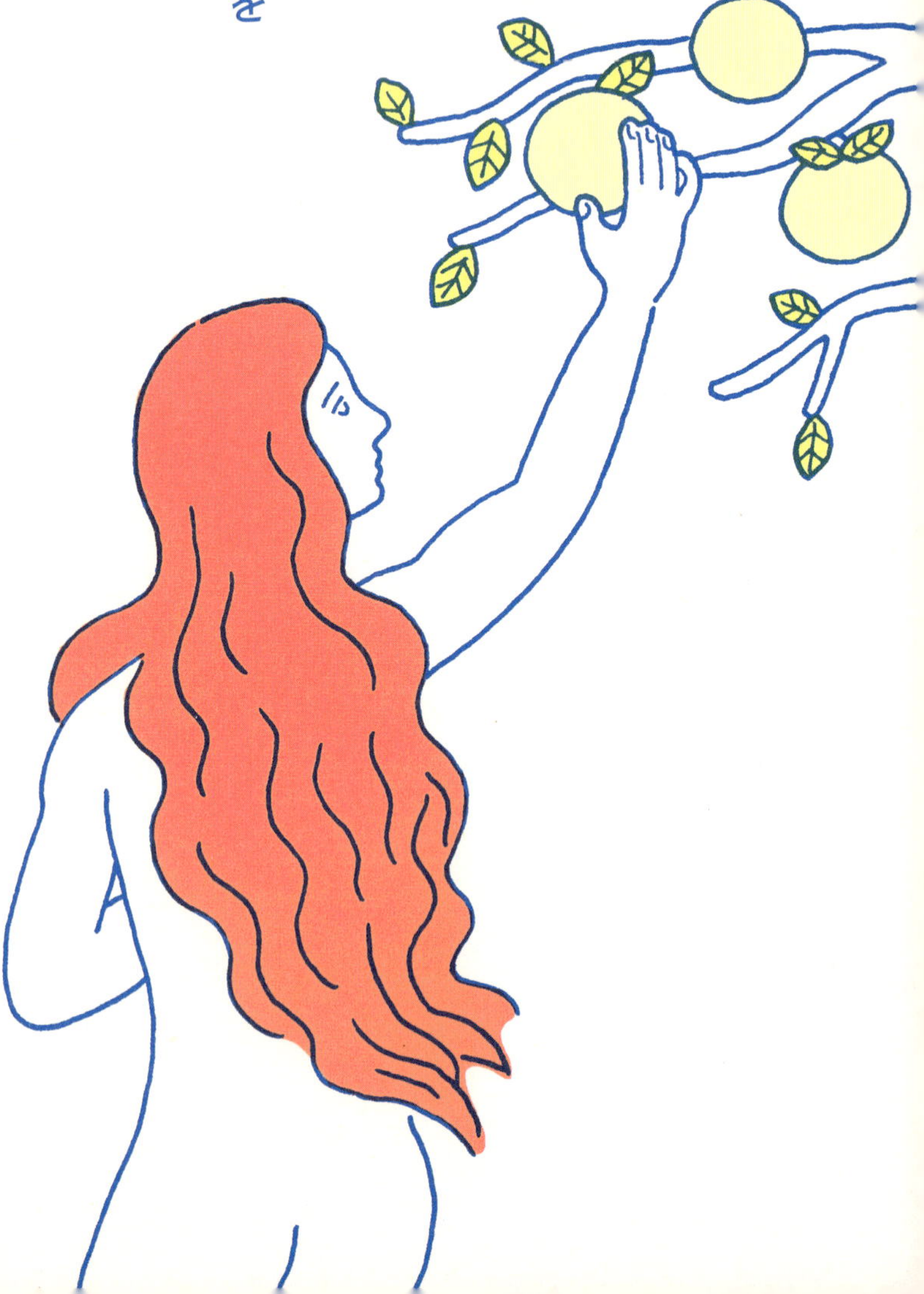

疲れたときに食べるとよいものといえば……
そう、酸っぱいものを忘れてはいけませんね。
酸味のもとになるクエン酸*は、
疲労回復を助けてくれる成分。
オレンジ、レモン、みかんなどの柑橘類から摂ることができます。
食後のデザートには、ぜひグレープフルーツをどうぞ。
グレープフルーツなら、皮をむく必要がなく、
半分に切るだけで食べられるから、ラクチン。

＊クエン酸
梅や柑橘類などに含まれる物質で、体内に入るとアルカリ性になり、肉や魚、主食を食べて酸性に傾いた体のバランスを整えてくれます。筋肉中の乳酸代謝を高めてくれるため、疲労回復に役立ちます。

no.62

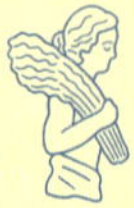

目覚めに白湯を飲む

美容、冷え性の改善、ダイエットなどによいといわれている白湯。
水を沸かして、50℃くらいまで冷ましたものですが、
一度、十分に沸騰させてから、
飲める温度まで冷ますことがポイントだそう。

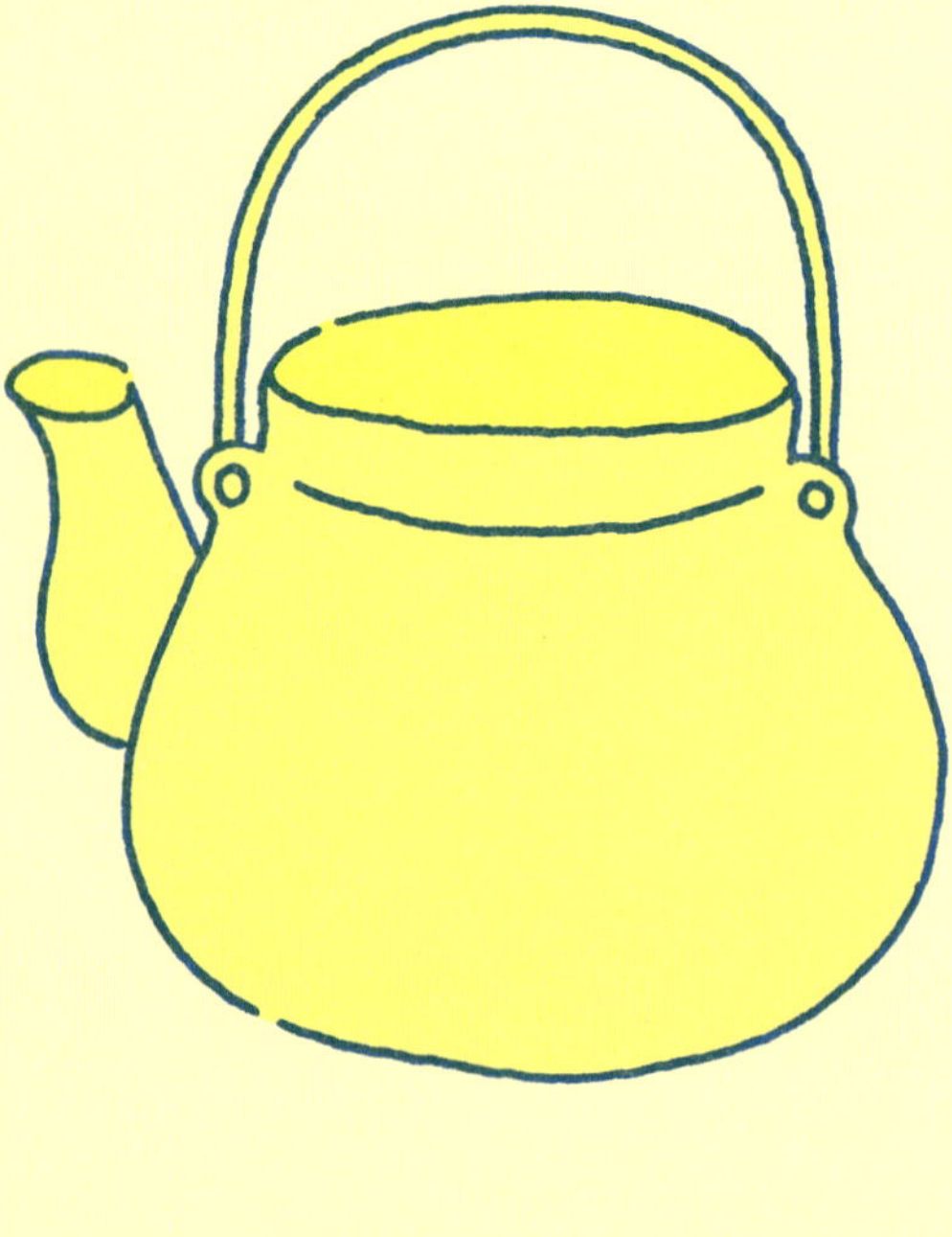

＊白湯
インドの伝統医学である「アーユルヴェーダ」では、白湯は体内のバランスを整え、浄化する飲み物とされています。アーユルヴェーダでは、解毒を司るのは「火」のエネルギーとされるため、電子レンジなどではなく、ガスの火で湯を沸かします。

朝、白湯を飲めば、寝ている間に失われた水分を補給できて、
胃腸が温まって働きがよくなり、
消化吸収がスムーズに。

冷たい水のようにグイッと飲まず、
時間をかけてゆっくり飲むようになるので、
忙しい朝のゆとりのひとときにもなります。

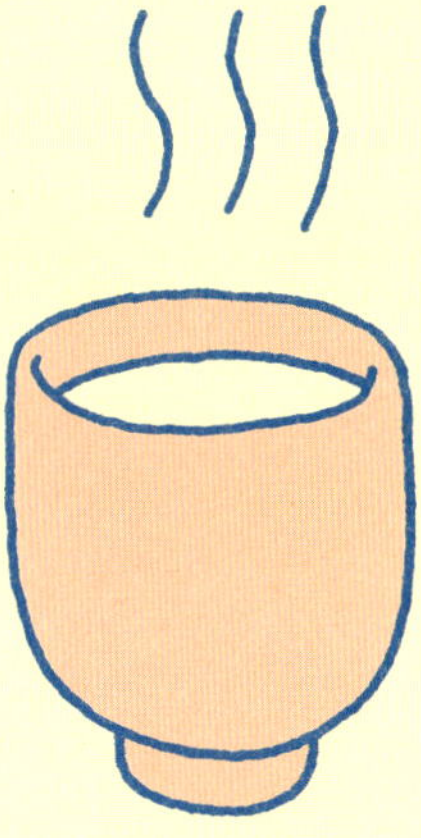

no.63

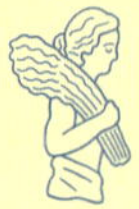

野菜を1品多めに食べる

1日にとったほうがよいといわれる
野菜の量は、350g以上。
そのうち、120g以上を
緑黄色野菜でとるのが理想的です。

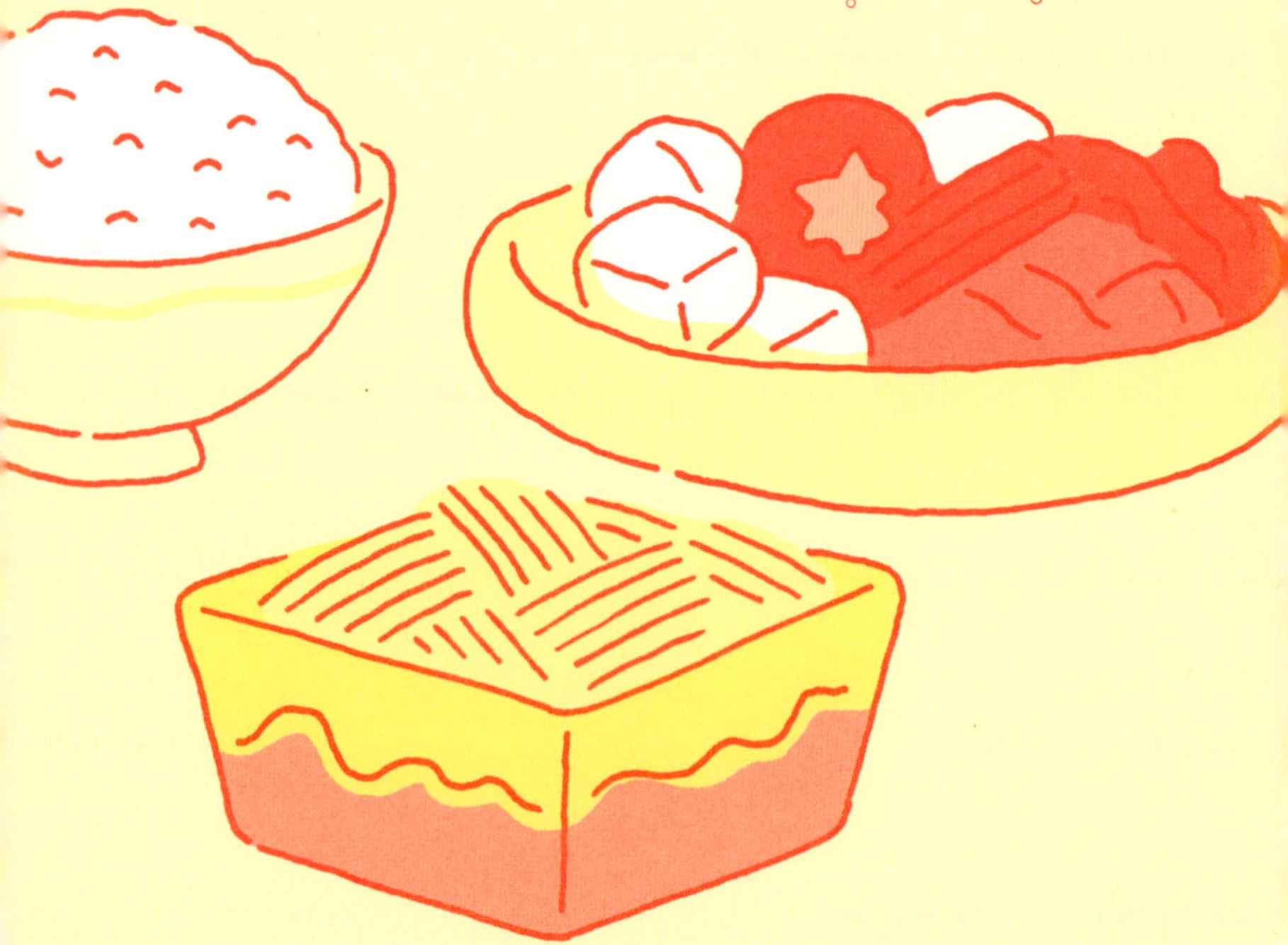

野菜はビタミン、食物繊維、そしてミネラルの供給源で、
緑黄色野菜にはミネラルを摂りやすいものが豊富。
たとえば、小松菜やモロヘイヤはカルシウム。
骨を強くするのはもちろん、気持ちを落ち着かせたり、
不眠を防いだりするのにもお役立ち！
不足すると体が冷えたり、首や肩のコリを招いたりする鉄も摂れて、
体調を整える効果を期待できます。
1食に少なくとも1品は緑黄色野菜のおかずを入れたいですね。

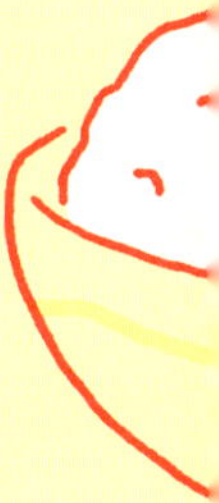

no.64

えごま油を料理に使う

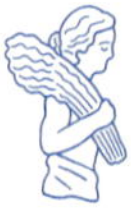

不安感をやわらげる効果が期待されている
α-リノレン酸は、油から摂ることができます。
特に含有量が多いのは、えごま油*です。
シソ科の植物であるえごまの種子から抽出される油で、
アレルギー性の症状の改善などにもよいといわれています。

使うときに気をつけたいのは、
加熱せず、そのまま使うこと。
α-リノレン酸は熱に弱く、酸化しやすいので、
サラダのドレッシングにしたり、
料理の仕上げにかけたりしましょう。
開封後は、早く使いきることもたいせつ。

***えごま油**
加熱調理ではなく、そのまま使いたいえごま油。みそ汁や納豆にひとさじ加えるのがおすすめです。カルパッチョに使ってもいいですし、冷や奴にも合います。

no.65 間食にはクルミを

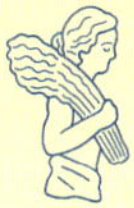

小腹が空いたときに、ナッツを食べるとちょっとおなかが落ち着きます。
ナッツには、**アンチエイジングに役立つ**ビタミンE、**コレステロールが気になる人におすすめの**オレイン酸などが含まれています。

なかでもクルミは、**α-リノレン酸**が多く含まれていることで人気。
α-リノレン酸はオメガ3系脂肪酸*の一種で、
生活習慣病の予防効果が期待されていますが、
不安感を軽減する効果があることもわかってきたそう。
心配ごとがあるとき、おやつにクルミはいかがですか?

＊オメガ3系脂肪酸
リノール酸とともに、体内でつくることができない必須脂肪酸のひとつ。不足するとアレルギーや生活習慣病の原因になるため、食事でバランスよく摂ることがたいせつです。

no.66

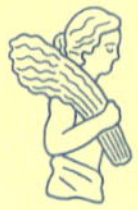

暮らしにハーブをとり入れる

リラックス効果をはじめ、
風邪の予防、冷え性や便秘の改善など
さまざまな効能があるハーブ。*
もちろん、疲労回復によいといわれるものもあります。
楽しみ方もさまざまで、お茶ならとても手軽！
鮮やかな赤い色で酸味のあるハイビスカスティーは、
疲労回復を助けるクエン酸入り。
すっきりと飲めるローズヒップやミントもおすすめ。
これらは比較的、手に入りやすいので、
さっそく食後の1杯に飲んでみませんか。

＊ハーブ

専門店をはじめ、さまざまなものが販売されています。あらかじめブレンドされたハーブティーもあるので、好みや目的に合わせて選びます。妊娠中の方や病気の方は、使用に注意が必要なものもあります。医師に相談しながら楽しみましょう。

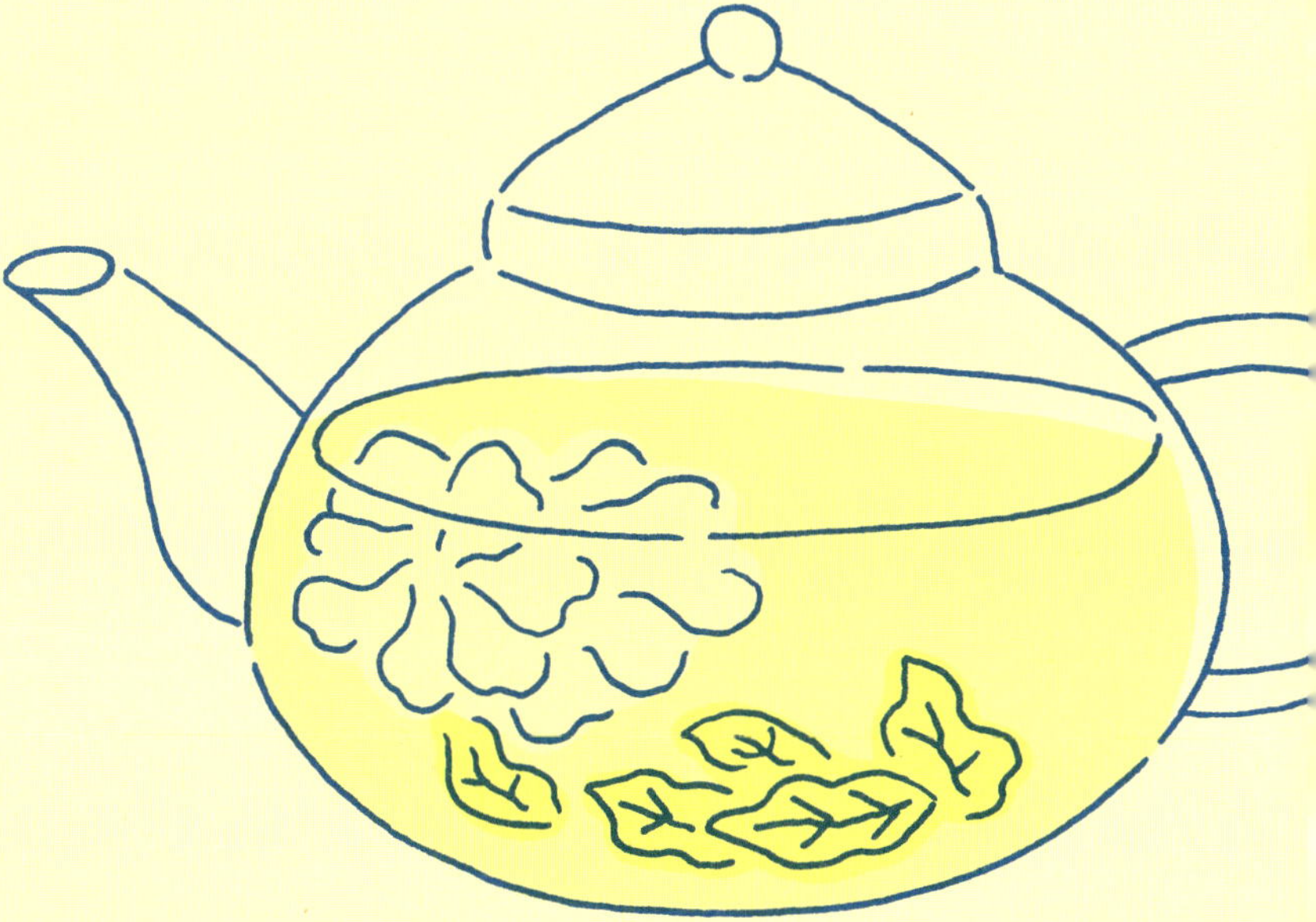

no.67

おにぎりの具はサケを選ぶ

お店に並ぶ種類豊富なおにぎり。どれにするか迷ってしまいますね。

「疲れているときは梅干し」もいいですが、サケも捨てがたいもの。

サケの赤い色のもとになっているアスタキサンチン*は、

アンチエイジングや美肌にも役立つといわれる抗酸化成分。

疲労回復にも効果があるといわれています。

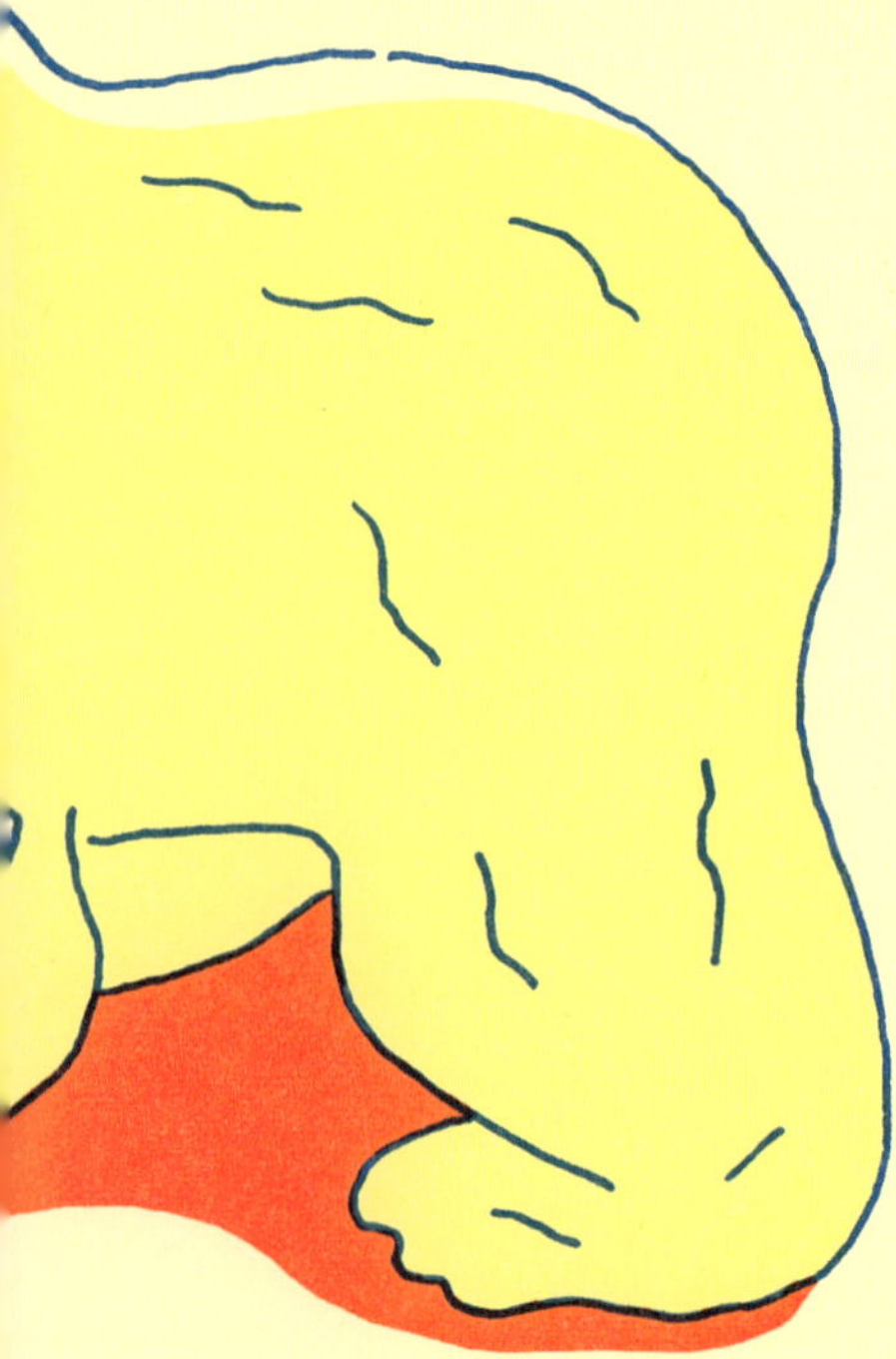

＊アスタキサンチン
赤い色の色素で、トマトに含まれるリコピンやにんじんなど緑黄色野菜に含まれるβ-カロテンと同じカロチノイドのひとつ。エビやカニなどに含まれており、強い抗酸化力を持っています。

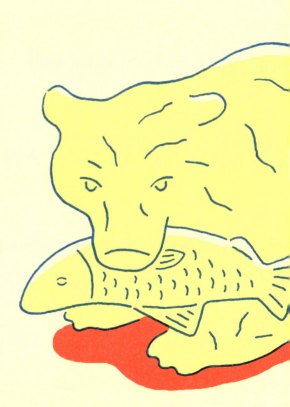

薬膳でも、サケは食欲をアップさせ、
疲労回復を助け、体を温める食材とされています。

ほんのひと口のおにぎりの具でも、体のことを考えてチョイス。

no.68

チョコは
カカオ分の
高いものを

午後3時。仕事が終わるまで、あと数時間。
もうひとがんばりできるように、
軽い休憩をとりたいですね。
お茶のおともにはチョコレートをどうぞ。

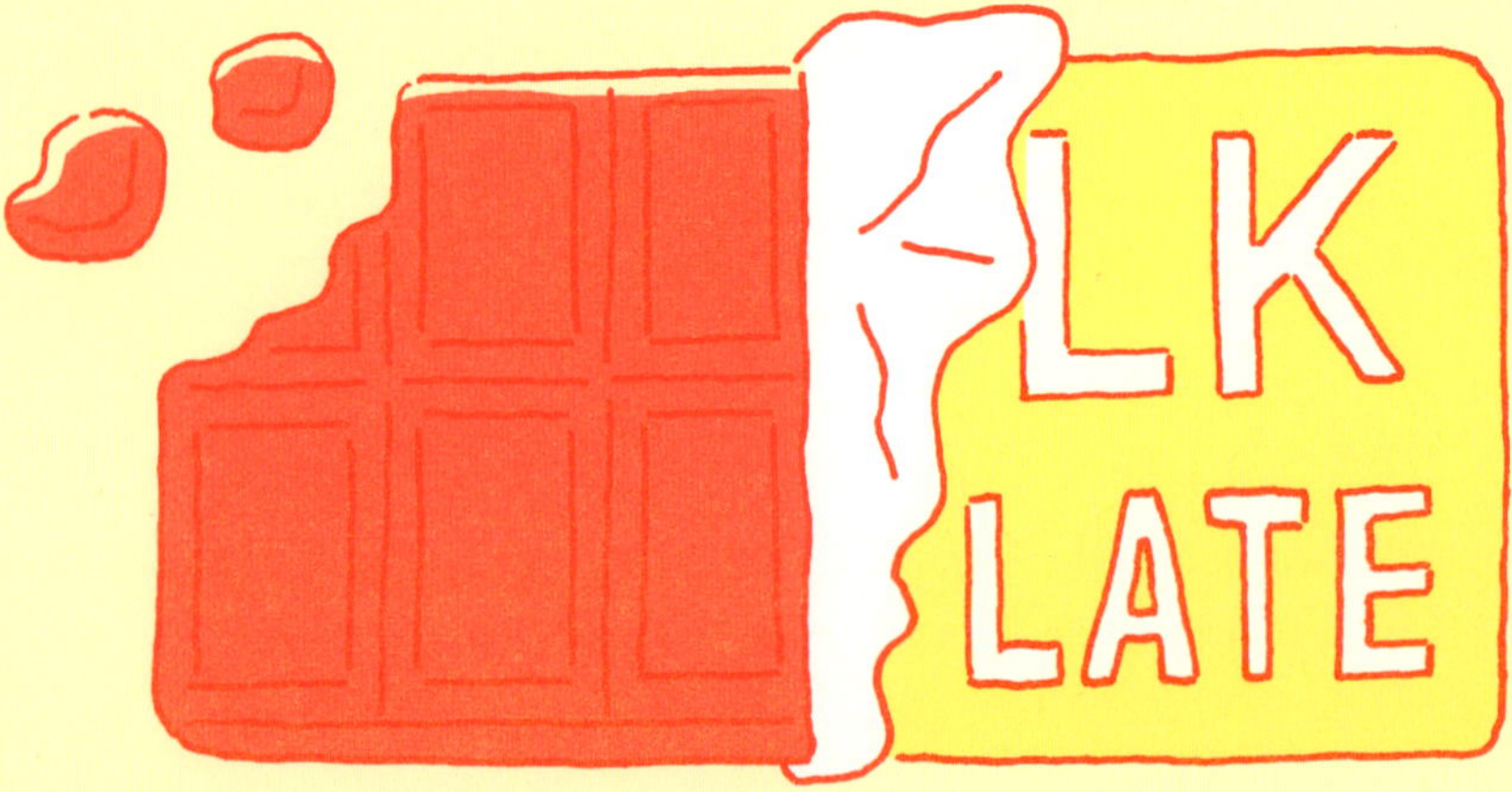

でも、ミルクチョコレートはNG。
ダイエットにもよいといわれる高カカオチョコレート、
それもカカオ分70％以上のものをいただきましょう。
高カカオチョコレートは、カカオポリフェノール*が多く含まれて
抗酸化作用があり、美容にも健康にもよいと人気。
抗ストレス作用もあり、脳の活性化にも役立つといわれています。
食べ過ぎはよくありませんが、カカオポリフェノールは
体内にためておくことができないので、
毎日、適量を食べるのがよいそう。
チョコレート好きにはうれしい話ですね。

＊カカオポリフェノール
苦味や色素の元になる成分であるポリフェノールの一種でチョコレートに含まれます。ポリフェノールは強い抗酸化力を持ち、生活習慣病の予防に効果的です。

no.69 ショウガを食事にプラス

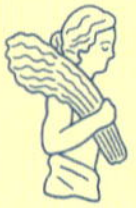

体を温める食材として、
ショウガ*は知名度ナンバーワン！
香りや辛みの成分であるショウガオールやジンゲロンが、
体を温めて血行をよくしてくれます。

漢方や薬膳でも、
ショウガは胃腸の冷えからくる食欲不振などを改善し、
体温を上げ、発汗を促す食材としておなじみです。

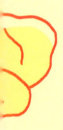

＊ショウガ

体温を上げて発汗を促すため、むくみの改善にもおすすめ。乾燥させたもののほうが温めるパワーが強いため、冬場はパウダータイプを使うのもよいでしょう。

冷えが慢性化すると、
疲労感がとれにくくなるともいわれるので、
ショウガを味方につけて冷えない体に！
すりおろしたショウガを冷凍しておくと、
薬味や味つけにちょこちょこ使えて便利です。

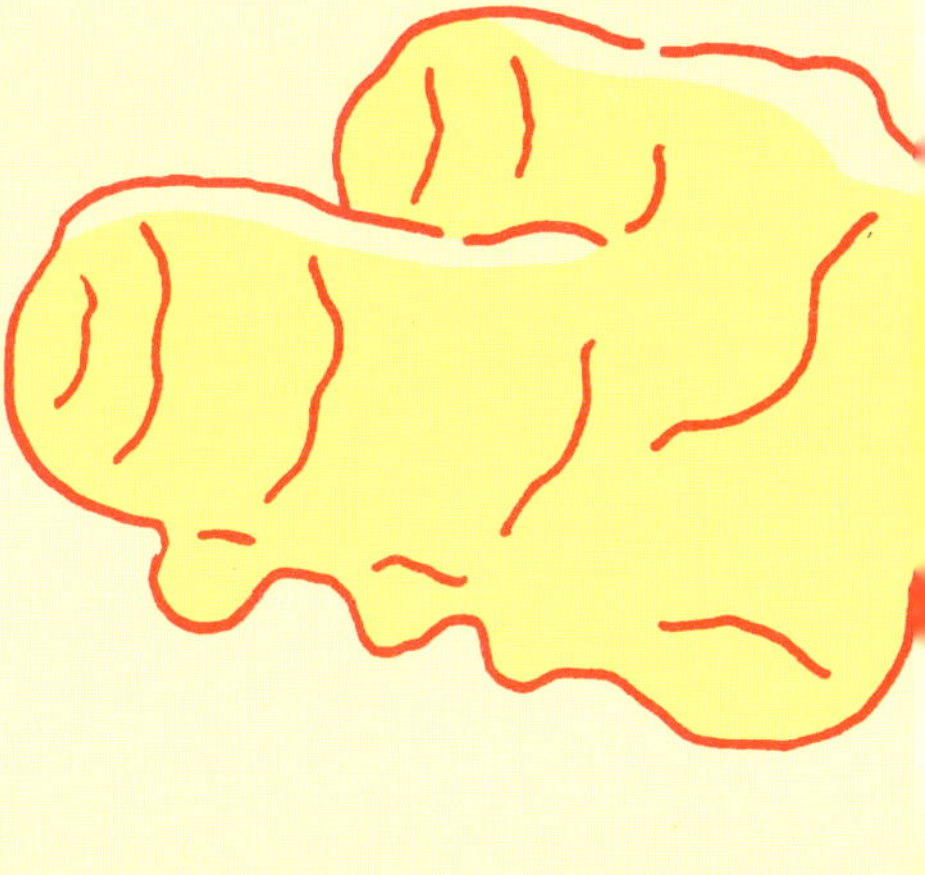

Level 2
今日はクタクタ

no.70

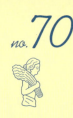

疲れているときこそ鍋料理

「疲れて献立が思い浮かばない」
そんなときは、何も考えずに鍋にしましょう。
家にあるものでできるし、
準備がかんたんで、あと片づけもラクラク♪
鶏むね肉や豚肉を主役にすれば、
疲労回復を助ける栄養素をムリなくゲットできます。

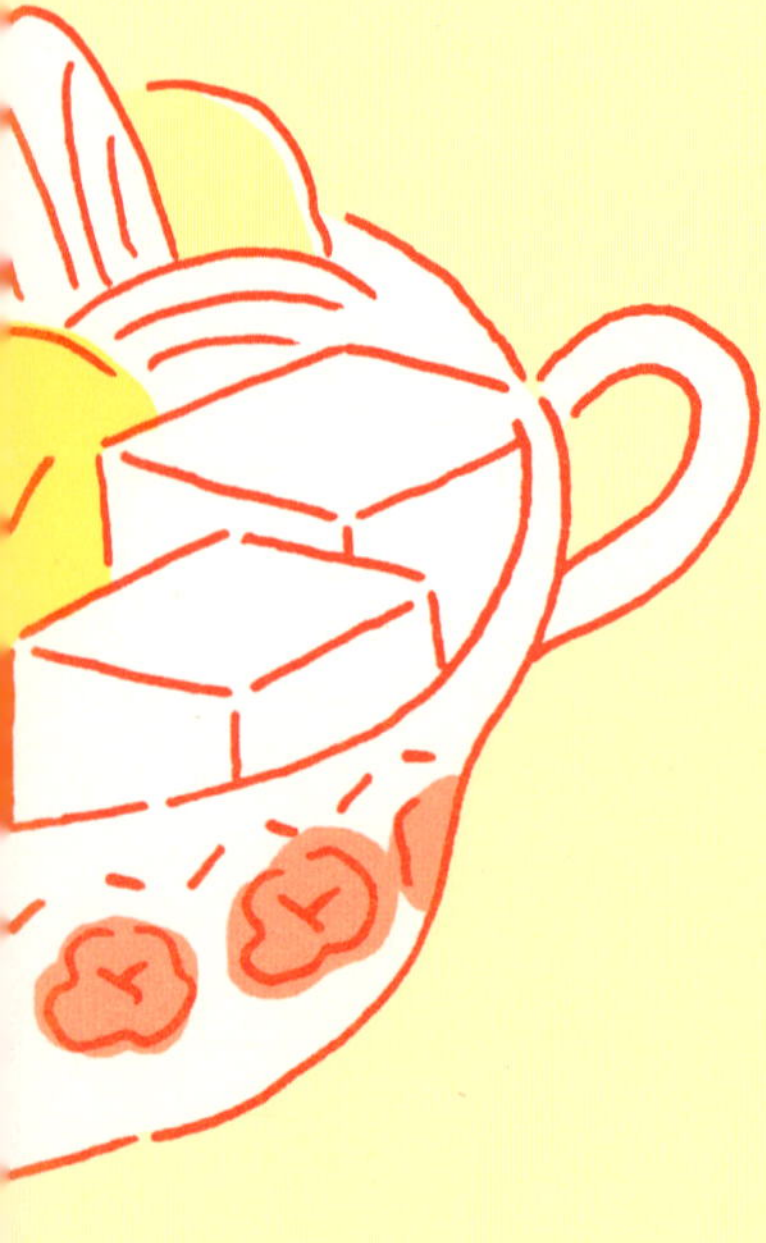

ちなみに、鍋料理は夏にもいいですよ。
一日中、エアコンがきいた室内にいた日などは、
体が芯から冷えてしまいがち。
温めて、エネルギーを補給して、
疲れをとるのに、鍋料理は最適です。

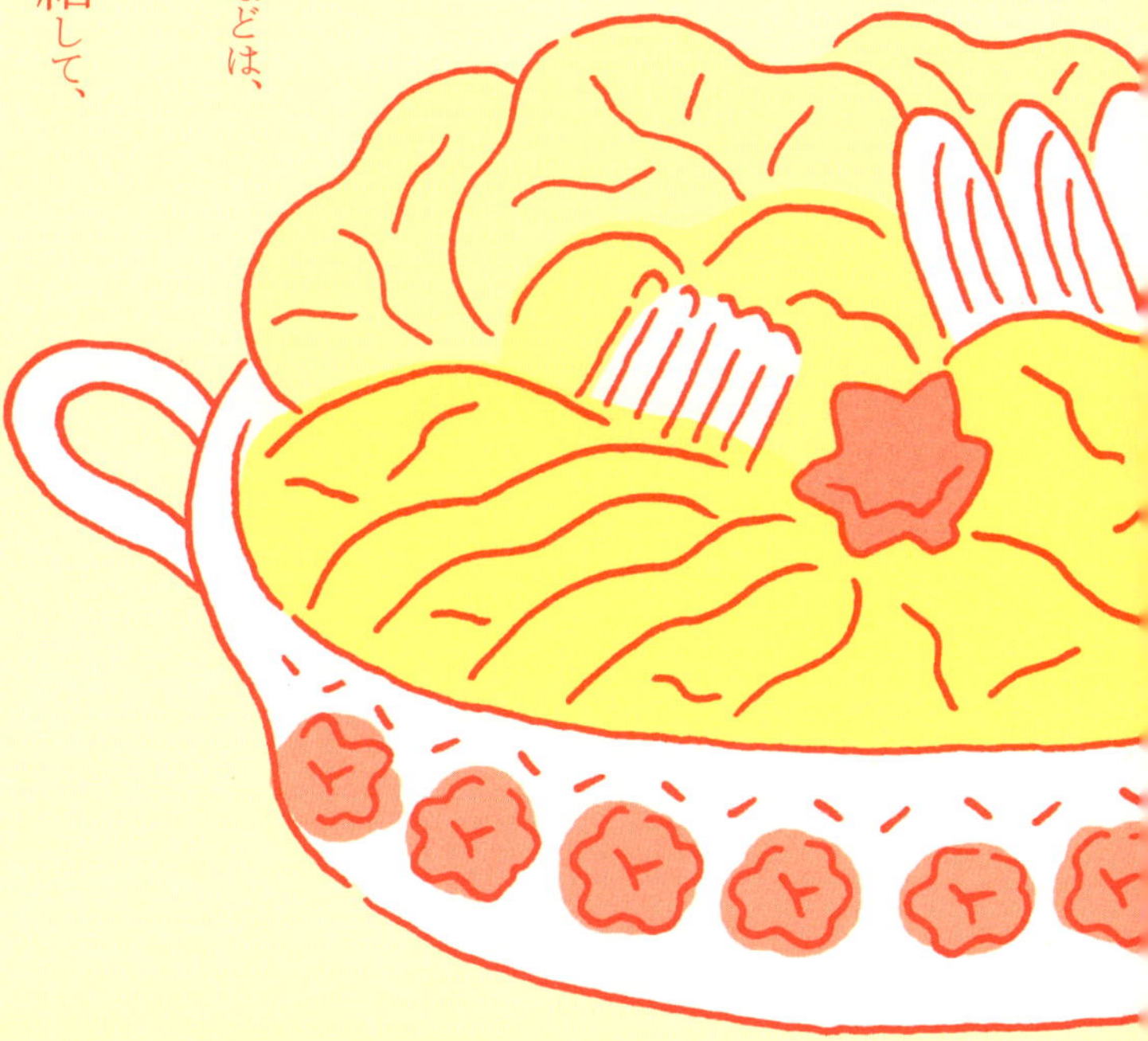

no.71

毎日みそ汁を1杯

和食に欠かせないみそ汁のよさが見直されています。

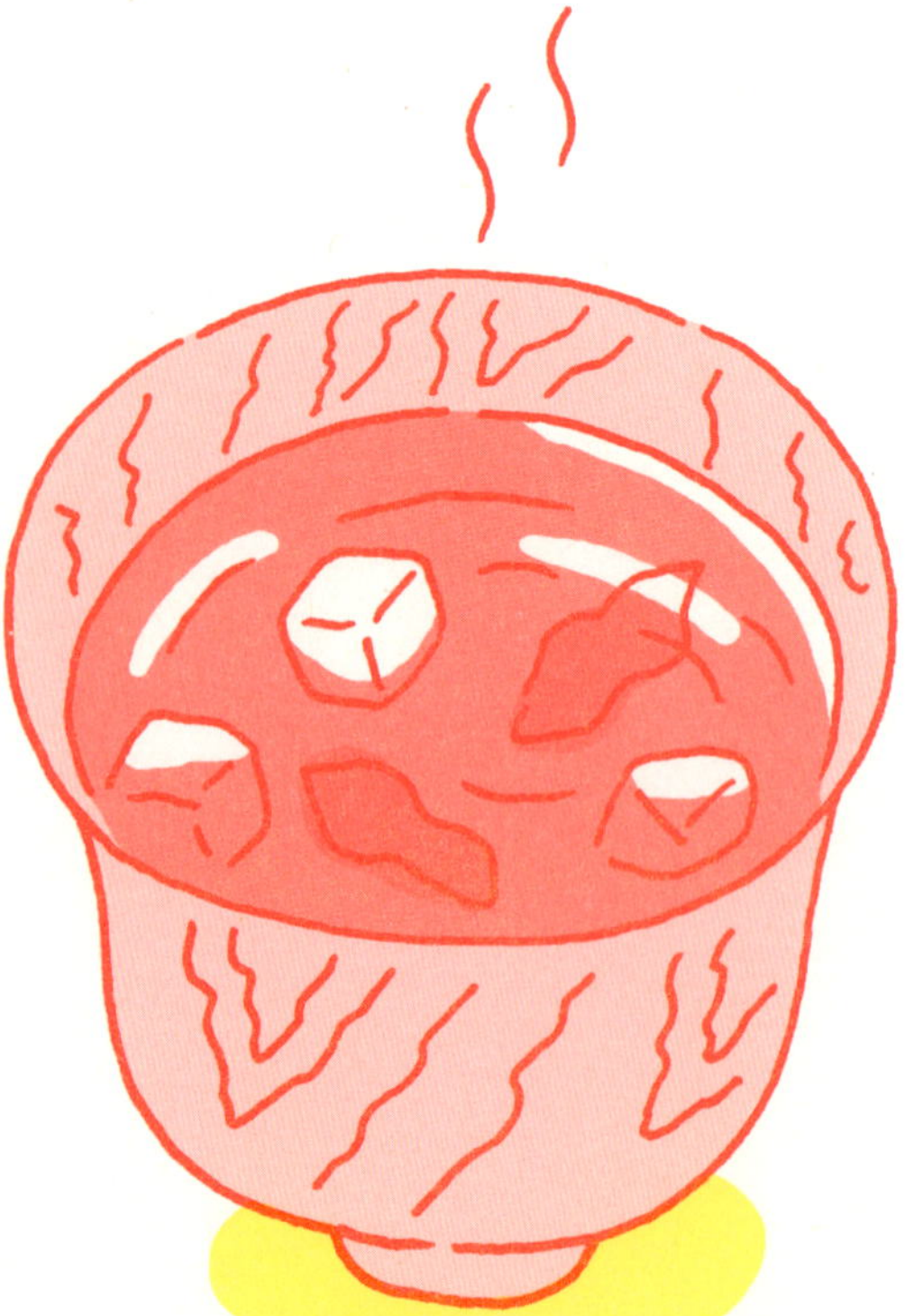

塩分を摂りすぎてしまうので、
飲む回数に気をつけたほうがよいといわれますが、
みそに含まれる大豆ペプチドには、
血圧を安定させる作用があります。

また、みそ汁にはカリウム*を含む野菜や海藻をよく使うので、
たっぷり入れれば血圧を下げる助けにも、
疲労回復のサポートにもなります。

ビタミンB1を含む豚肉と一緒に、
今夜は野菜をおいしく食べられる豚汁は、いかがですか？

＊カリウム
体の細胞内に存在し、細胞の浸透圧をキープしてくれます。ナトリウムを排泄する効果があるため、むくみが気になる方は意識的にとりましょう。水に溶けやすいため、サラダや生の果物、汁物でとるのがおすすめです。

no.72 お酒の量を減らす

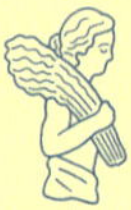

「たまには思いきり飲んで、はめをはずしたい!!」
そんなときもあるでしょうが、
ごぞんじのとおり、**多量の飲酒はＮＧ。**

胃腸や肝臓に負担がかかって
疲れを引きずる原因になるし、眠りも浅くなってしまうし、
翌日に頭痛やだるさ、むくみが残ります。
飲みすぎによって、老化の原因になる物質が増えるともいわれます。

「節度のある飲酒」は、
純アルコールで１日平均20ｇほどとされ、
ビール中ビン１本、日本酒１合、
チュウハイ（アルコール度数７％）なら３５０㎖缶１本が目安です。

飲みすぎていませんか？

Level 2

今日はクタクタ

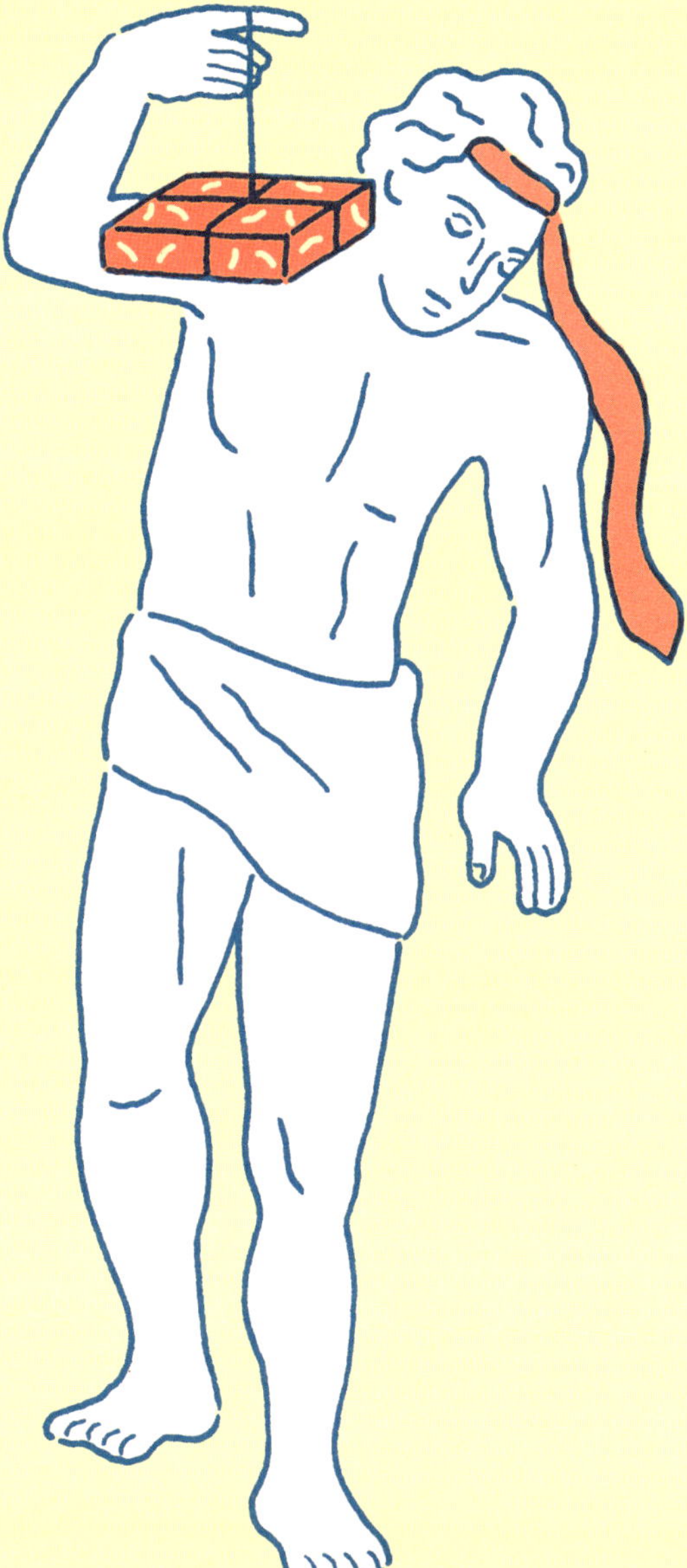

no.73

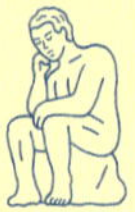

ヒールのない靴を履く

一日中履いていても疲れず、
カジュアルすぎず、脚もすっきり見えるもの。
ビジネス用の靴選びはいろいろと気をつかいます。
職業柄、パンプスが必須という方でも、疲れているときは、
通勤のときだけでもヒールのない靴にしてみませんか。

靴を買うのは午後がいいとは、よくいわれること。
むくみのない朝に買うと、夕方にはきつく感じてしまうことも。
シューフィッター*のサポートを受けられれば、
安心して選べそうですね。

でも、最近はネットで買うことも増えていますね？
失敗しないためには、足のサイズを測ることや
素材を確認することなどを忘れないでください。

＊シューフィッター
足の基礎知識と足に合った靴を選ぶ技能を習得し、健康管理の面から足に正しく合った靴を提案してくれる専門家。

Level 2
今日はクタクタ

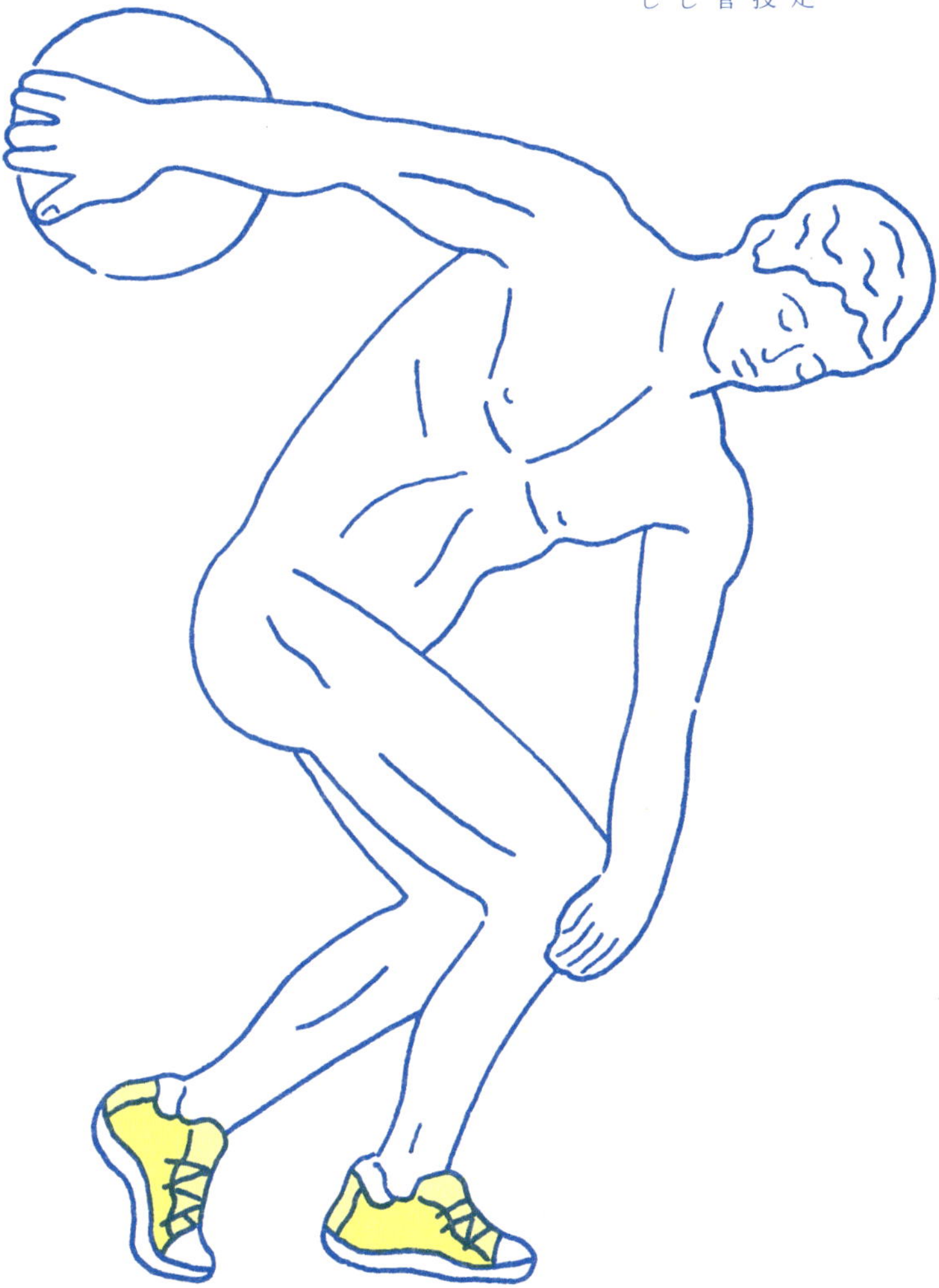

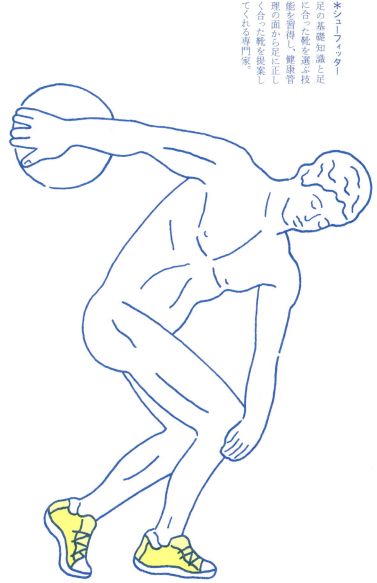

no.74

デスクにミスト化粧水を常備

空調がきいたオフィスは快適ですが、
気になるのは肌の乾燥。*

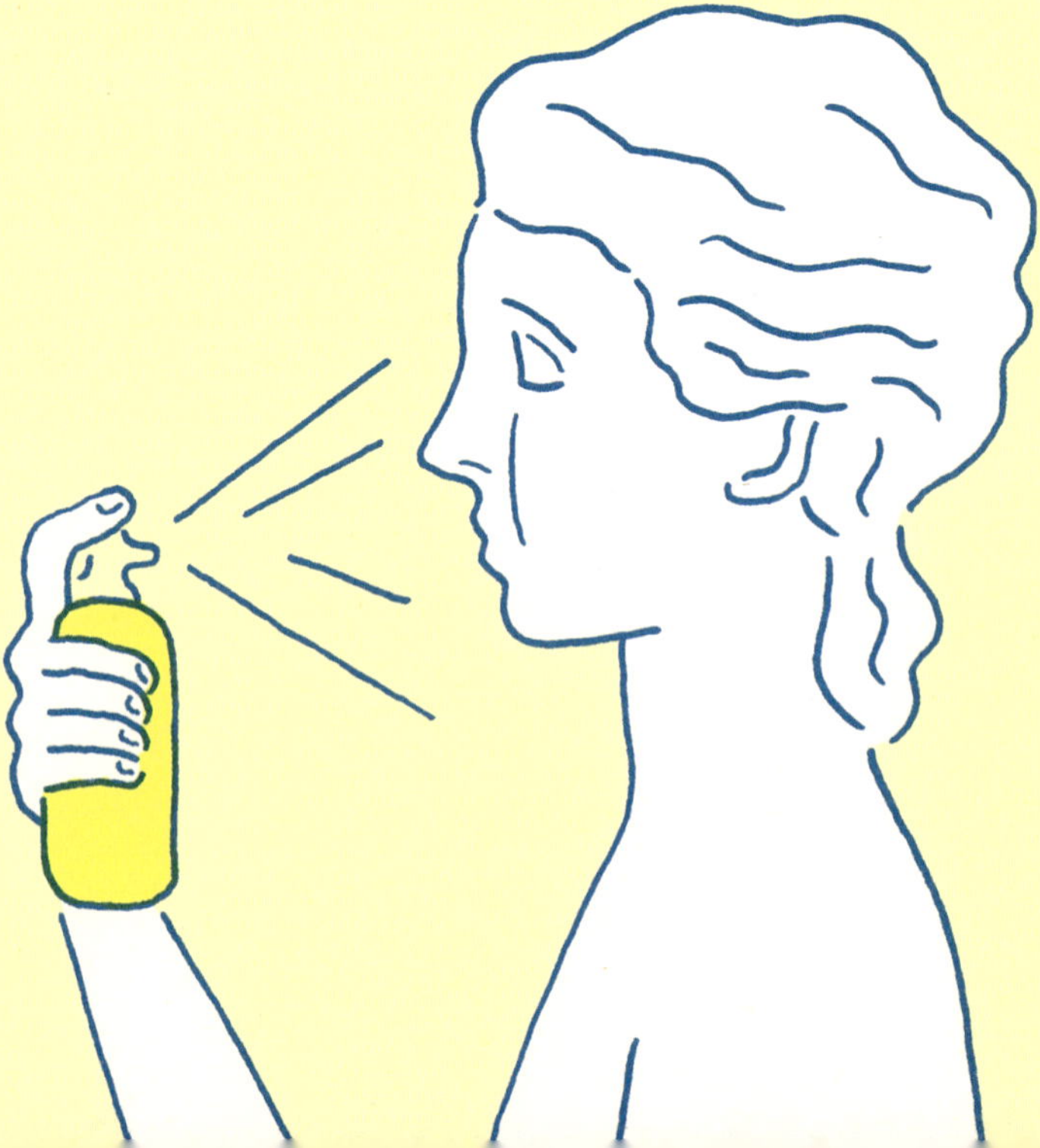

＊肌の乾燥

肌の乾燥が長期的に続く場合は、皮膚科医に相談してみましょう。乾燥が続くと肌のバリア機能が損なわれ、アレルゲンに弱くなってしまいます。低刺激のスキンケア用品を使い、肌の水分を補いましょう。体内が水分不足にならないよう、水を十分飲むこともたいせつ。

肌が乾燥していると、疲れて見えてしまいますよね。
避けられない環境のなかで、どのように対処していますか？
てっとり早いのはスプレー式の化粧水を使うこと。
気になるところに吹きかけるのもいいし、
メイクを落ち着かせるため、
メイク直しのときに使うのもいいそう。
小さいサイズのものを引き出しに入れておいて、
レストルームに行く際などに利用しましょう。

とくに乾燥が気になる人は、
保湿にこだわったミスト化粧水を選ぶと◎。
肌悩みにあったものを見つけてみましょう。

no.75

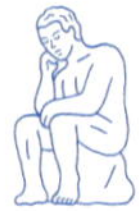

目玉をぐるぐる回す

肩コリや腰痛、筋肉疲労に比べて、**目の疲れ**はついスルーしがち。

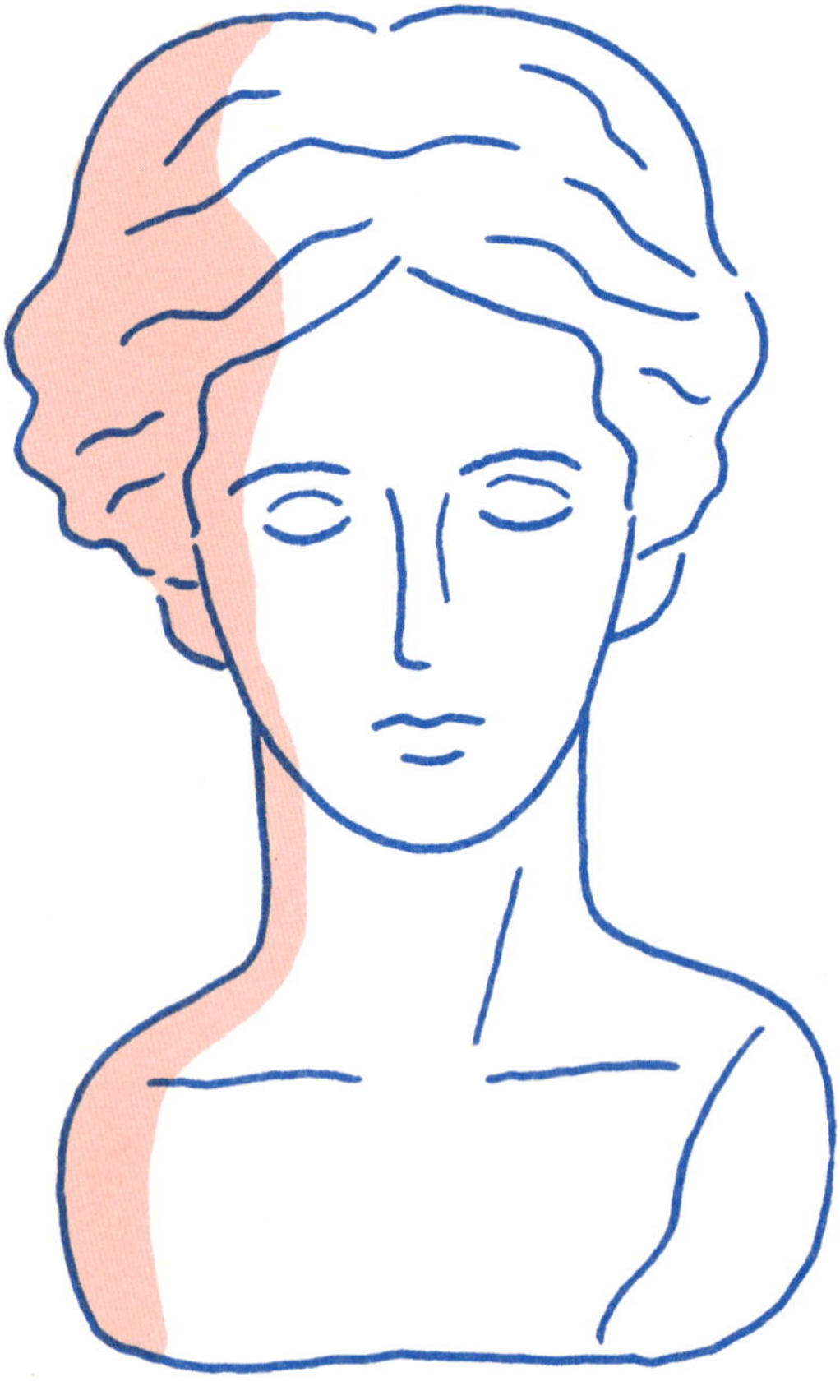

パソコンを使う人だけでなく、
スマホやタブレットを頻繁に見る人やテレビが大好きという人は、
目を酷使していることを認識しましょう。
特に、近距離で画面だけを見ていると、
まばたきの回数が少なくなりがちです。

「集中しすぎている」と気づいたら、
意識的にまばたきをしっかりしたり、
しばらく目を閉じて休ませましょう。

目を閉じたまま、目玉を上下、左右に動かしたり、
ぐるぐると回転させるのもおすすめ。
目の周囲の筋肉がほぐれ、血行が促されて、目が軽ーくなる感じ！

no.76

イスを換えてみる

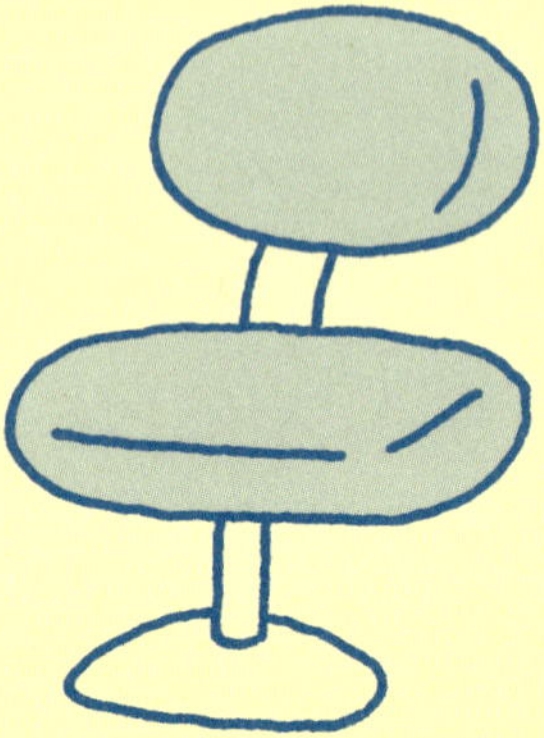

長い時間、すわって*仕事をしている人にとって、
快適に仕事ができるかどうかは「イス次第！」ともいえます。

あわないイスにすわり続けていると、
腰が痛くなったり、脚が疲れたり、
体がゆがんで全身の疲れを招いたりすることもあります。

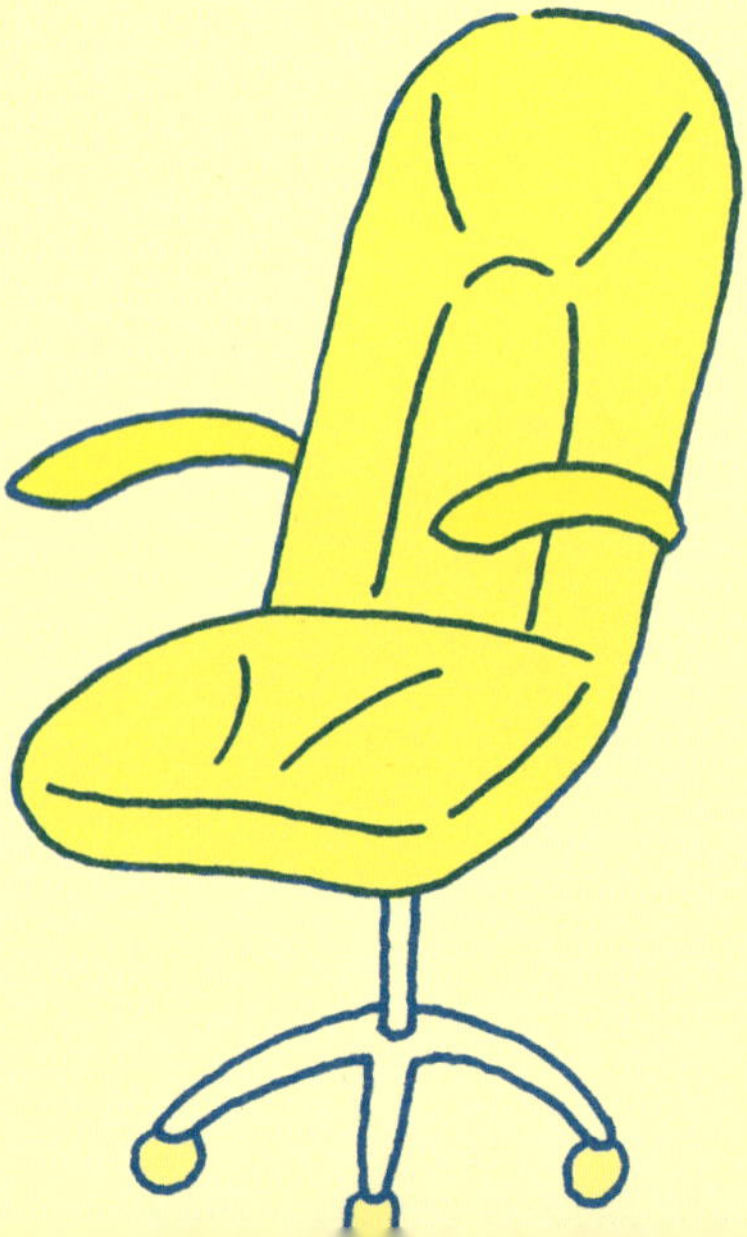

気になるときは、思いきってイスをとり換えてみましょう。
換えられない場合は、
イスの高さ、クッション、すわり方を見なおしてみて。
少しでも疲れないポジションを見つけてください。

＊すわりっぱなし
7時間以上すわったままの状態が続く人は死亡リスクが高いといわれています。すわった状態では血流が滞り、腰や背中への負担も大きくなります。すわりやすいイスにするとともに、30分～1時間に1回ほど立ち上がり、体を動かしましょう。

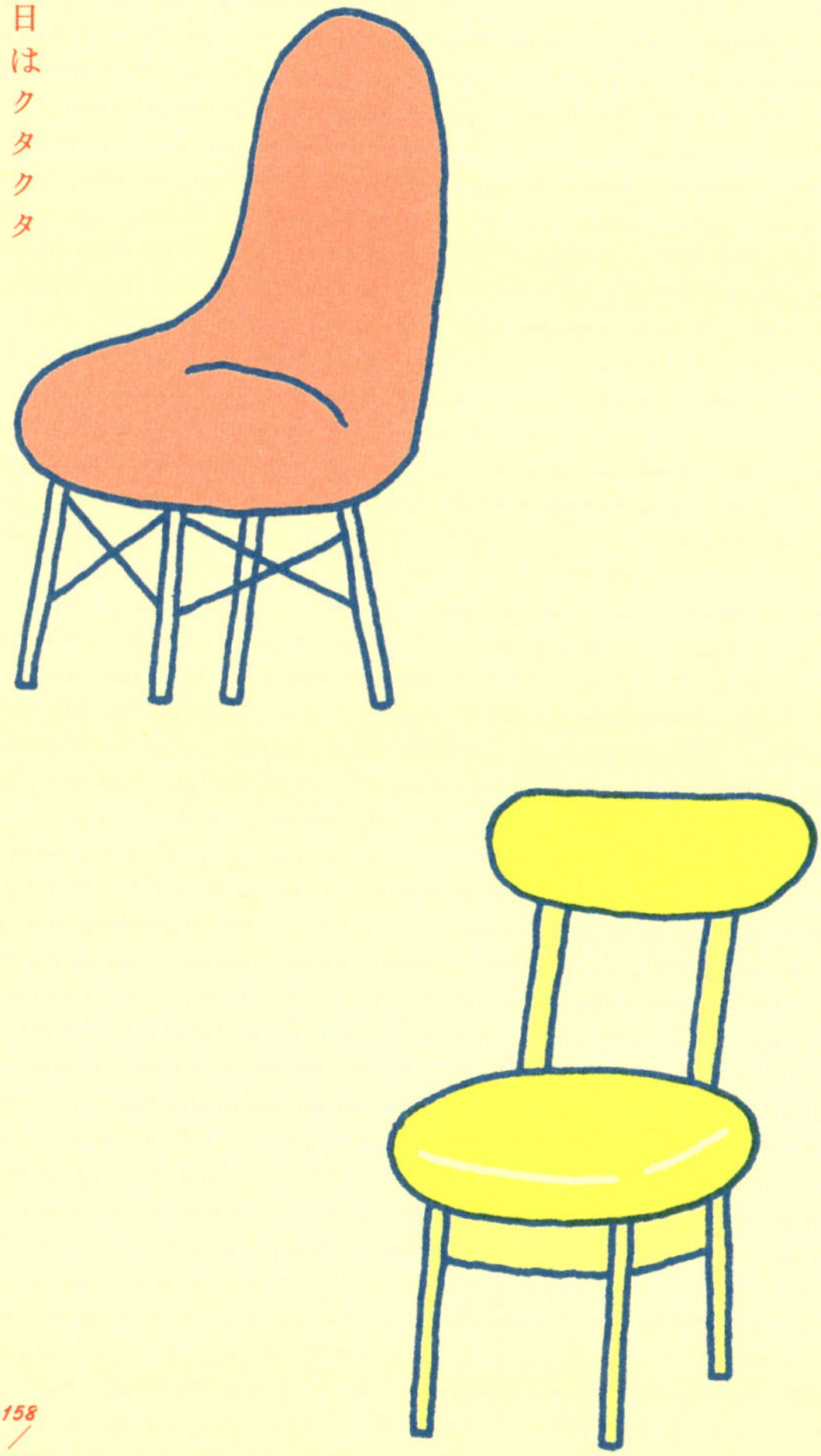

no.77

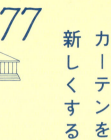

カーテンを新しくする

お部屋のカーテンは何色ですか？
クリーニングはしていますか？

カーテンは一度かけると長い間そのままにしてしまいがちですが、
春夏と秋冬だけでもかけ替えると、
お部屋の印象が変わって気分がリフレッシュ！
ほかのカーテンをかけている間に、洗濯や手入れができ、
長く使うことができますね。

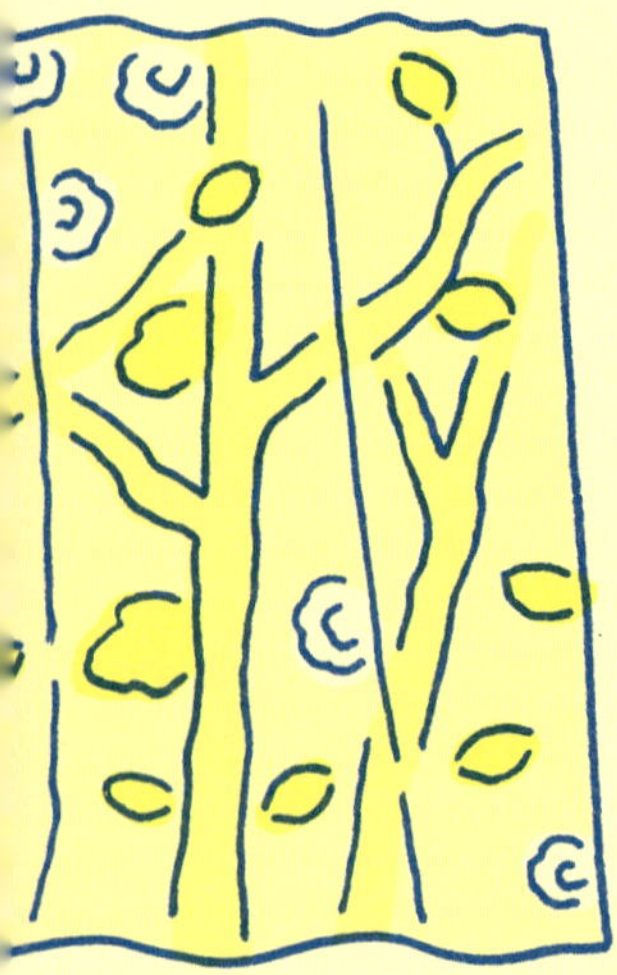

新調するなら、カラーコーディネートを考えたり、
風水を参考にしたり、あれこれ悩んで選ぶ過程も楽しみましょう。
目覚めたときの部屋の印象が変わると、
起きるのも楽しみになります。

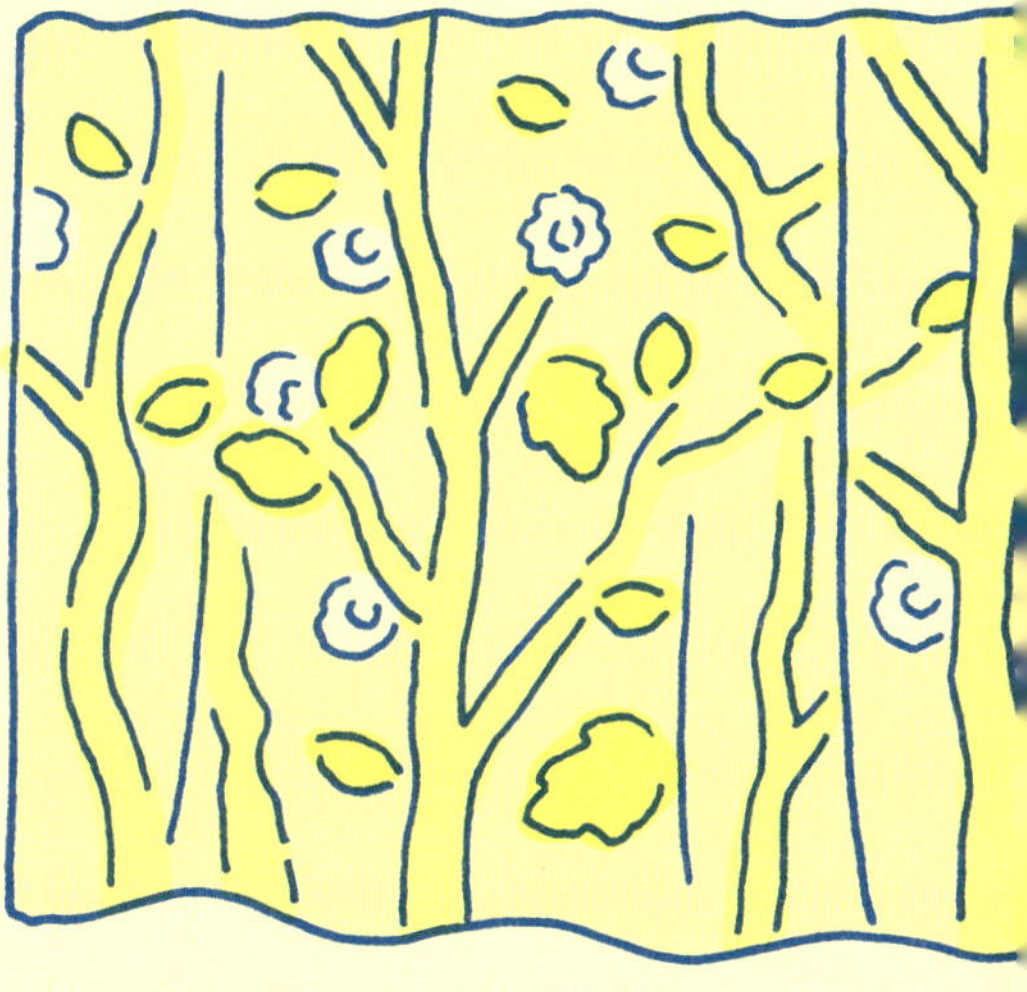

no.78 電球を違う色にしてみる

耐用年数が長くて、電気代もお得になるというＬＥＤ照明。
使っている方も多くいらっしゃると思います。
これから替えようと思っているなら、特に寝室のものは、
オレンジ色の電球にすることをおすすめします。

寝る前は、ブルーライトの影響を抑えるため、
スマホをオフにするとよいことを紹介しましたが（Ｐ.１２４参照）、
部屋の光も同じです。
青白い光よりオレンジ色の光のほうが、
メラトニン*（別名、睡眠ホルモンと呼ばれます）の分泌が高まり、
寝つきがよくなります。

光も味方にし、ぐっすり眠って疲れをとりましょう。

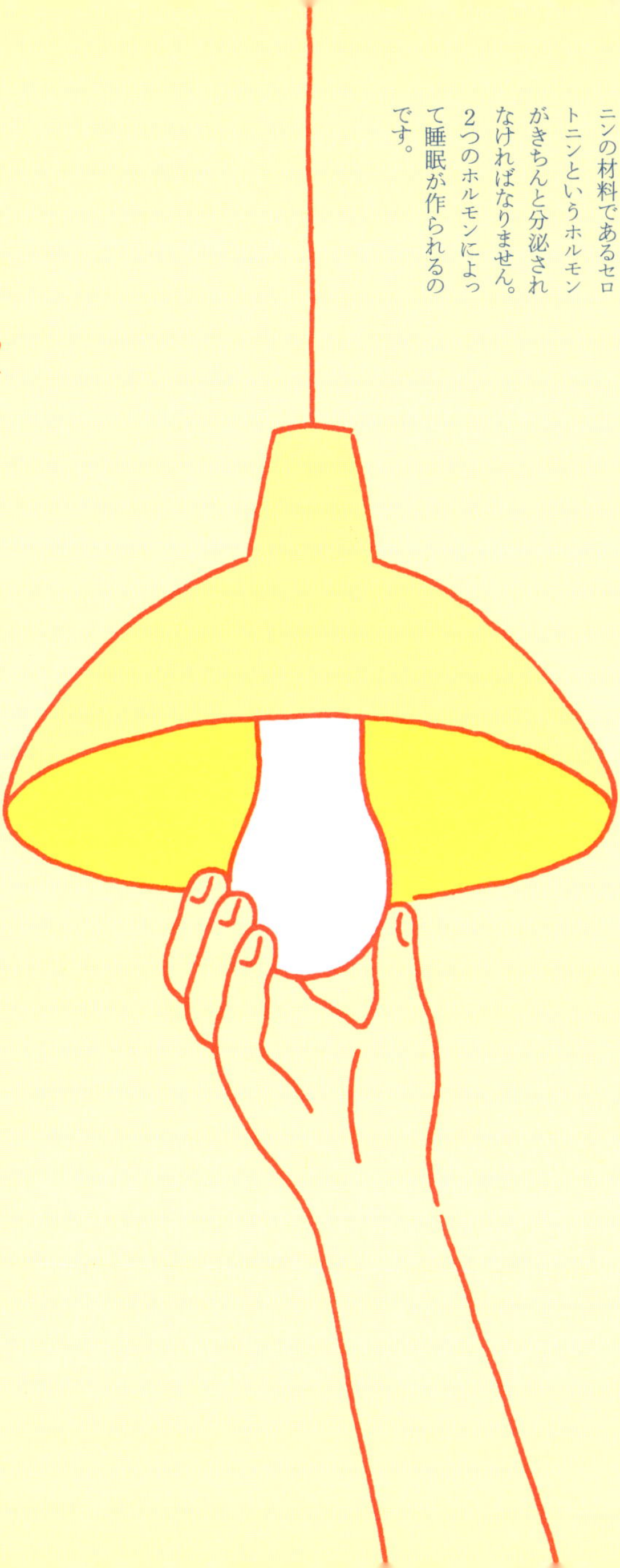

＊メラトニン
ホルモンの一種で、夜、メラトニンが徐々に増えて、働くことで眠くなります。そのためには、日中、メラトニンの材料であるセロトニンというホルモンがきちんと分泌されなければなりません。2つのホルモンによって睡眠が作られるのです。

no.79

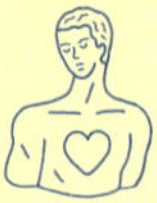

「光るところ」だけ掃除する

疲れているけれど、休日しか掃除をする時間がない。
それが大掃除となれば、なおさら憂鬱……。

げんなりした経験があるかもしれませんが、
毎日忙しい方におすすめのテクがあります。
キッチンの流し、水道の蛇口、浴室の鏡など、
光るところだけ磨いてみてください。
ピカピカになれば、掃除をした満足感がグンとアップ。

目に見える変化なので、家族にも好印象。
近ごろはピカピカにするための
掃除グッズも充実しているから、
労力をかけずに、ラクにキレイにできますよ！

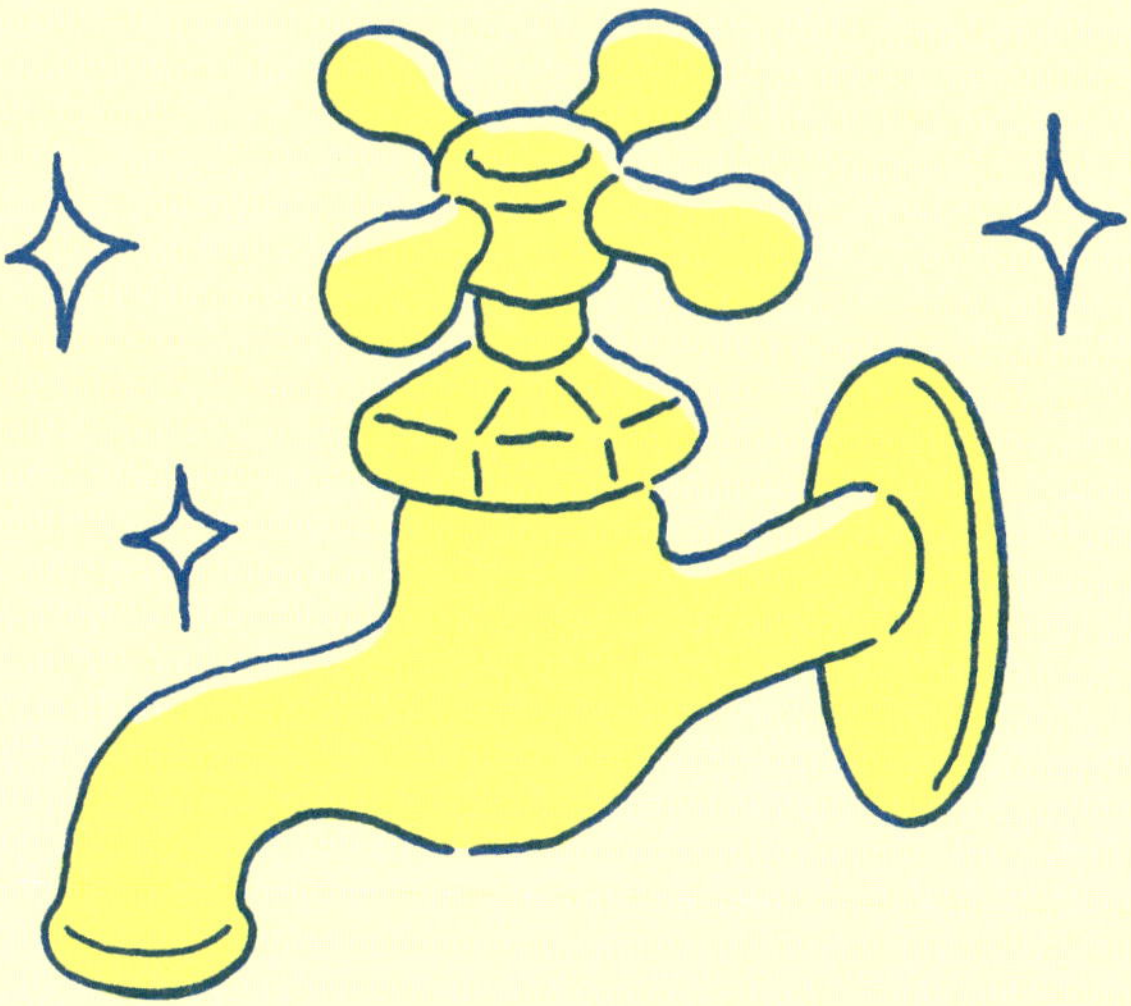

Level 2
今日はクタクタ

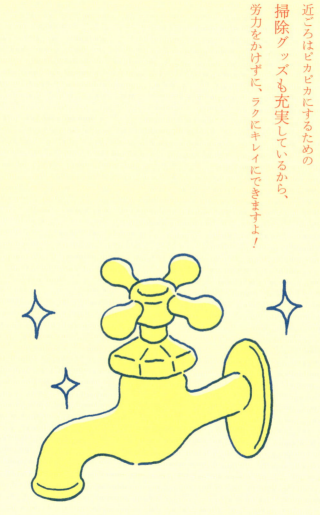

no.80

インテリアをアースカラーにする

ベージュ、ブラウン、カーキなどの
ファッションは定番となっています。
大地や自然を連想させるこれらの色は、
アースカラーと呼ばれ、
身につけていると心が休まり、
人からは落ち着いた印象に見られます。

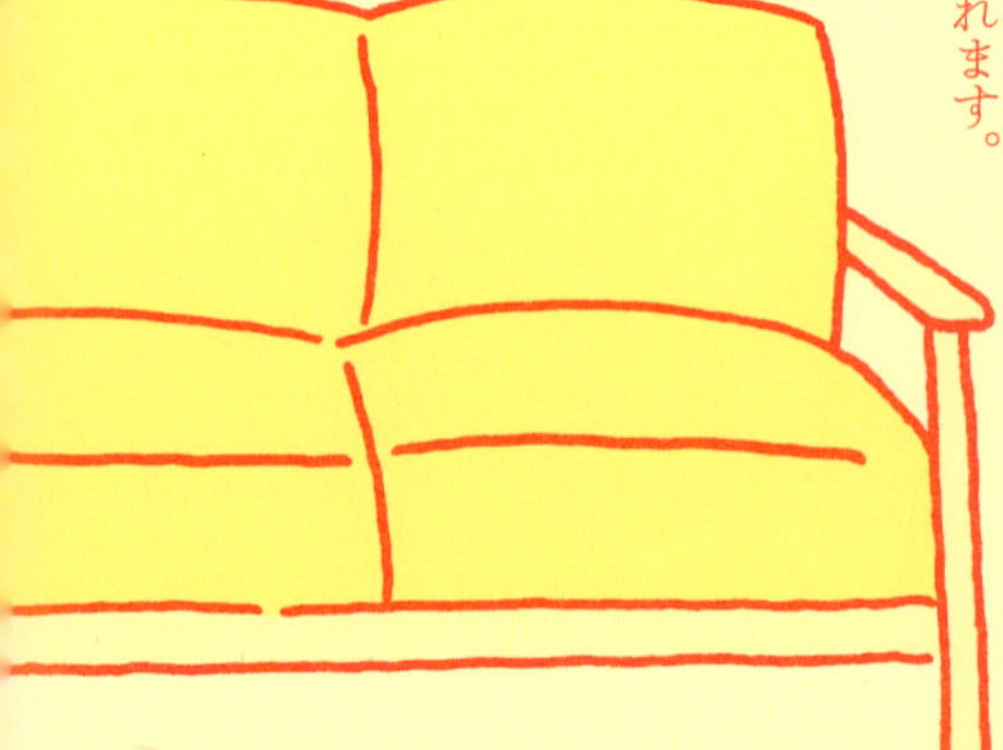

＊色彩心理

赤から強いエネルギーを感じたり、緑から安らぎを感じたりと、色が持つ固有のイメージによって、私たちは無意識的に心理的な影響を受けています。インテリアや身の回りの雑貨など、シーンや目的に合わせて色を選んでみましょう。

お部屋のインテリアにもとり入れれば、
疲れを癒やしてくれるアイテムに。
木や籐など天然の素材を組みあわせることで、
自然を感じられる部屋になります。

大きいものならソファ、カーテン、ベッドカバーなど、
小さいものならクッションカバー、ランチョンマット、
使う頻度が高いタオルなどをアースカラーにチェンジ。
きっとリラックスできる部屋になりますよ。

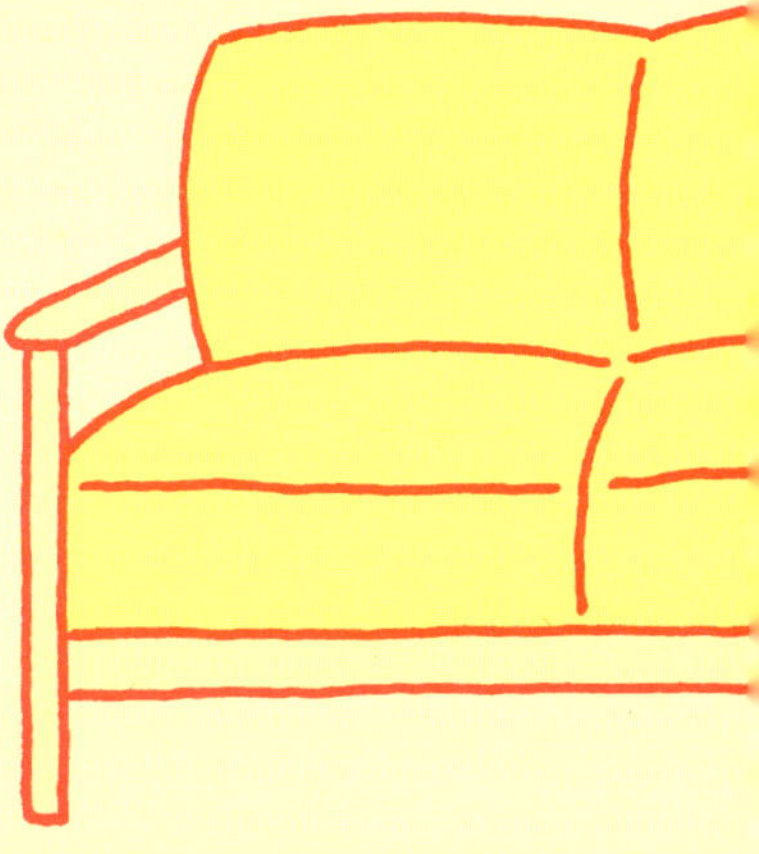

no.81

オフィスに青い小物を増やす

空や海の色である青からは、「さわやかさ」「清潔感」「気持ちよさ」「落ち着き」「平和」などをイメージする人が多いそうです。

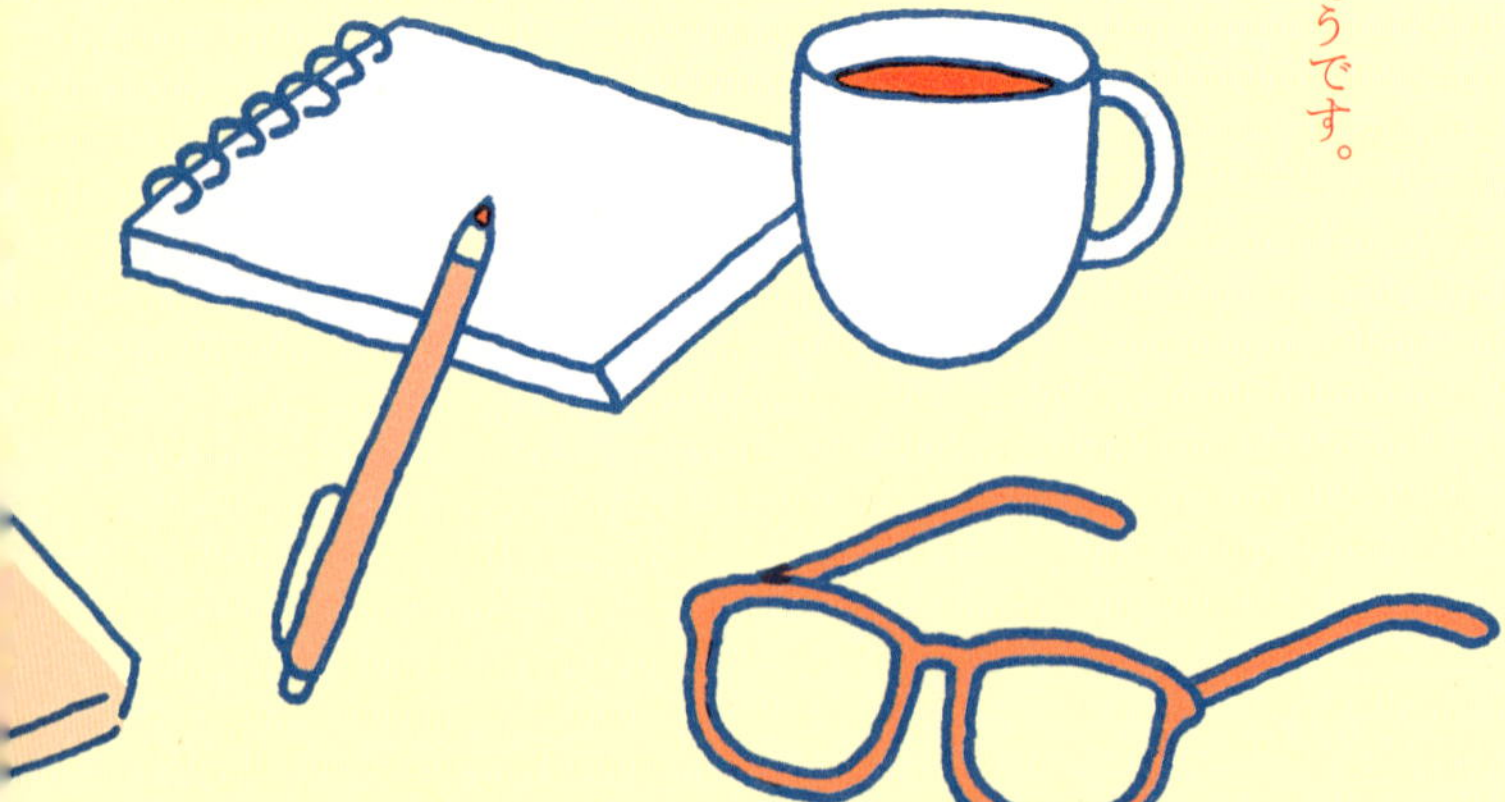

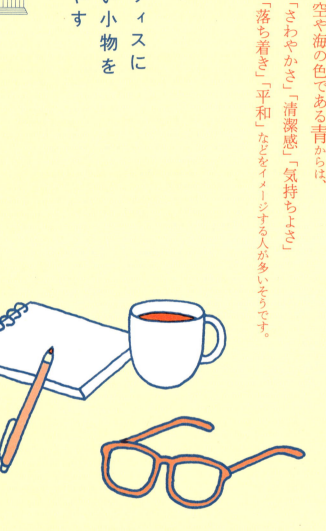

青い色には集中力を高めたり、
気持ちを落ち着かせたりする
心理的な効果もあります。

オフィスで使う小物を青にすると、イライラを抑えたり、
仕事をペースアップさせたりする効果が期待できそう。
仕事をサクッと終わらせ、休息の時間を増やすのにいいかもしれません。

ちなみに、食欲をコントロールし、
食べすぎを防いでくれるというのも青。
ストレスで食欲が抑えられない方も青をとり入れてみませんか?

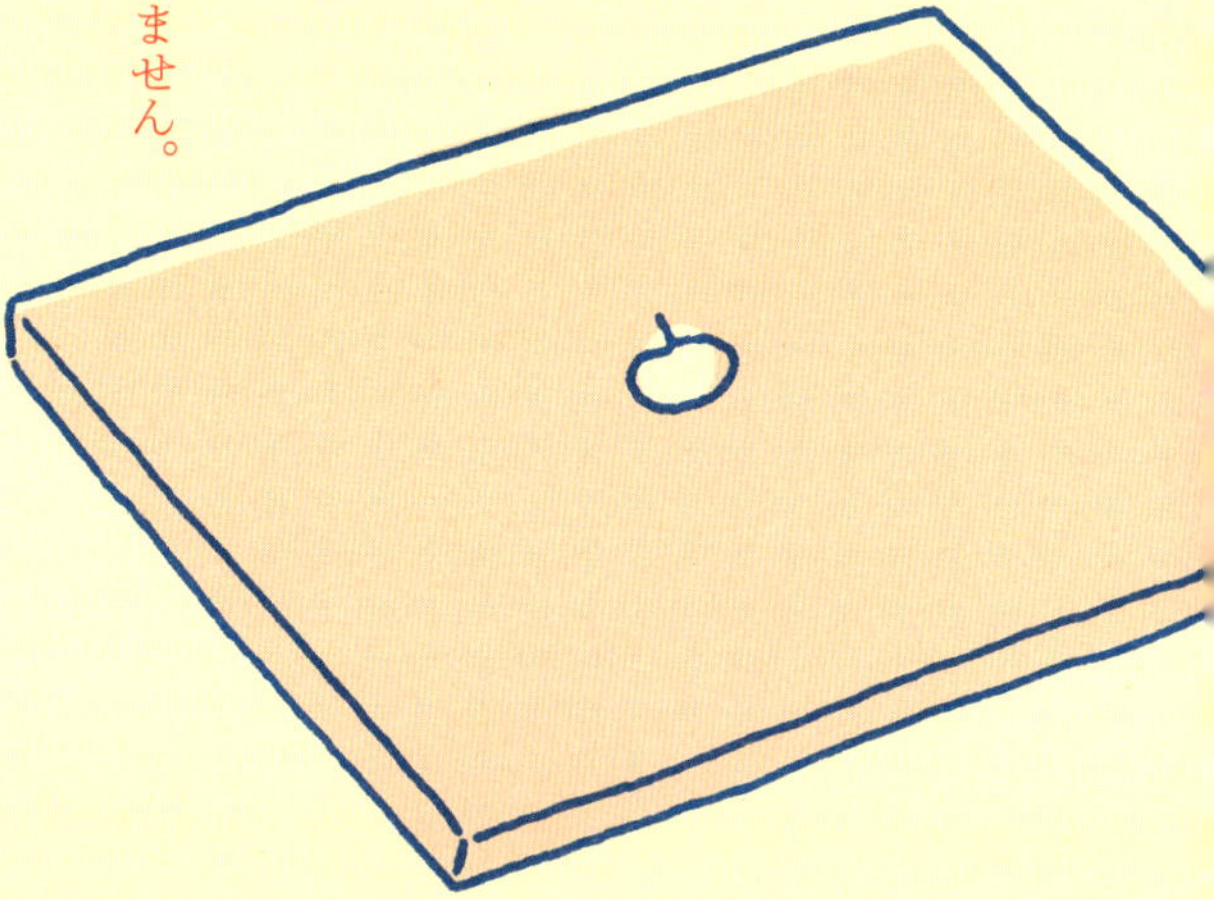

Level 3

毎日疲れている

なかなかとれない
疲れを感じたら、
自分を見つめて整える。

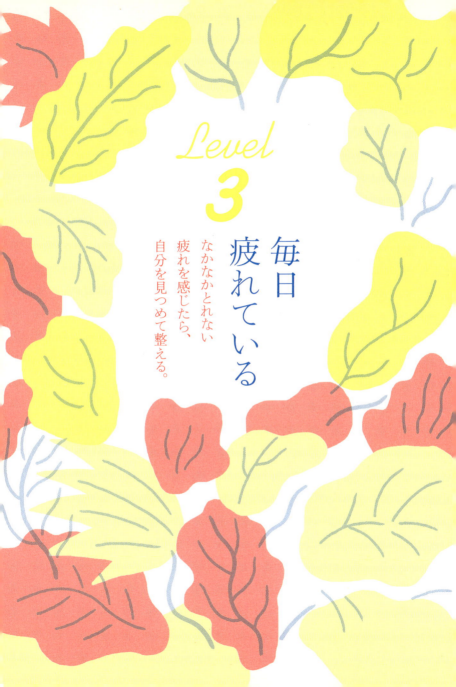

no.82 のんびり散歩する

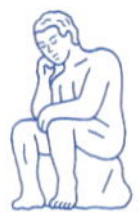

ウォーキングをする人が年々増えているそうです。
ほどよい**有酸素運動**になり、
今のうちから気をつけたい**生活習慣病**や
ロコモティブシンドローム*の**予防**にもなっておすすめ。

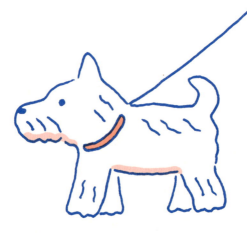

＊ロコモティブシンドローム
運動器の障害のために移動機能の低下をきたした状態のこと。

バリバリ働いたあとなら、ウォーキングほど気合を入れず、
ゆるめの散歩でもいいでしょう。
日の光を浴びて風を受けながら歩くと、
頭と気持ちがリフレッシュ。
体にも心にもよい効果が得られます。
仕事のアイデア、なかなか思い出せなかった人の名前、
今晩のおかず……、どれもひらめいちゃうかも！

no.83

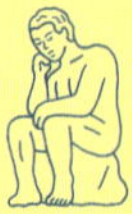

「首」のつく部分を温める

寒さはストレスのもとになり、
自律神経を乱して疲労につながることがあります。

筋肉の少ない女性は体が冷えやすく、
特に、「首」「手首」「足首」は、
筋肉も脂肪も少なく、寒さの影響を受けやすい部分。

冷えや低体温にきくツボといわれる
「陽谷《ようこく》」は手首、
「陽輔《ようほ》」は足首のあたりにあるんですよ。

冬はマフラー、手首まで覆う手袋、
ハイソックスやレッグウォーマーなどで、
3つの首を冷やさないようにしましょう。

＊陽谷
手の甲側、手首の小指側の出っぱった骨の上にあるくぼみにあります。手の痛みや肩こりなどに効果があります。

＊陽輔
足の外側、くるぶしから指の幅5本ほど上にあります。腰痛や冷え性などに効果がります。

エアコンで冷える夏はスカーフを常備しておくと安心。
逆に、暑いときは首を冷やすとクールダウンします。

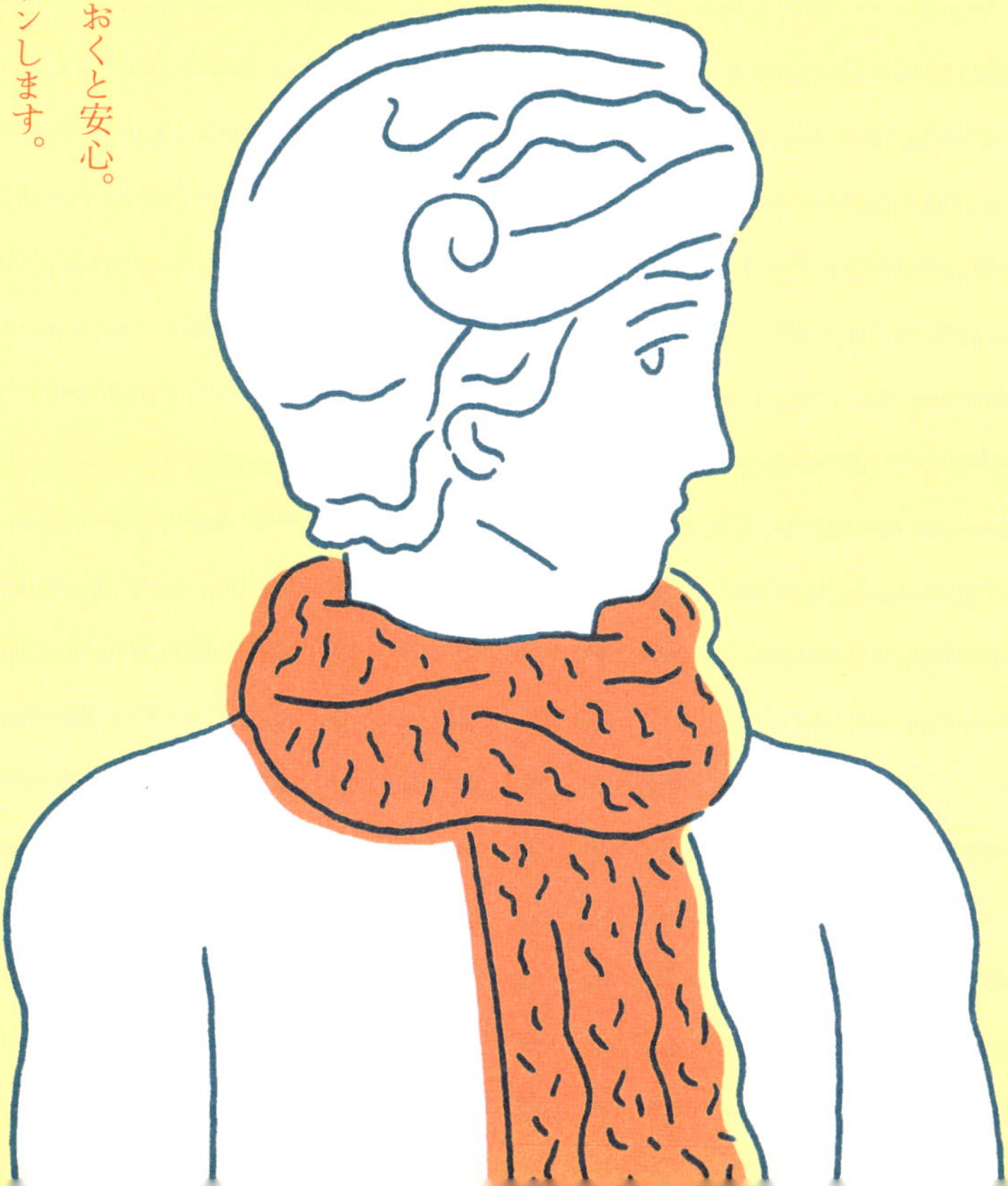

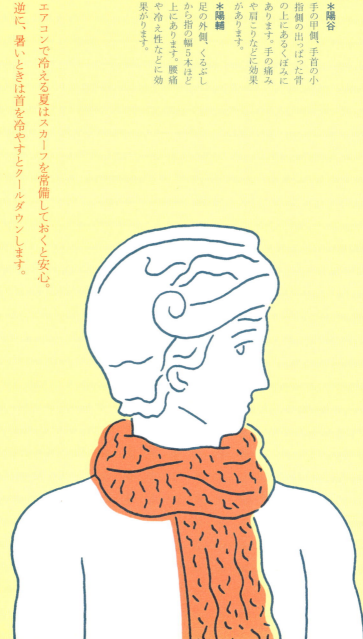

no.84

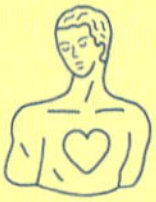

ラベンダーや カモミールの 精油を使う

植物から抽出した精油*（エッセンシャルオイル）を使って、
心の状態や体調を整えるアロマテラピー。
精油にはさまざまな種類があり、
ひとつひとつ香りも違えば、効能も異なります。

「ぐっすり眠りたい」「緊張感から解放されたい」
「目の疲れや肩コリを緩和したい」という人には、
ラベンダーやカモミールがおすすめ。
疲労回復にはグレープフルーツ、レモン、
柚子などの柑橘系がグッド。

＊精油（エッセンシャルオイル）
植物から抽出し、濃縮された純度の高いオイルです。誤った使い方は危険ですので、使用する際には注意事項を確認しましょう。妊娠中や持病のある方は、医師に相談して使用します。

アロマライトを利用すれば、光もやさしくてリラックスできそうです。

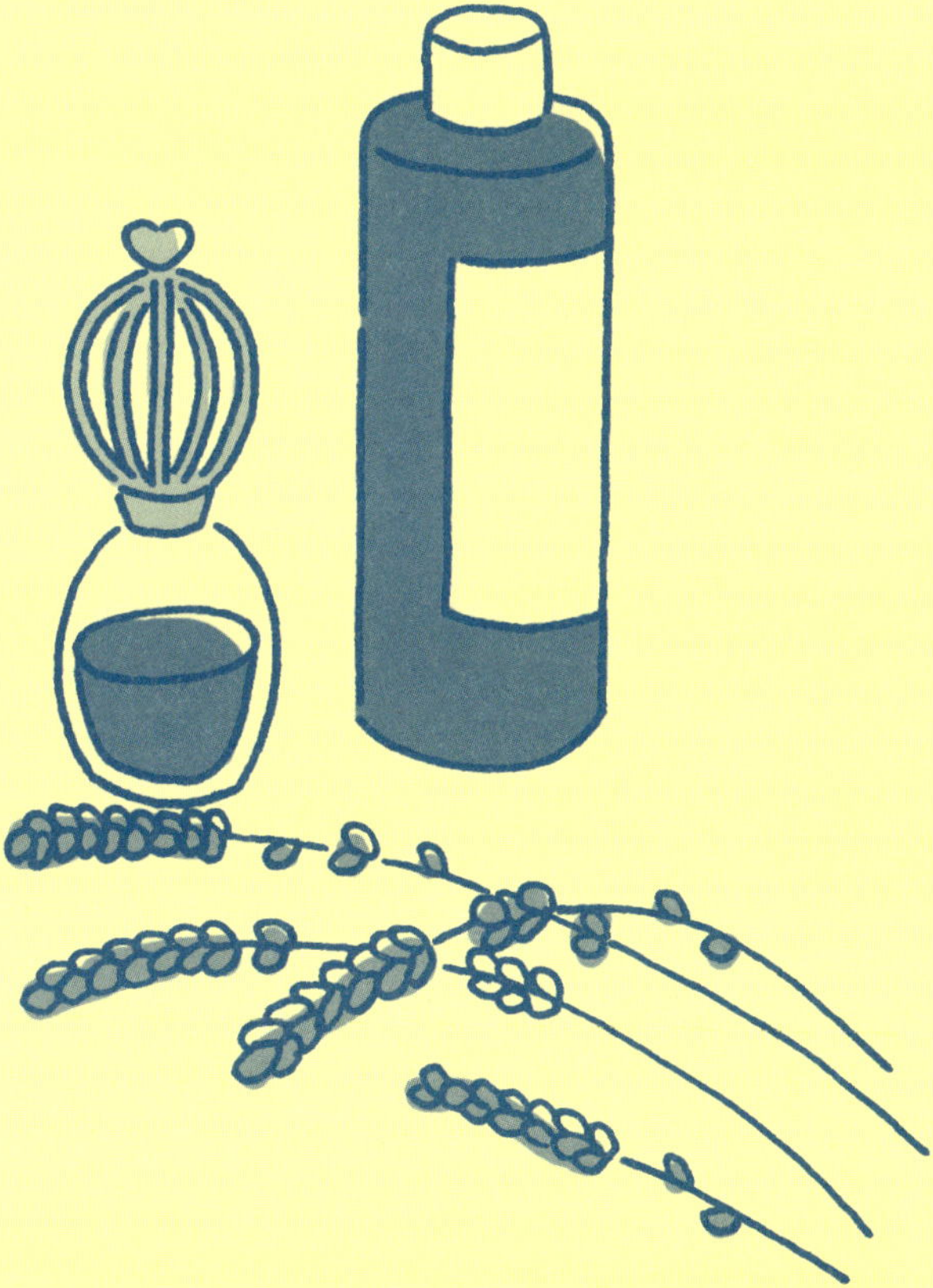

Level 3
毎日疲れている

no.85

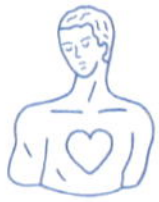

就寝前は好きな音楽を聴く

ヒーリングミュージック、睡眠用ＢＧＭ、心が落ち着く音楽、リラックスミュージック……。

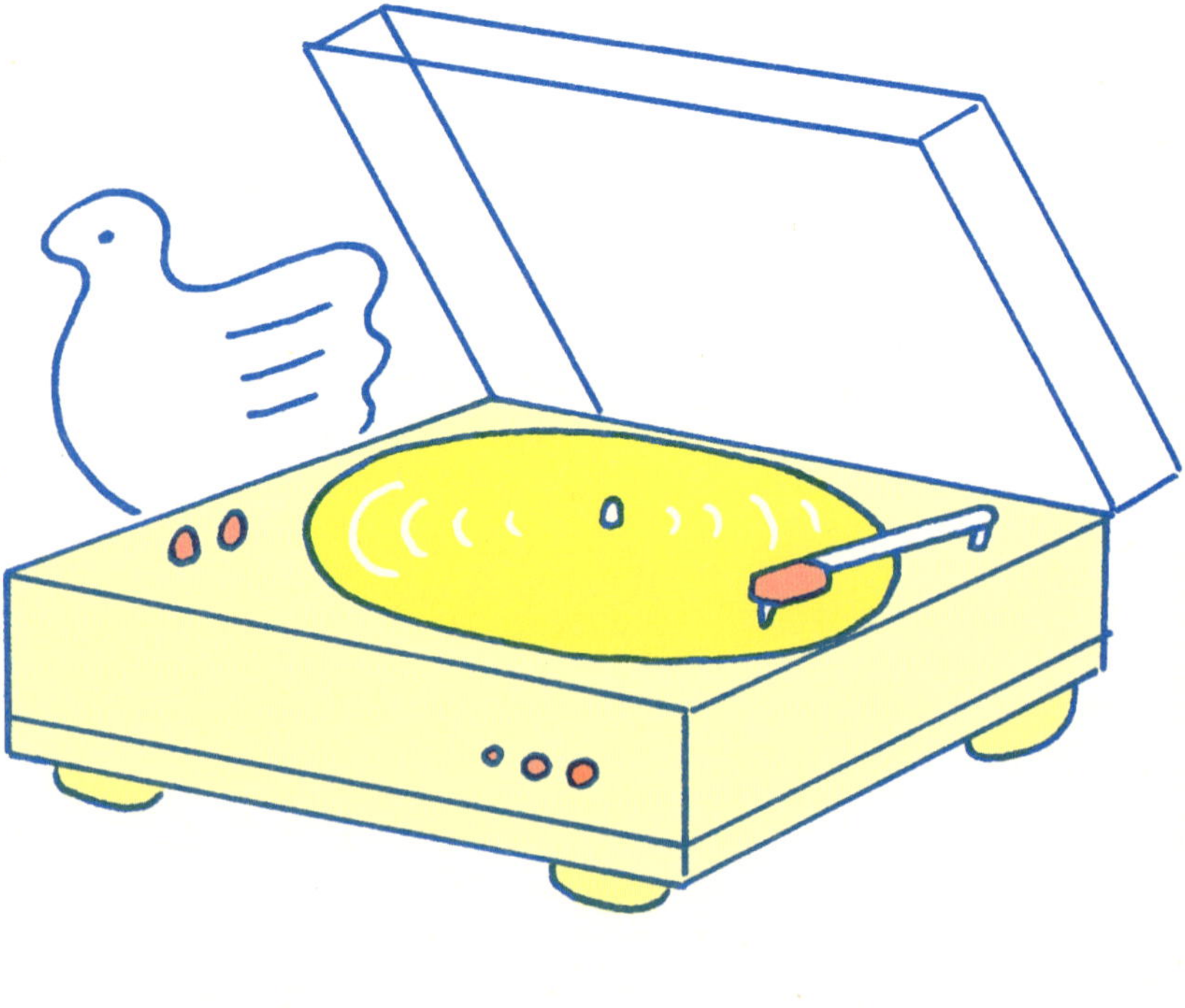

疲れを癒やしてくれる音楽を集めた
CDやミュージックビデオがいろいろありますよね。
もし、寝る直前までテレビを見るのが習慣になっているなら、
ベッドに入る30分～1時間前には
音楽に切り替えるようにしませんか？
歌詞がある曲は脳が休まらないといわれるので、
心地のよいBGMやクラシック音楽、
自然が好きなら波の音のCDなどはいかがでしょう。
眠気がしてくれれば、副交感神経が優位になって
リラックスできている証拠です。

no.86

窓の外を見る

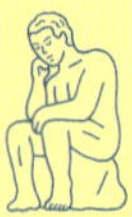

目の表面を潤す力が低下してしまうドライアイは、
目の疲れのもとでもある眼病の一種。
その原因には、乾燥した環境、コンタクトレンズ、
VDT症候群*などがあげられます。

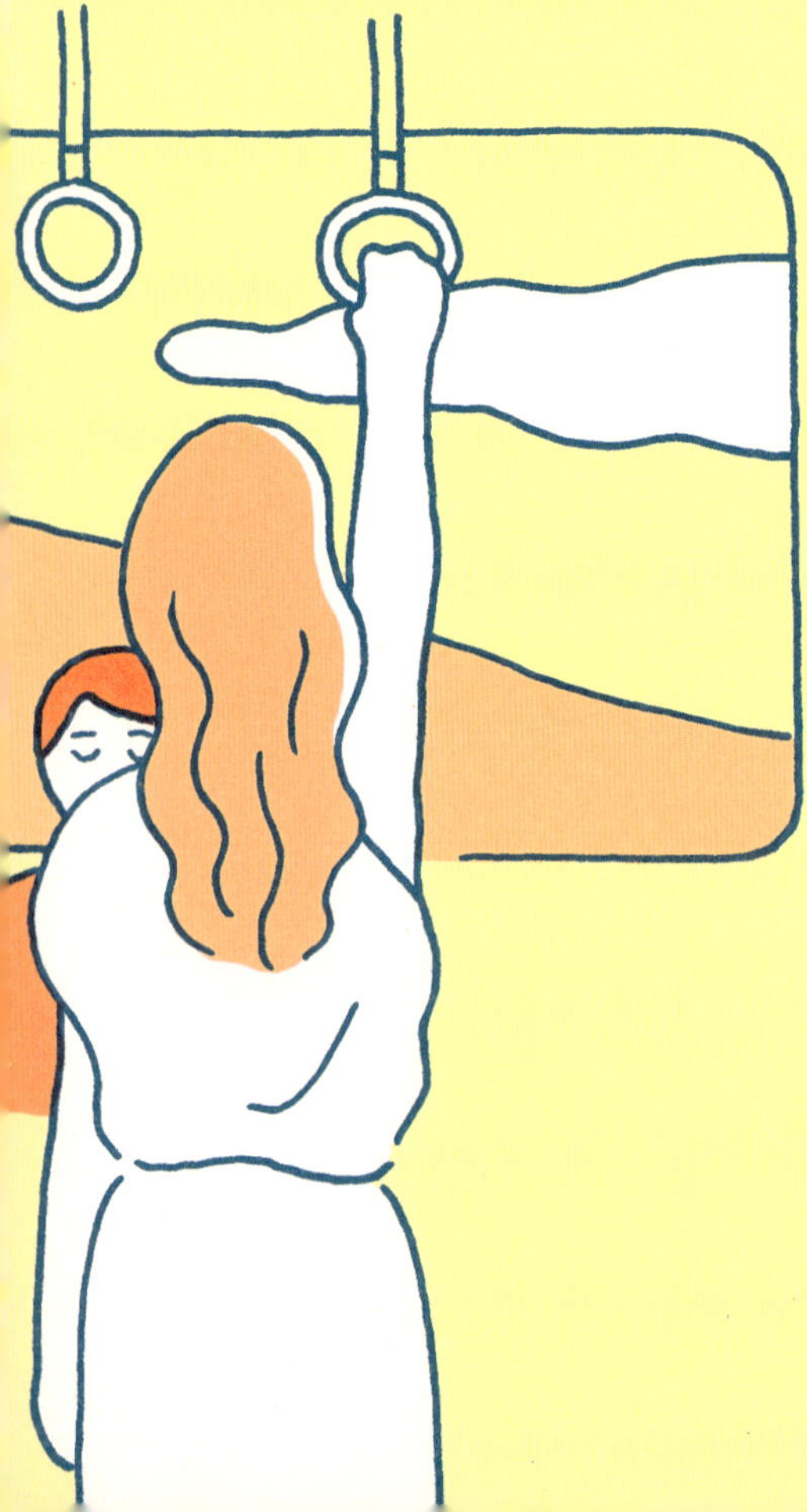

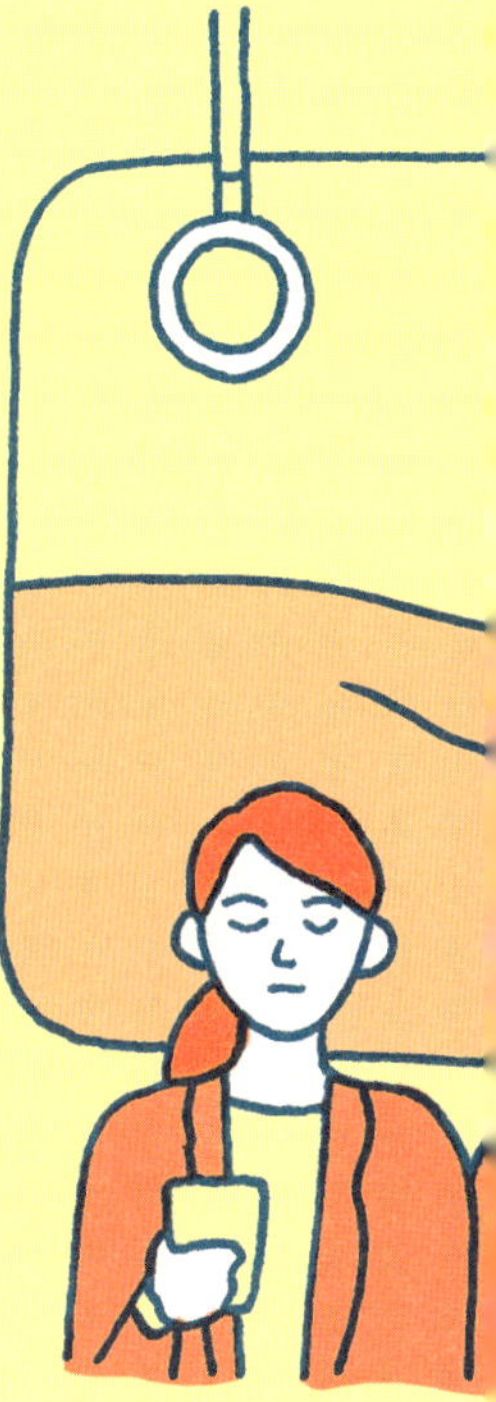

性別で比べれば、女性のほうが男性よりも
ドライアイになりやすいのだそう。
目の渇きを感じたら、すぐにできるのは目を休めること。
目を閉じたり、温めたりするほか、
遠くを眺めるのもいいですよ。
休憩時間のオフィスの窓から、通勤電車の窓から、
遠くを見て目を休ませてください。

＊VDT症候群
デジタル機器のディスプレイを長時間見る作業を行い、目を酷使することで、目をはじめとした体や心に、ドライアイや肩のコリなどの症状が生じること。

no.87

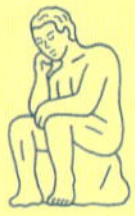

1日1回 日光を浴びる

私たちの体の中で重要な働きをしているホルモン。
その一種である「セロトニン」は、別名が幸せホルモン。
心と体のバランスを整えるたいせつなホルモンで、
良質な眠りをもたらしてくれる
睡眠ホルモンの「メラトニン」をつくるもとでもあります。

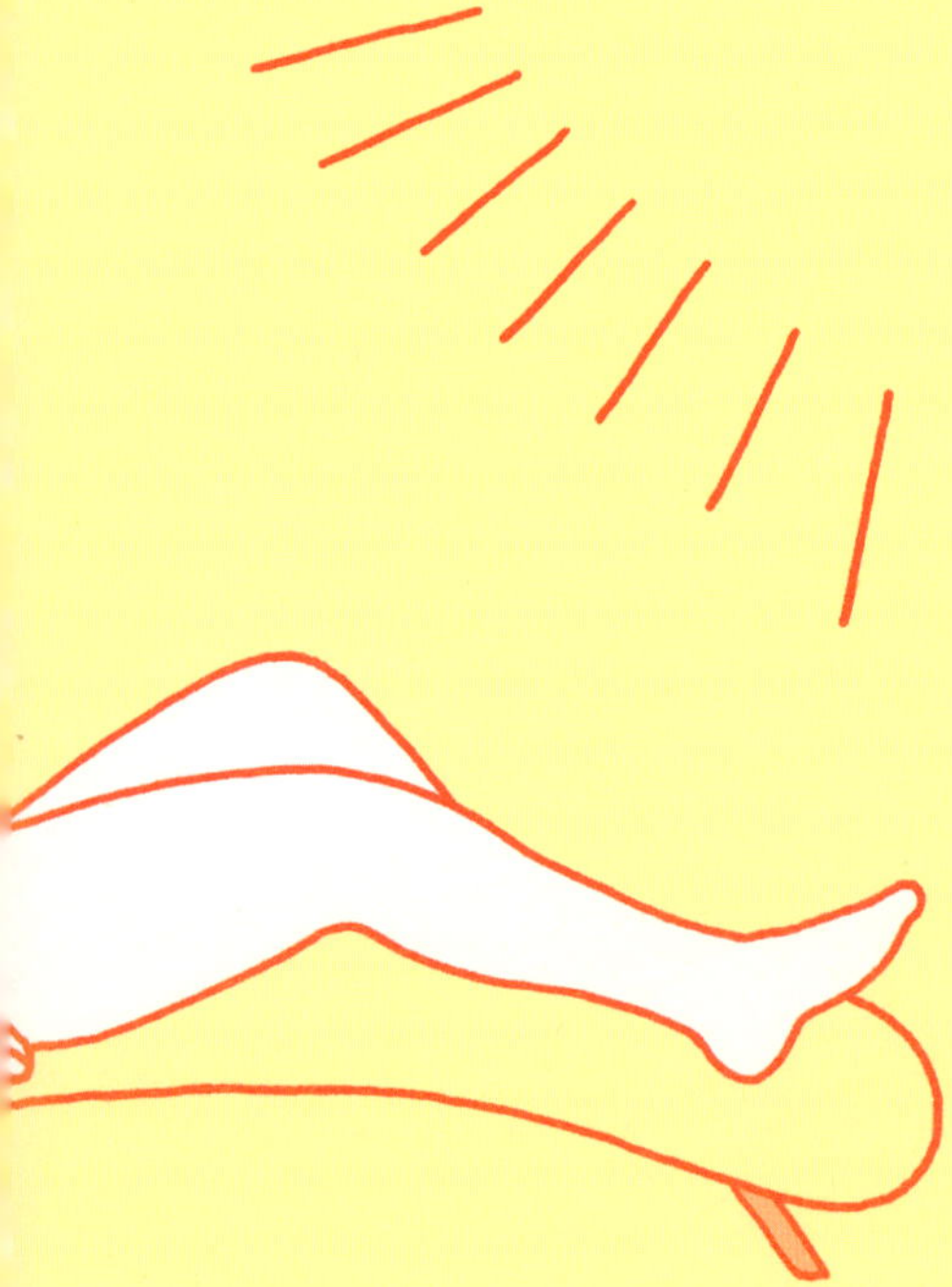

セロトニンの分泌を促す方法のひとつが、
朝、太陽の光を浴びること。
天気のよい日は起きたら庭やベランダに出たり、
散歩を楽しんだりするとグッドです。
朝のうちなら、紫外線も弱めだから安心。

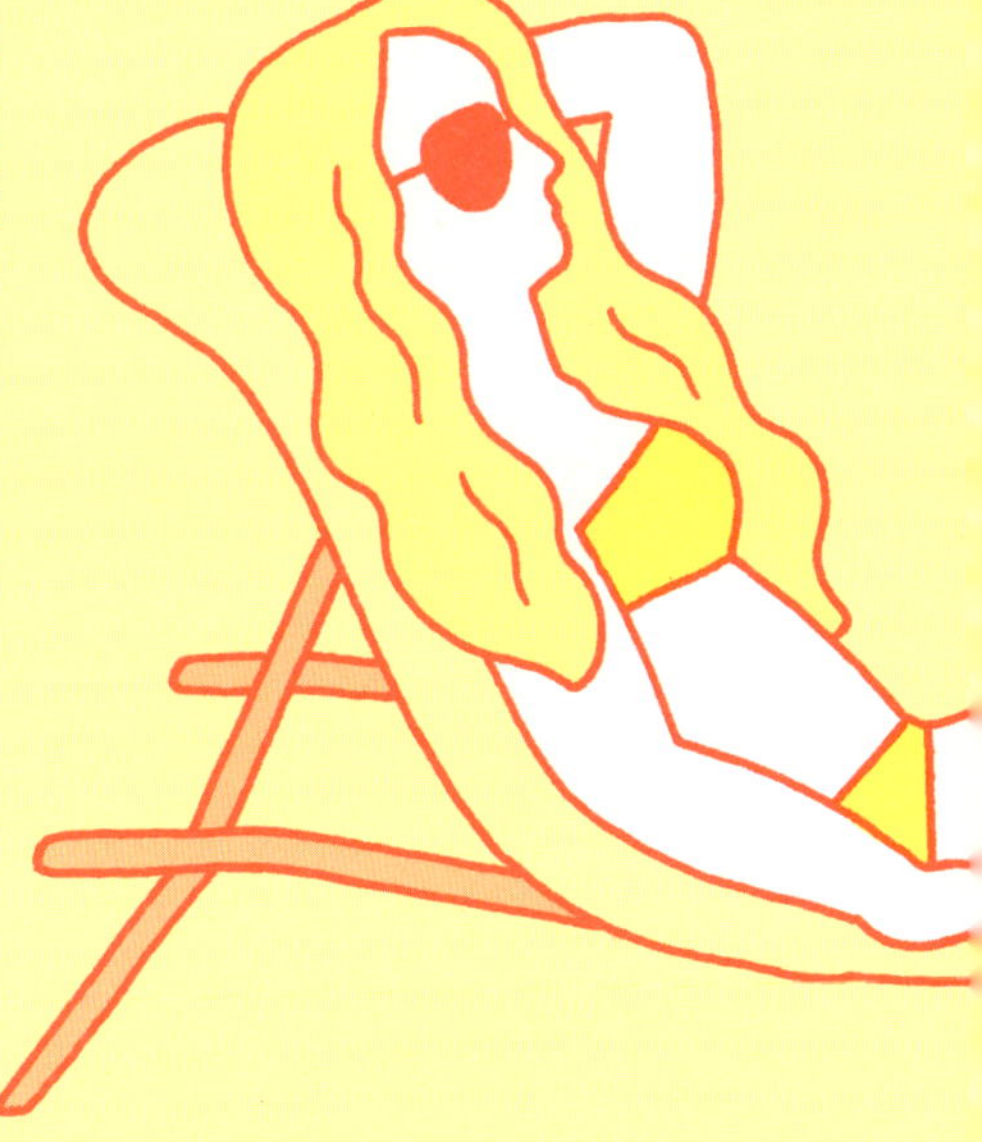

no.88

感動して脳を活性化する

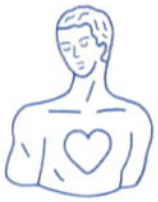

近ごろは、疲れを感じているのは体ではなく、
脳にある自律神経だといわれるようになっています。
脳を休ませるのもいいですが、
積極的に脳を活性化してリフレッシュするのもよいもの。
やり方はかんたん。
脳は感動すると活性化するといわれるので、
よい音楽を聴く、映画を観る、
アートを楽しむ、きれいな花を見るなど、
身近なところで感動体験を！
心だけでなく体にもよい効果がもたらされます。

no.89

ペットと触れあう

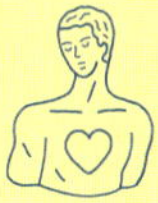

飼っている犬や猫の話をする人は、本当に楽しそうだし、幸せそう！
ペットをなでたり、抱っこしたりしたとき、私たちの体内では
「オキシトシン」というホルモンが分泌されます。
その別名は「愛情ホルモン」。
ストレスをやわらげたり、痛みを改善したり、
気持ちをおだやかにして幸福感をもたらす
作用などがあるといわれています。
愛犬や愛猫の話をするだけで幸せそうなのだから、
触れあえばなおさらのはず。おなじみになった猫カフェのほか、
犬をレンタルして一緒に散歩ができるサービスなどもあるようですよ。

Level 3
毎日疲れている

no.90

おもいっきりおしゃべりする

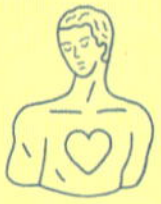

女性にとって、気心が知れた友だちと
思う存分しゃべる*のは、最高に楽しいひととき。
家庭や会社では言えないことも話せ、
「わかる～」なんて共感してもらえたら、
疲れもイライラも吹き飛びます。

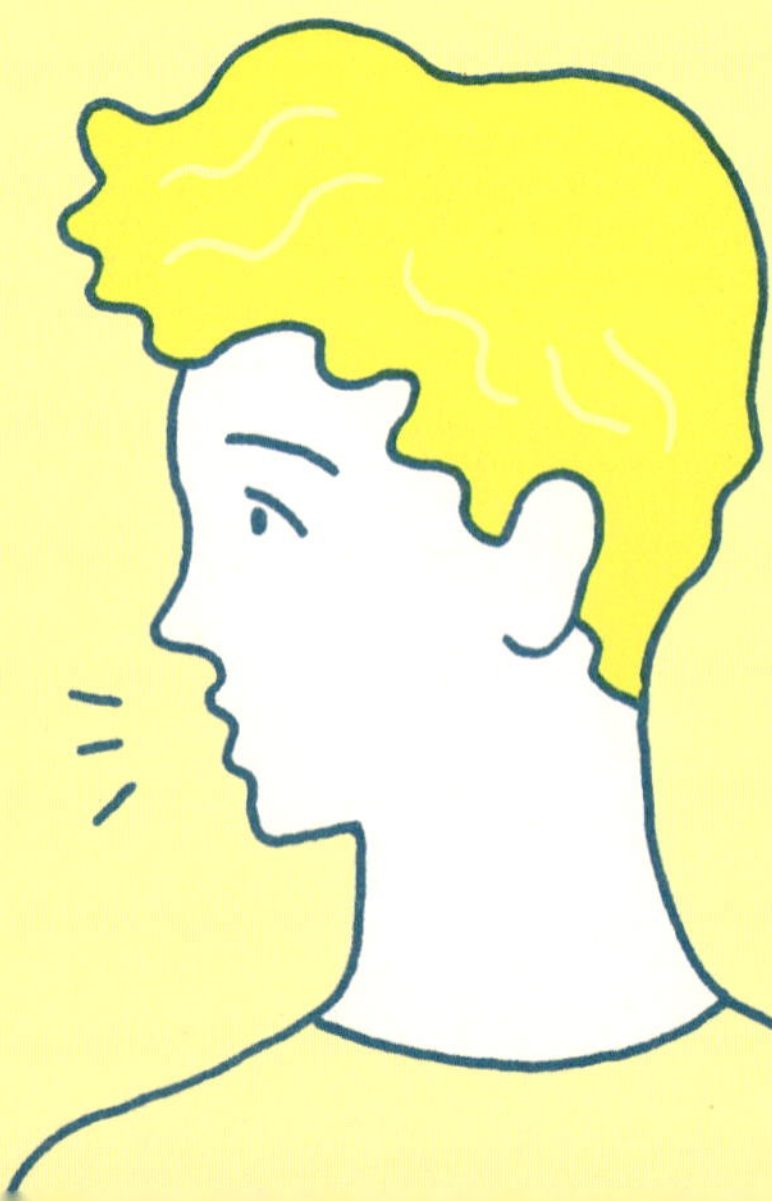

＊おしゃべり

話す際、つまり言葉で何かを表現するときに働くのが、左脳にある言語中枢。それとともに、感情をこめたり、相手の感情を読み取ったりするため、右脳も働いています。このほかにも記憶を司る海馬などが働き、おしゃべりすることは脳を活性化させているのです。

さらによいのは、共通の体験や思い出をもとに、
笑ったり、感動したりできること。
しゃべって、笑って、ついでにおいしいものも食べたら、
明日への活力が湧いてきます！

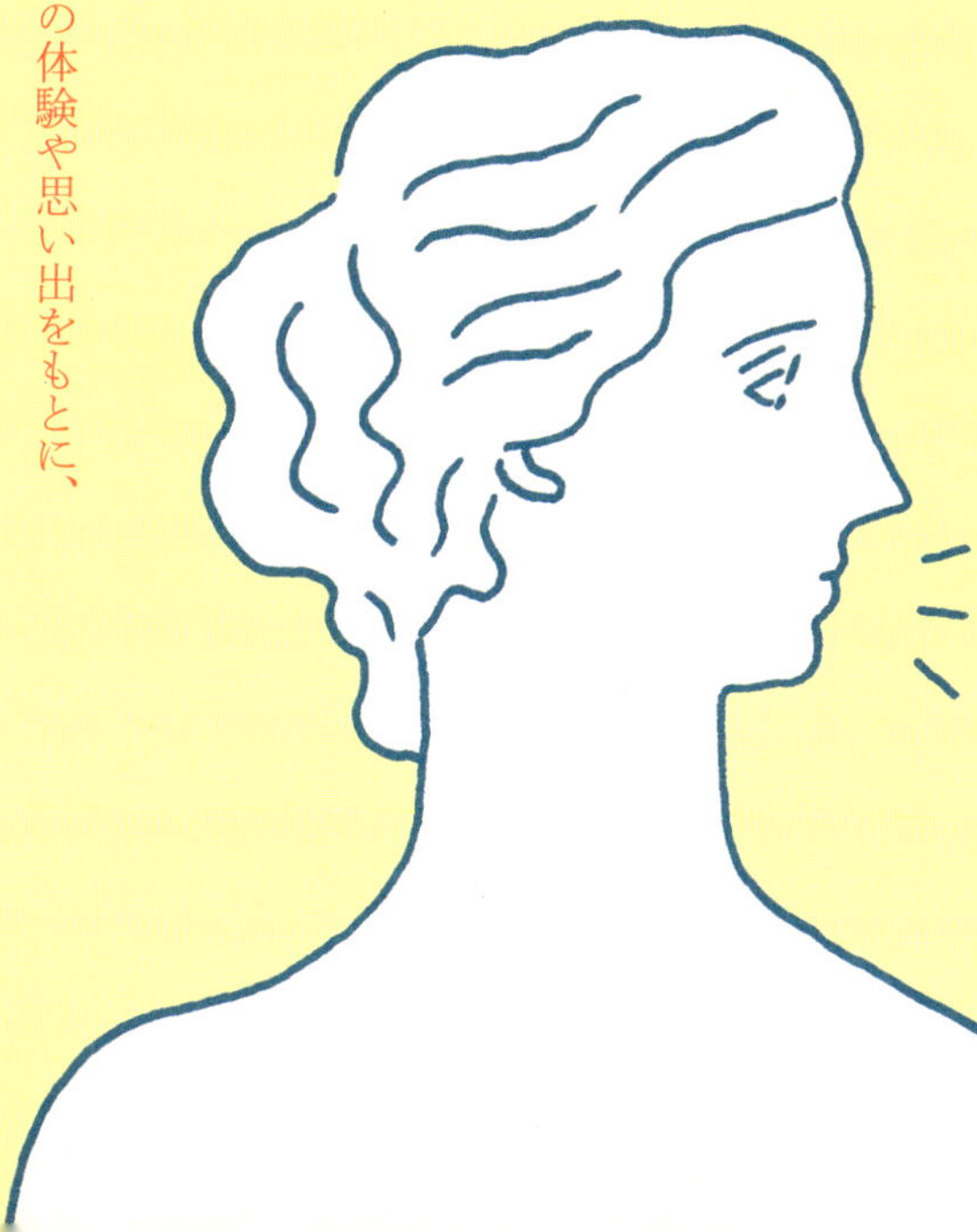

no.91

ネイルケアでリフレッシュする

外出や人に会う機会が多くて疲れてしまったら、
家で静かに過ごす時間をつくってひと休み。

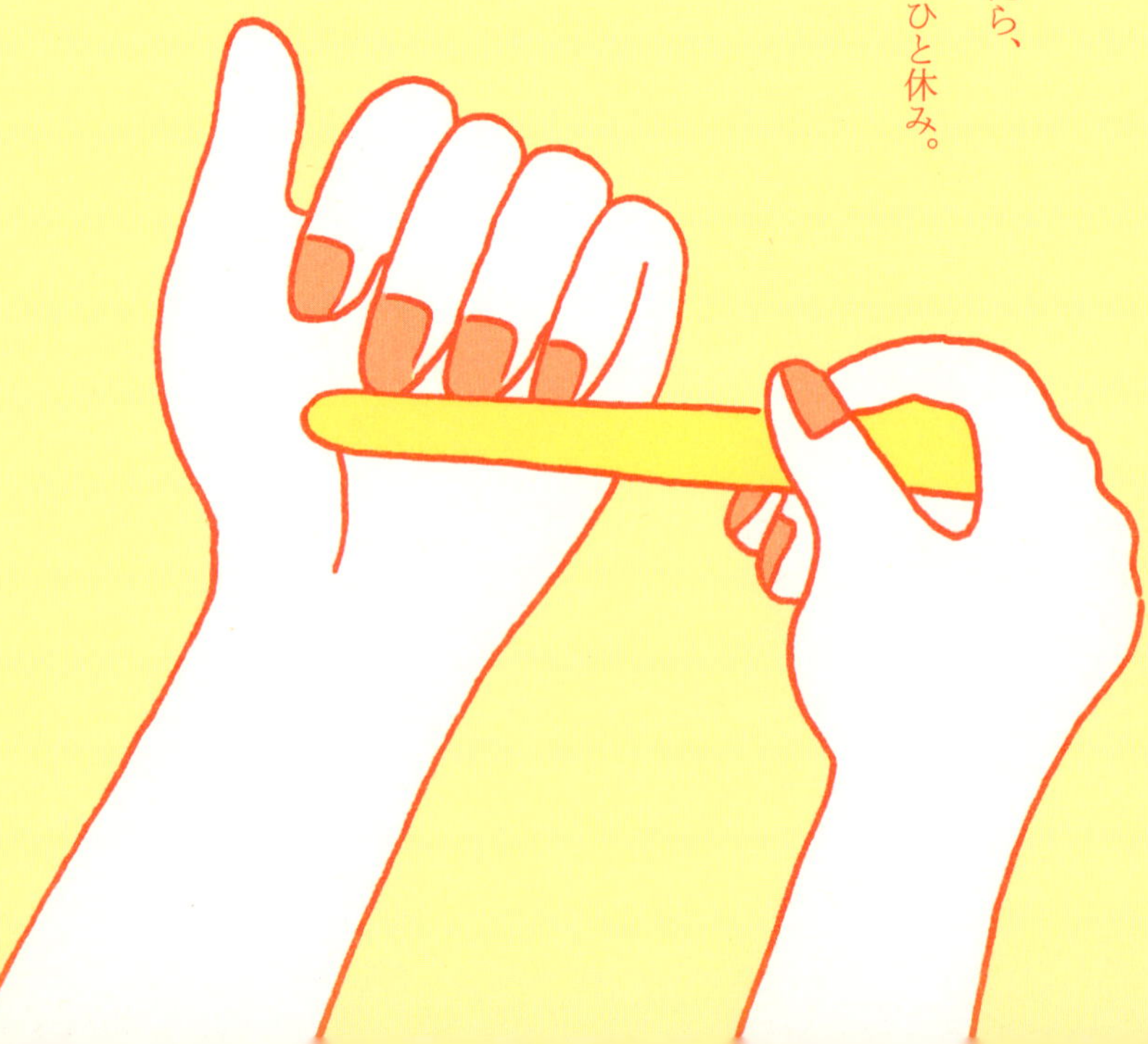

「もう何もしたくない」というほど疲れていなければ、
短時間で集中できることをしてみませんか？

たとえばネイルケア。
爪の長さや形を整えたあと、気になる人は爪の表面を磨き、
それからハンドマッサージ。
最後にベースコートを塗れば、ツヤツヤの爪ができ上がり♪
セルフケアでも十分に気持ちがいいものです。

自分をケアして時間を使うこと、
つまり自分をたいせつにすることって、
心をおだやかにしてくれますよ。

no.92

寝る前に温かいものを飲む

眠れないとき、
よくホットミルクを飲むことがすすめられますよね？

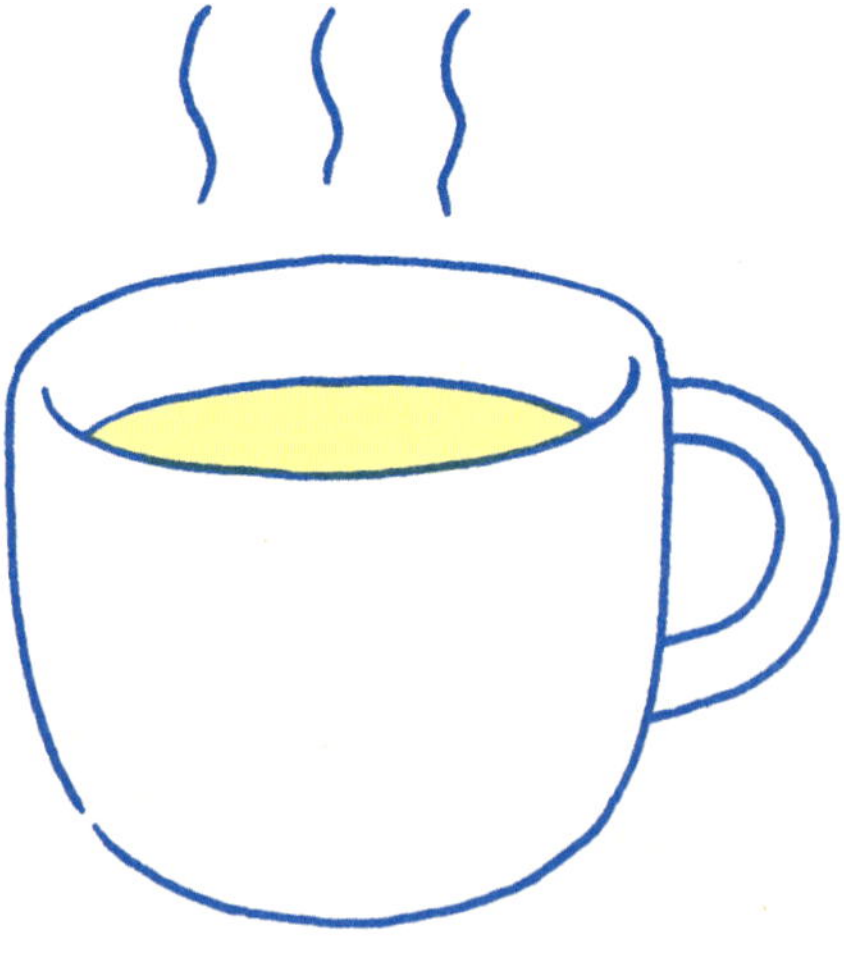

温かいものを飲むと、
胃腸が温まって体を休息状態にする
副交感神経が優位になるし、
睡眠中に起こしやすい脱水の予防にもなります。

「でも、牛乳はカロリーが気になる……」という場合は、
カモミールティーやローズティーなどの
ノンカフェインのハーブティー、
白湯（P.132参照）でもOK。
交感神経を刺激してしまうので、アツアツは避けて。

Level 3
毎日疲れている

no.93

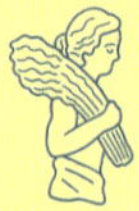

乳製品で睡眠の質をアップ

睡眠で十分に休養がとれていない人の割合が、年々増えているそう。疲れがとれない大きな原因だから、睡眠の質をよくすることを本気で考えなければなりません。

対策のひとつは食事。眠りを誘う「メラトニン」というホルモンの分泌を促すには、精神を安定させる「セロトニン」というホルモンが必要です。そのセロトニンをつくるのが「トリプトファン」*という必須アミノ酸で、さまざまな食品のタンパク質に含まれています。

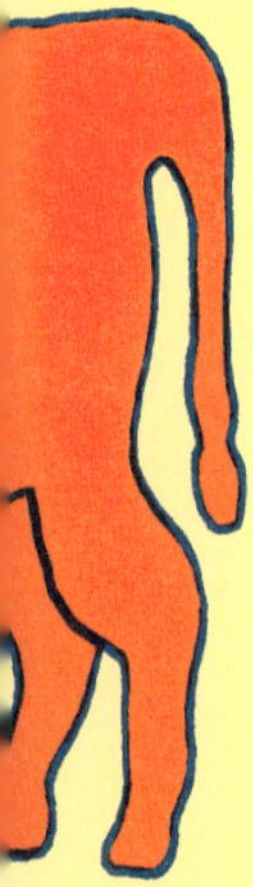

＊トリプトファン
脳内でセロトニンをつくり出す必須アミノ酸。体内でつくることができないので、食事から摂る必要があります。乳製品をはじめ、大豆や卵、バナナなどにも含まれています。肉や魚にも含まれますが、トリプトファンの吸収しにくくするアミノ酸も含むため、炭水化物やビタミンB6と一緒に摂るようにしましょう。

なかでも摂りやすいのは、
牛乳、チーズなどの
乳製品。

実は、トリプトファンは牛乳から
発見された成分なのです。
毎日、何か1品乳製品を
食べるようにしたいですね。

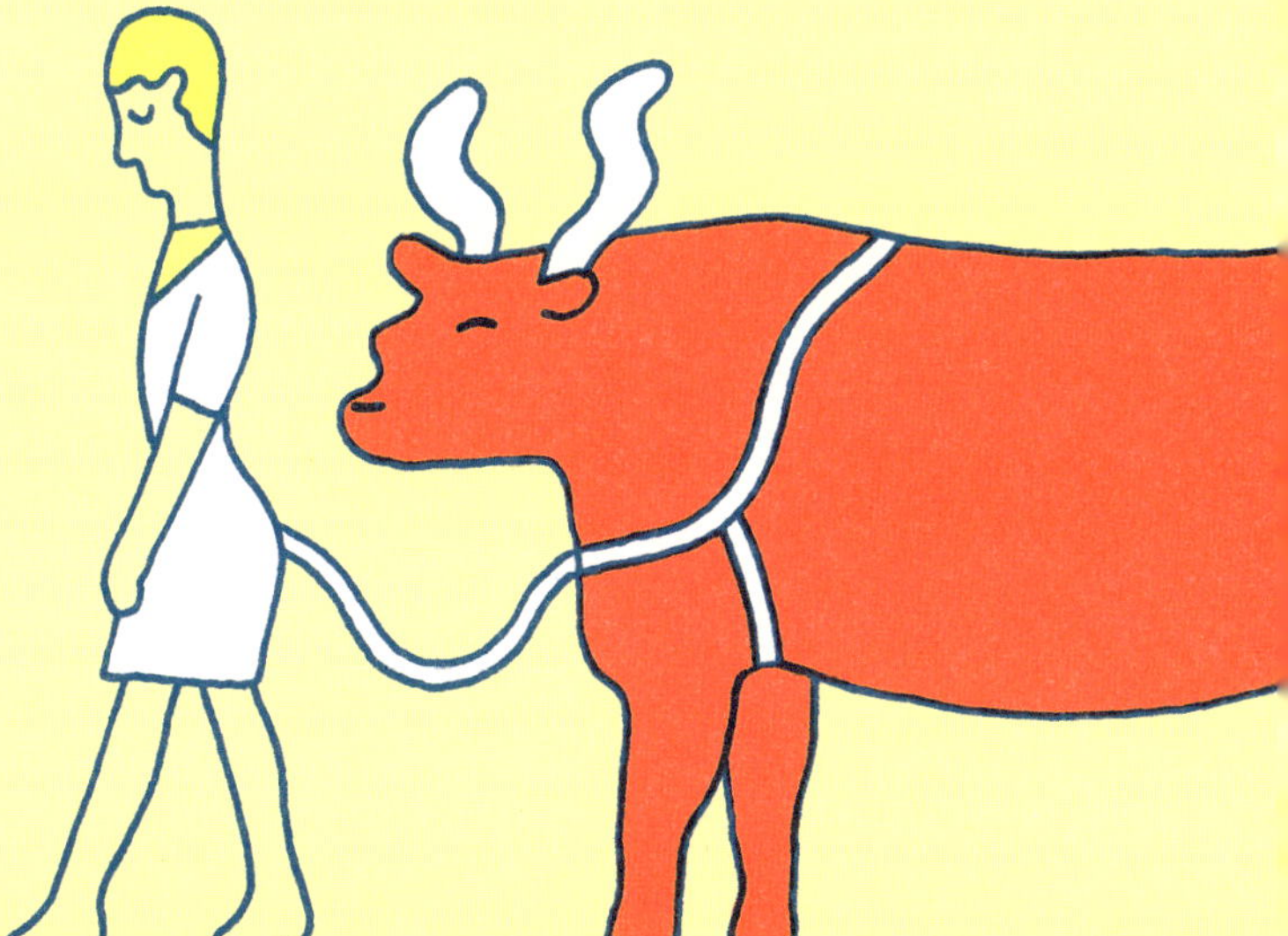

no.94

朝は納豆を食べる

ごはんの友の**納豆**も、
トリプトファンを含む食品です。
発酵食品*だから消化吸収されやすく、
腸内環境を整えるのに役立つなど、
睡眠の質を上げる以外にも
さまざまな**健康効果**があります。

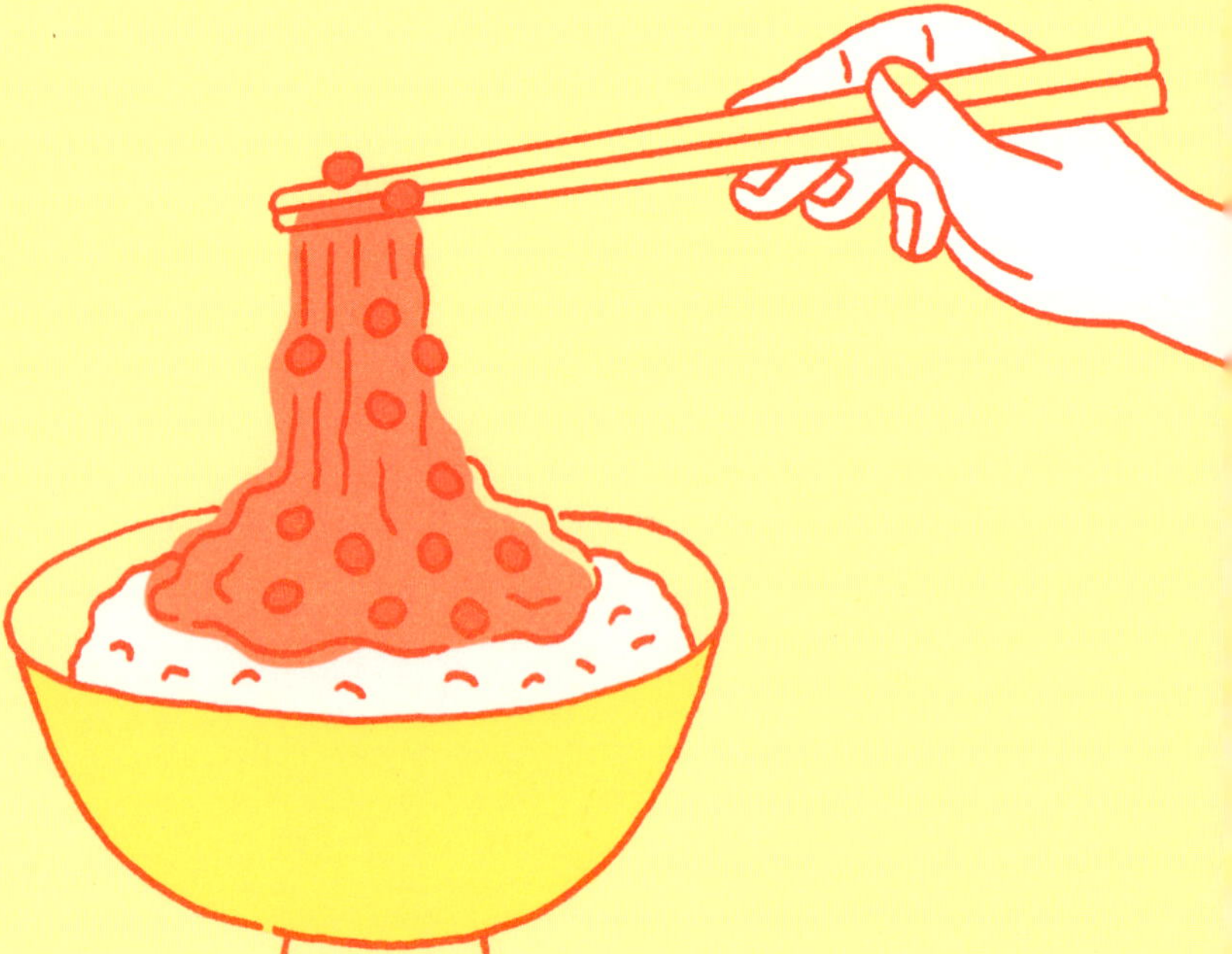

＊発酵食品
カビ、酵母菌、細菌という3種類の微生物が食材の糖やタンパク質を分解してつくられる食品のこと。腐敗も同じように菌が働いて食材が変化しますが、人間が食べられるもの、つまり人間にとって有益なものが発酵、人間が食べられない、有害なものが腐敗とされています。

酵素の「ナットウキナーゼ」には
血液をサラサラにする働きがあるため、
夜に食べるとよいといわれますが、
よい眠りのためには朝食がグッドタイミング。

睡眠ホルモンのメラトニンは、
夜、暗くなると分泌が盛んになるので、
その材料になるトリプトファンを
朝のうちに補給しておきましょう。

no.95

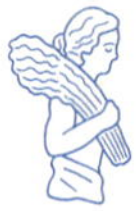

朝食にバナナを食べる

朝食で納豆や牛乳を食べたら、ついでにバナナもどうぞ！

アミノ酸の一種のトリプトファンから
幸せホルモンのセロトニンがつくられるには、
ビタミンB6、ナイアシン、マグネシウムなどの
栄養素の助けが必要。
バナナには、そのどれもが含まれています。

食事の工夫でセロトニンの分泌を促し、
1日を心おだやかに過ごせるようにしたいですね。

Level 3

毎日疲れている

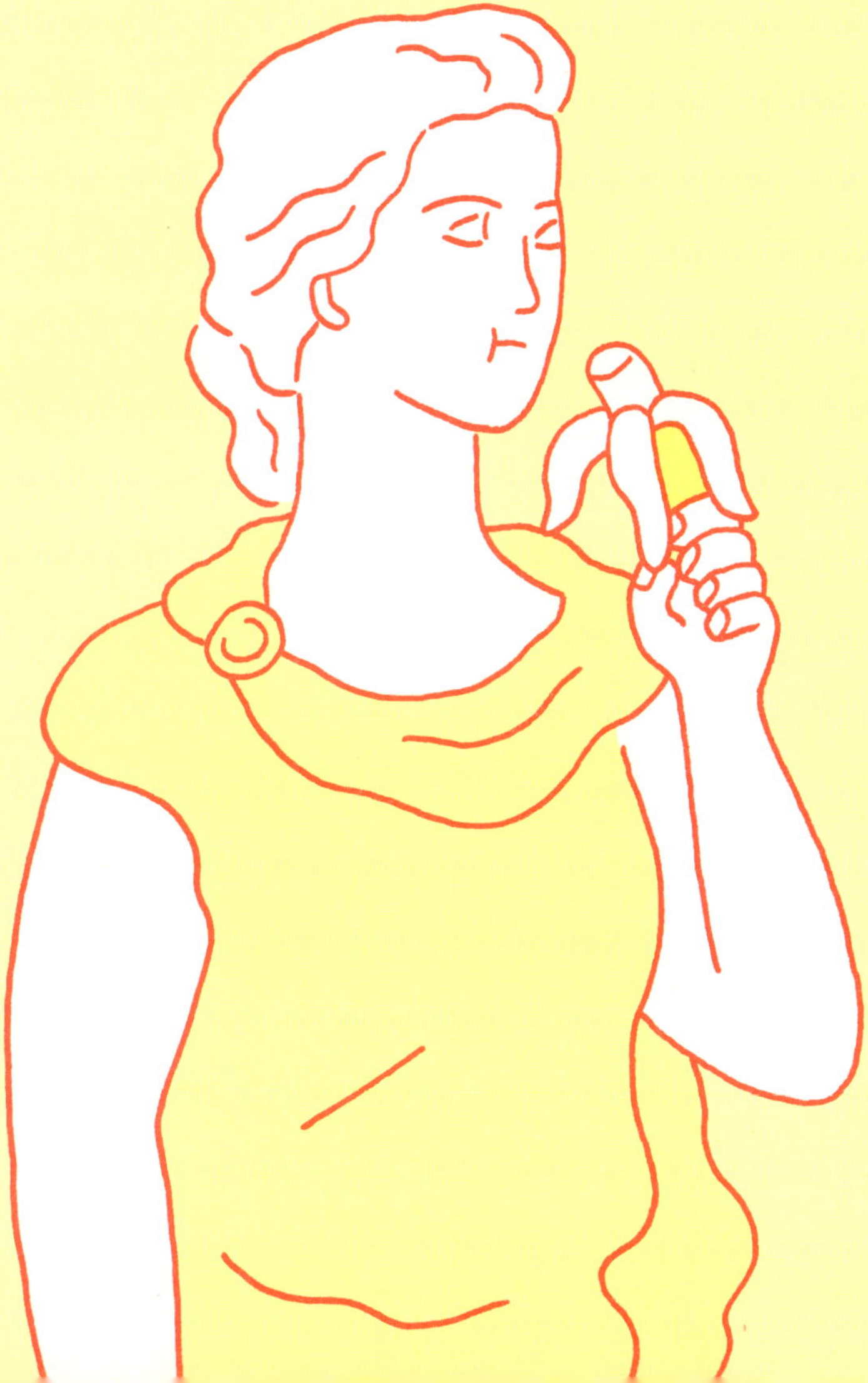

no.96

寝る前のアルコールを控える

仕事が終わったあとにお酒を飲むと、肩の力が抜けるような感じ。
「この1杯のために今日もがんばった！」という人も多いでしょうが、
飲みすぎには要注意。

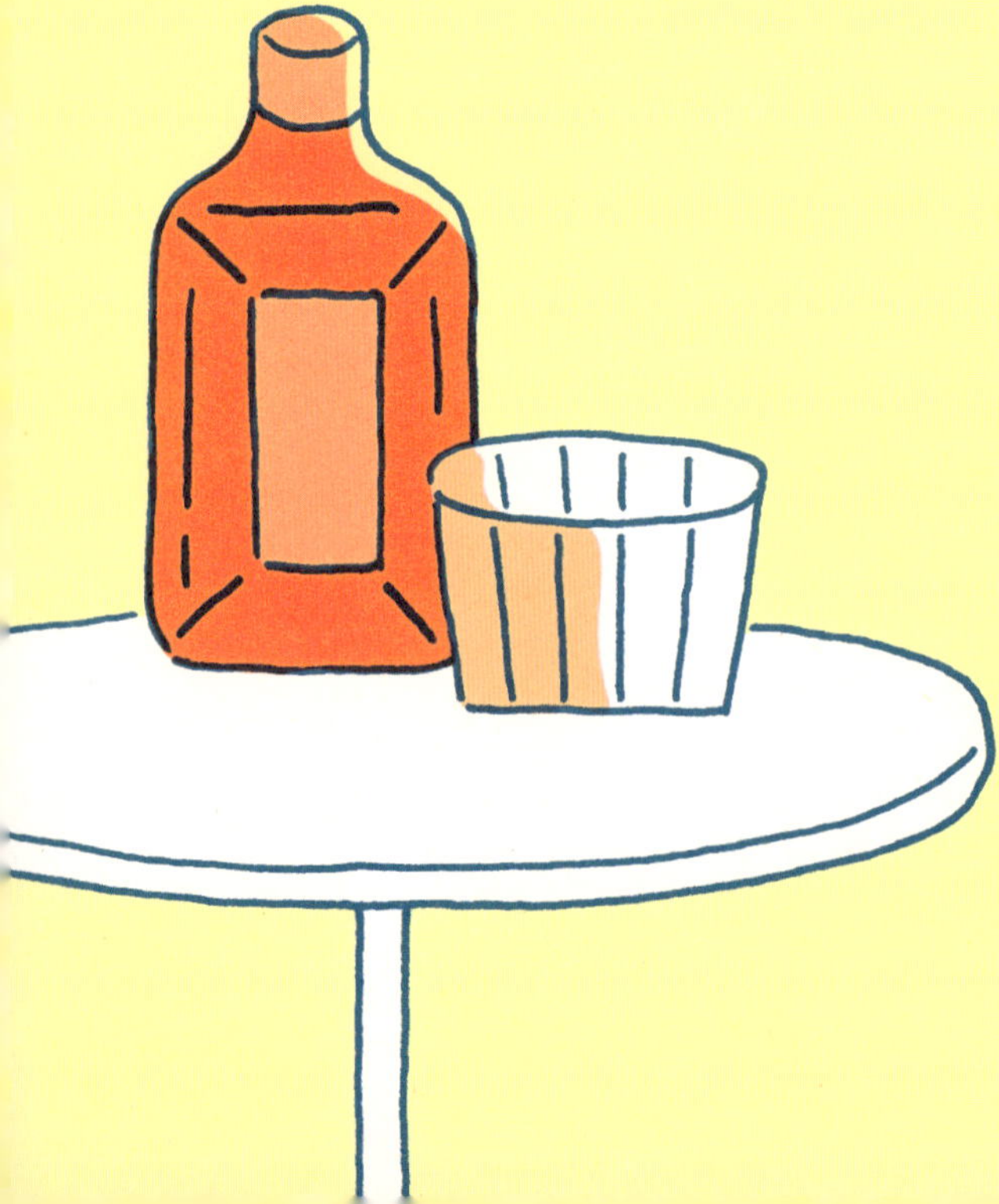

特に、寝る直前の飲酒は避けたほうが、
翌日に疲れが残りません。

寝る前の1杯で、
リラックスして気持ちよく眠れそうにも思われますが、
アルコールが交感神経を刺激して、快眠を妨げる場合もあります。

アルコールの効果により、寝つきがよくなることもありますが、
アルコールが代謝されてその効果がなくなると、途中で目が覚めてしまいます。
お酒は、寝る2時間ほど前にストップしたほうが、
眠りも深くなり、翌朝も快適！

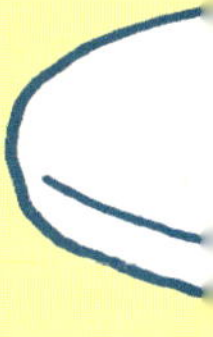

no.97

意識して手抜き料理をする

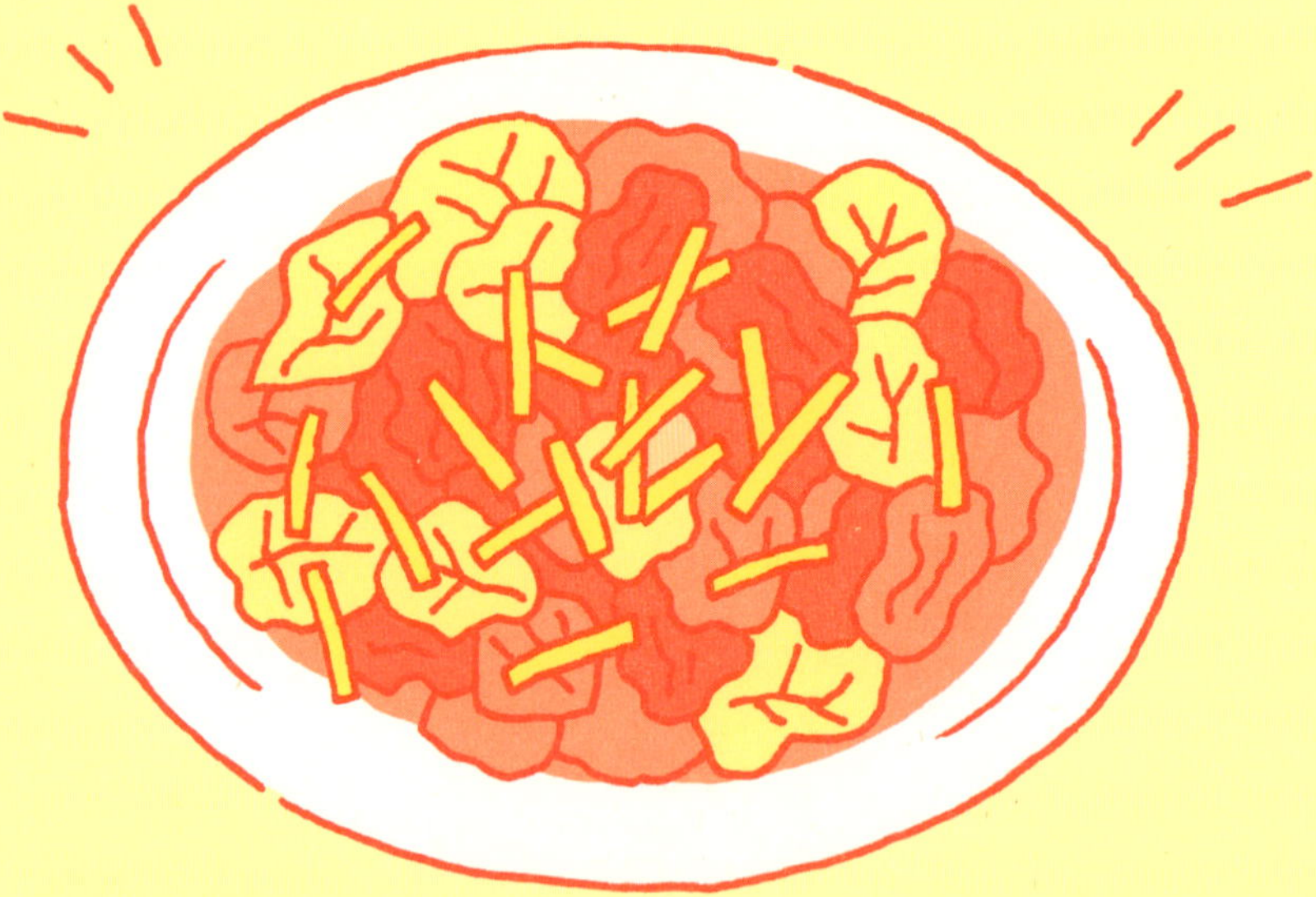

「レンジアップ商品」を利用したことがありますか？
生の野菜や肉類、調味料がパッケージされた半調理食品で、
そのまま電子レンジで加熱すれば、たちまち料理ができ上がり。
皿に盛りかえれば、家で手間ひまかけたような一品に見え、
できあいのものを買ったときより罪悪感がない……。
「今日はもう夕飯をつくる元気がない」
というときにおすすめなので、
もし見かけたら、試してみませんか？

Level 3
毎日疲れている

no.98

ガムで噛む回数を増やす

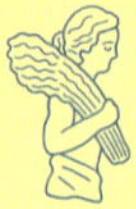

よく噛むことには、「肥満防止」「歯の病気予防」「脳の発達」「胃腸を整える」など、さまざまなメリットが期待されています。

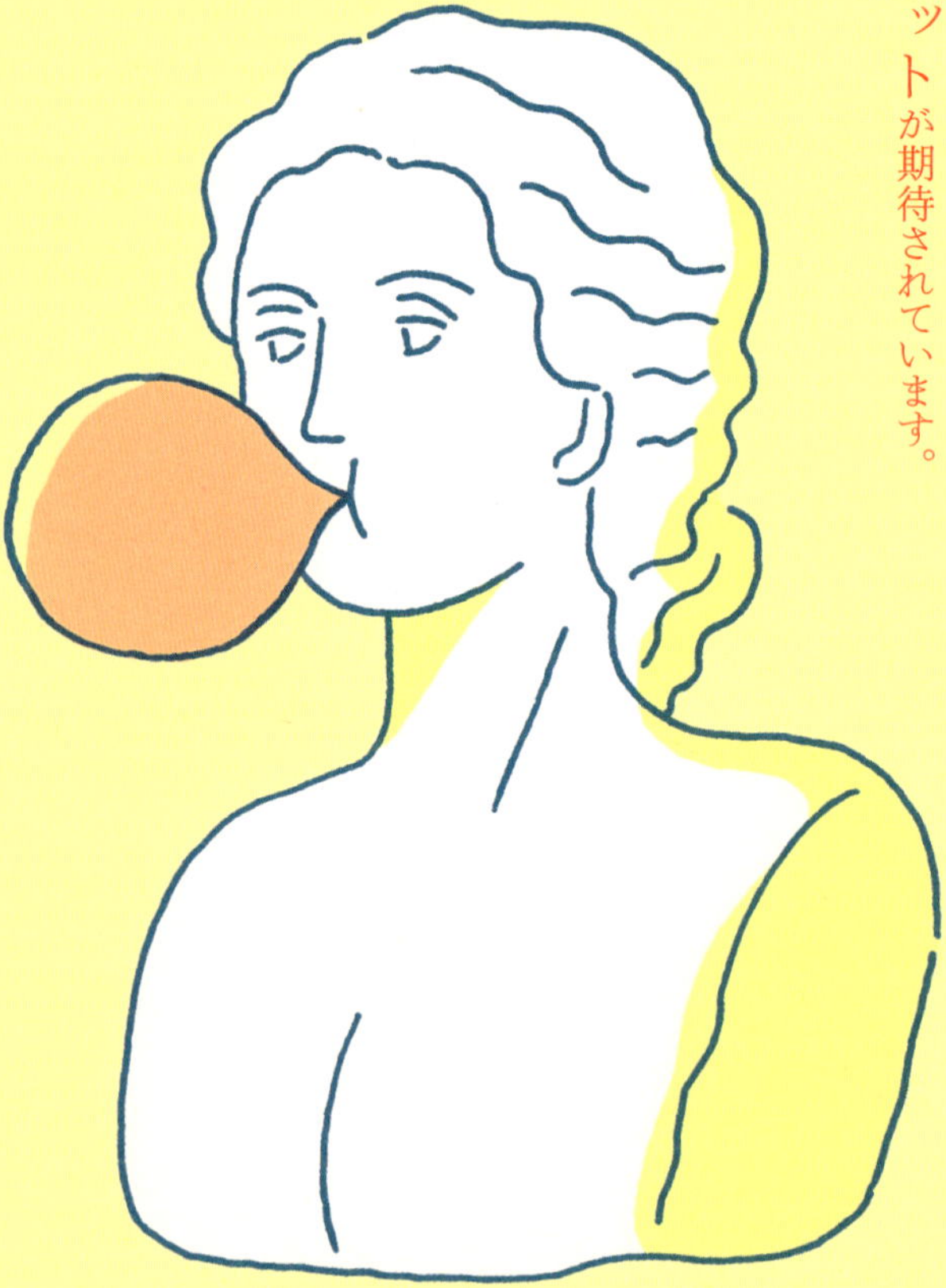

ガムを噛んでいても、脳が活性化して集中力が高まったり、
幸せホルモンのセロトニンの分泌が促されて
リラックスできたりするそう。
仕事中、疲れを感じてもデスクから離れられないときは、
ガムを噛んでみてください。
眠気をすっきりさせてくれるものや
疲労感を軽減してくれるものなど、
ガムの種類もいろいろそろっています。

no.99

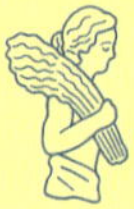

ごはんの代わりに甘酒を飲む

くたびれて、ごはんがのどを通らない。
そんなときは、せめて甘酒を1杯。
なにしろ、甘酒のキャッチフレーズは「飲む点滴」。
ブドウ糖やビタミンB群など、
エネルギー補給に欠かせない栄養素が含まれ、
疲労回復を助けてくれます。

体を温めるおろしショウガや
リラックス効果のある柚子の皮をプラスすれば、
味わいも効果もアップしそう。

疲労回復などによいシナモンパウダーを
ひとふりするのもおすすめ。

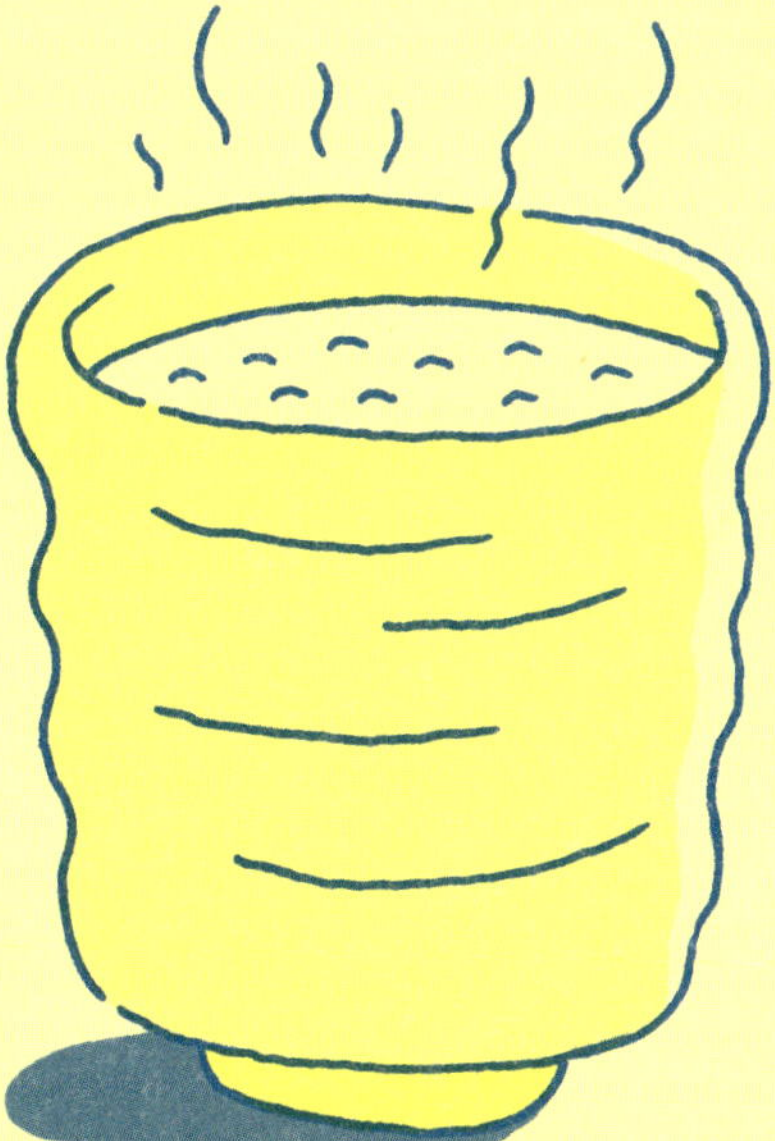

no.100

食欲がないときは暖色の小物を

食欲はありすぎても困りますが、ないのも問題。
食事量が減れば、
必要なエネルギーを補給できなくなり、
疲れがとれない一因になります。

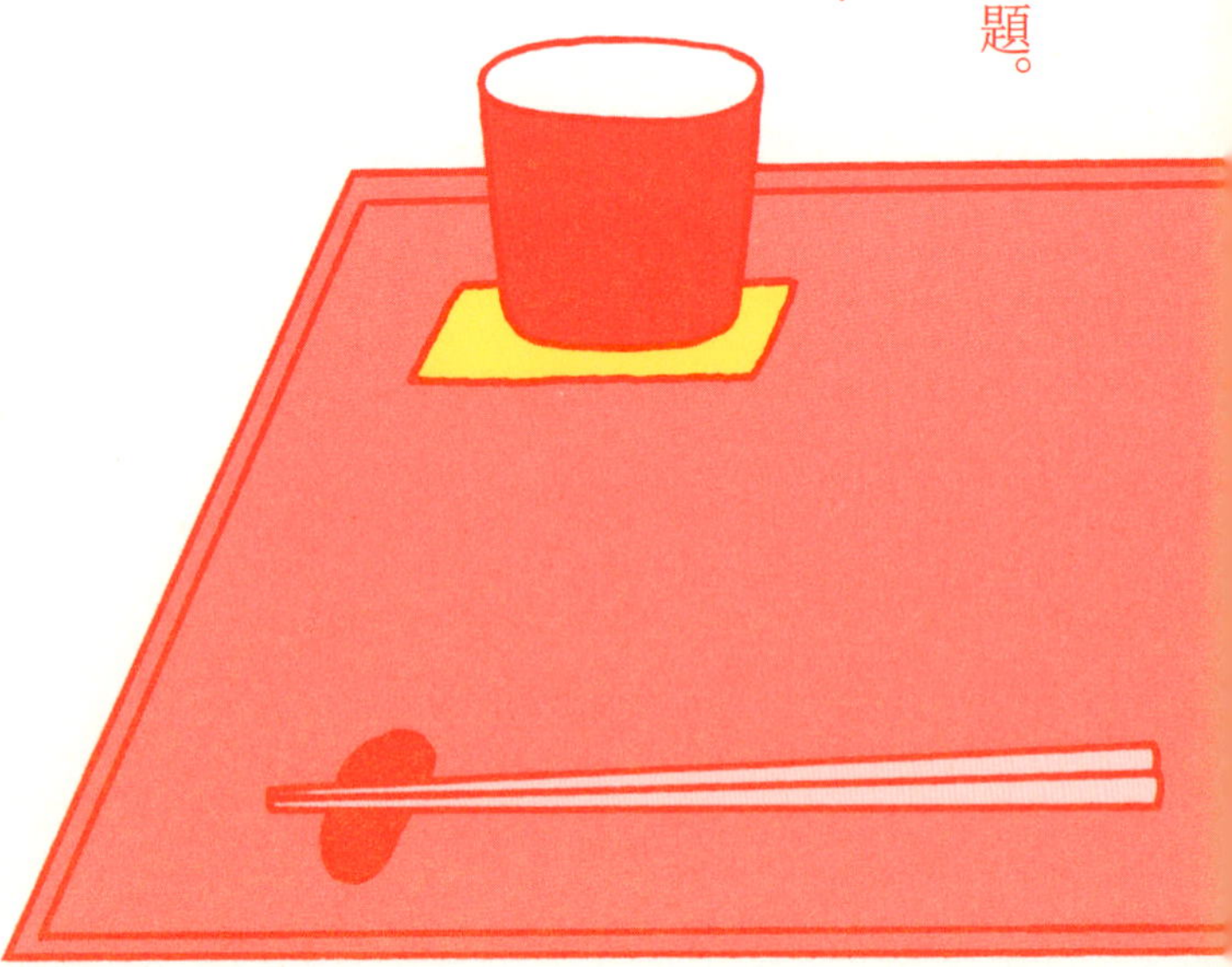

「なんとなく食べたくないなぁ」「食べる気がしない」というときは、
皿やランチョンマットなど食卓で使うものに、
赤、オレンジ、黄色などの
温かみのある色を入れてみてください。
暖色系の色には食欲増進効果があるといわれ、
気分もアップ！
ただし、食欲がない状態が続く場合は、
医師などに相談したほうが安心です。

no.101

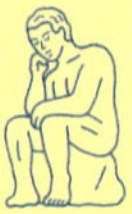

耳をさわってひっぱる

整体やマッサージを受けている人は、「反射区《はんしゃく》」という言葉を耳にしたことがあるかもしれません。

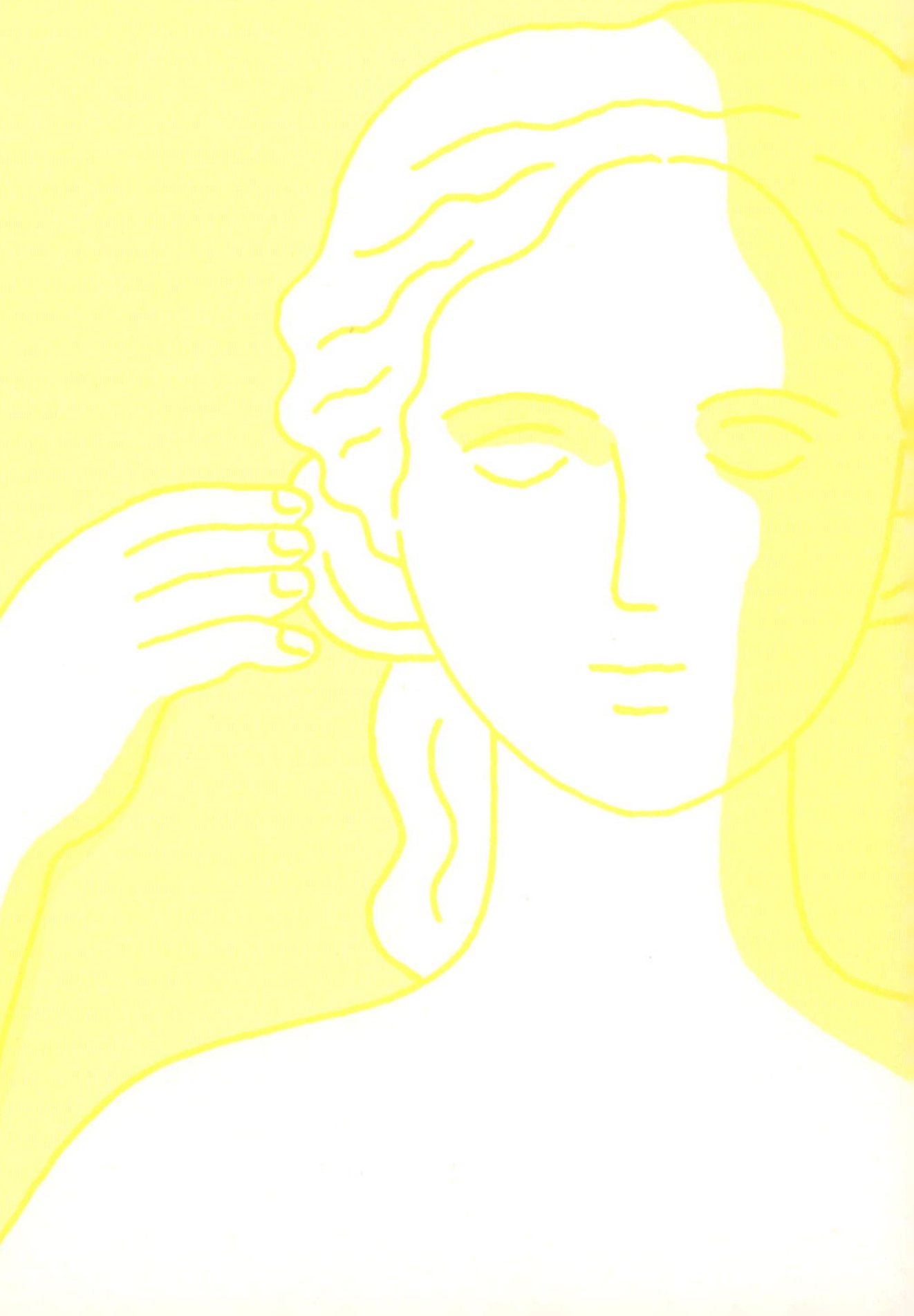

各臓器につながる末梢神経*が
集中している場所といわれ、
足の裏や手のひら、耳（耳介《じかい》）もそのひとつ。
耳は頭の反射区で、
さわっていると気持ちが落ち着いてくるといわれます。
左右の耳を指でつかんで上下や横にひっぱったり、
回したりするのも、ストレスをやわらげたいときにおすすめ。
内耳*への刺激にもなるそうです。

*末梢神経
脳や脊髄などの中枢神経から分かれ、全身に分布する神経のこと。内臓などの働きを司る自律神経、手足を動かす運動神経、脳に感じたものを伝える感覚神経があります。

*内耳
耳のいちばん奥側にある器官。体のバランスを保つ機能があり、めまいや耳鳴りは、内耳の異常から起こります。

no.102

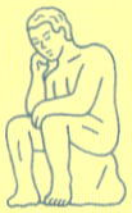

「慢性上咽頭炎」かも？

のどのイガイガや頭痛、首や肩のコリなど。
原因がよくわからないまま続いている不調はありませんか？
疲れのせいかなと思っている人も多いと思いますが、
実は、「慢《まん》性《せい》上《じょう》咽《いん》頭《とう》炎《えん》」かもしれません。

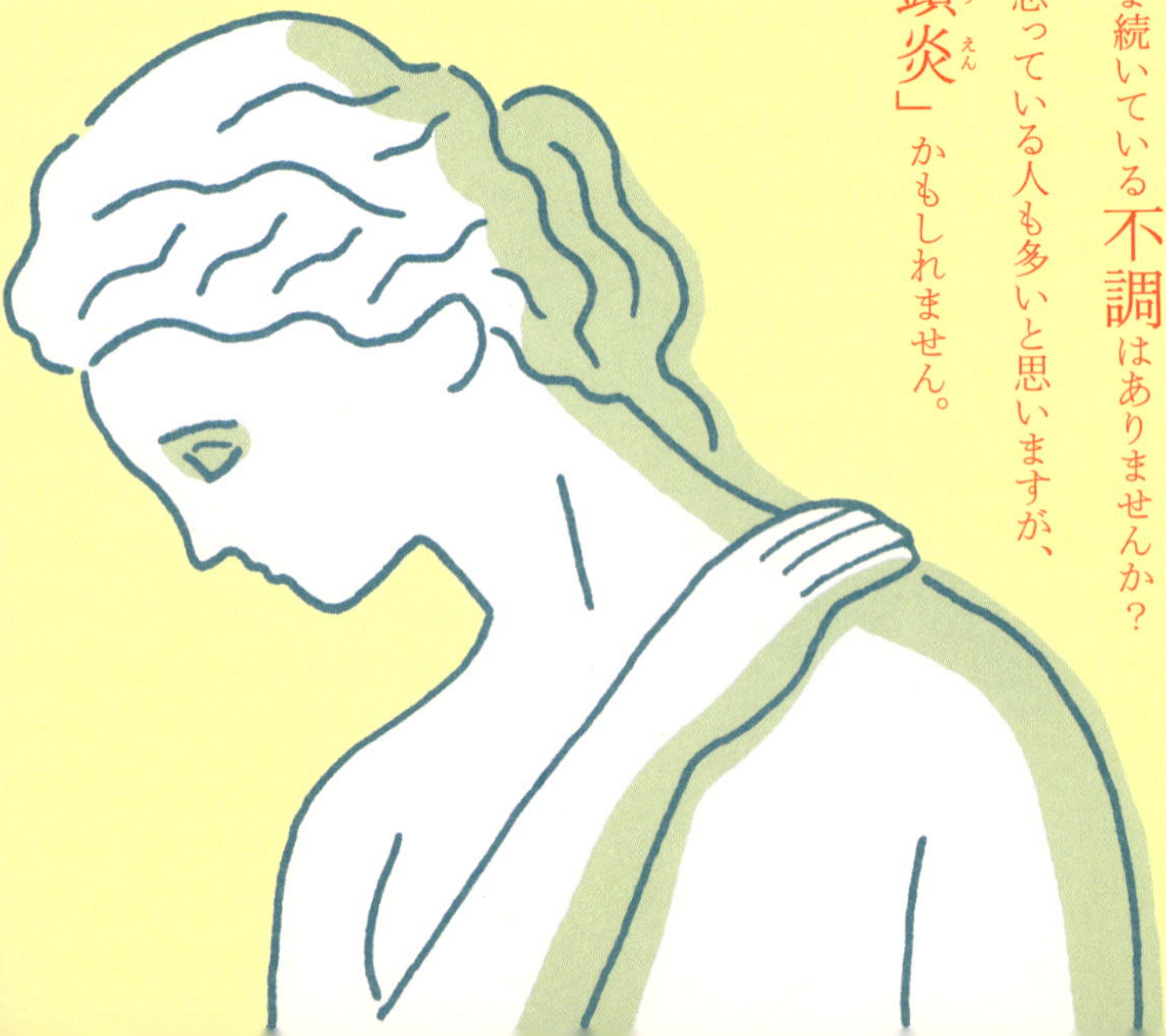

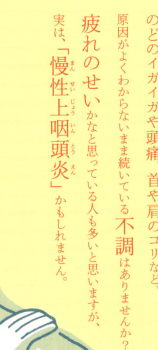

*上咽頭
のどの上の部分で、鼻から入った空気が合流するところ。そのため、空気中に含まれるホコリやウイルスなどが最初に接する場所でもあります。

これは、近年注目されている疾患。

上咽頭*とは、のどの上部にあり、

ここはリンパ球がウイルスや

細菌などの外敵と戦っている場所です。

この外敵との戦いの際、発熱や腫れなどの炎症が起こります。

これが上咽頭炎です。

上咽頭の慢性的炎症は、

免疫やホルモンにかかわる多くの不調と関連していて、

偏頭痛やある種の腎臓病の原因ともいわれています。

no.103

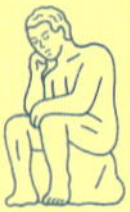

「慢性上咽頭炎」の原因は？

「慢性上咽頭炎」の原因はなんでしょうか？
風邪をひいたときに、きちんと治さないことで
体質的問題に加えて
自律神経のバランスがくずれることも原因のひとつ。
低気圧や冷え、睡眠不足も影響します。

のどに違和感があり、
耳の下あたりを指で押してみて
痛みを感じる人は、慢性上咽頭炎かもしれません。
ＥＡＴ（Ｂスポット療法）という治療法があるので、
専門の医療機関を受診するのも方法のひとつです。

そしてなにより、ストレスをためないこと、
よい睡眠をとることがたいせつです。
毎日の疲れとストレスは早めにとりましょう。
鼻うがいをしたり、首の後ろに湯たんぽをあてたり
首を軽くマッサージするのもおすすめです。

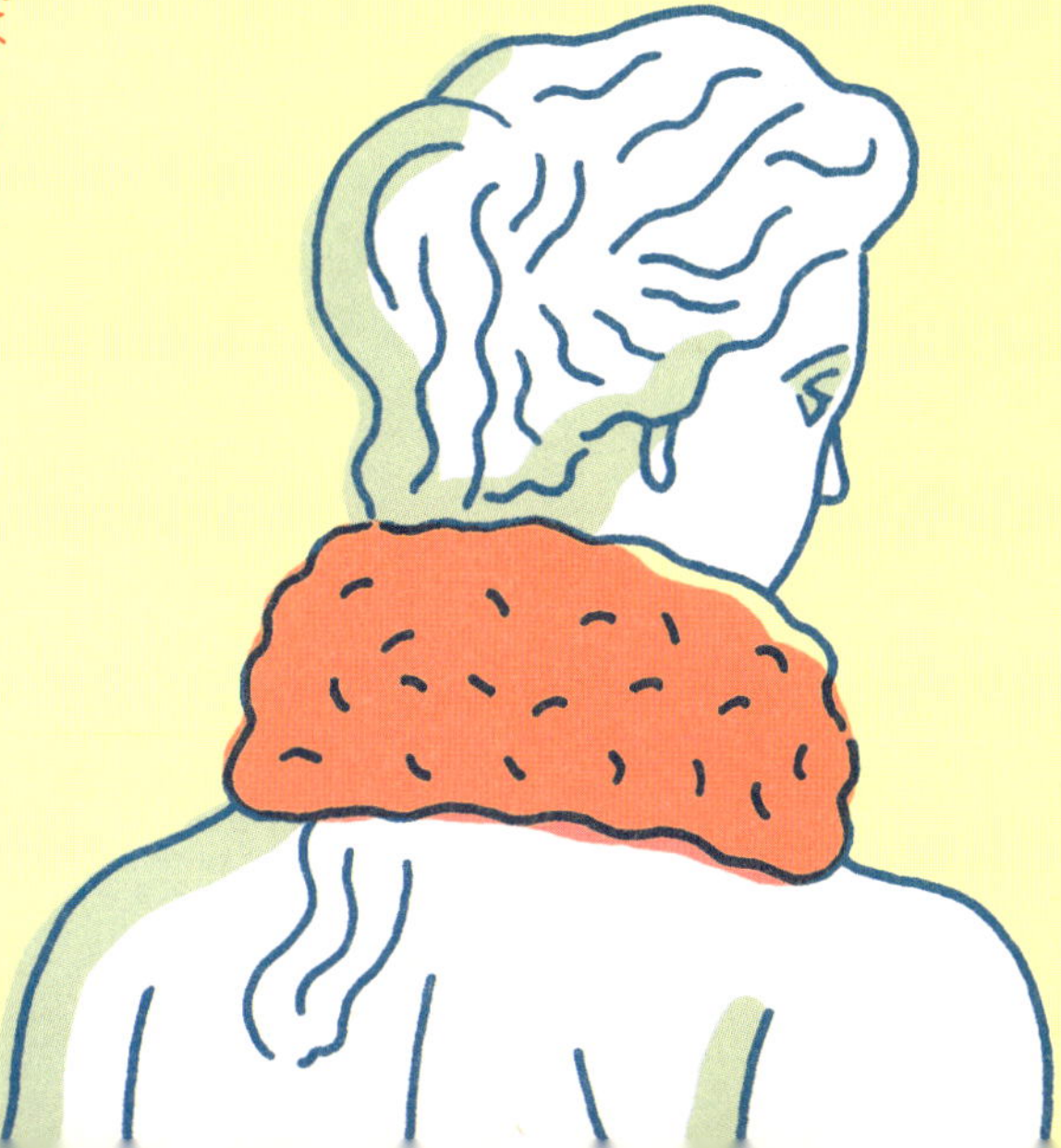

no.104

酸欠になっていませんか？

仕事中や勉強中など、
何かに集中しているときのことを思い出してみてください。

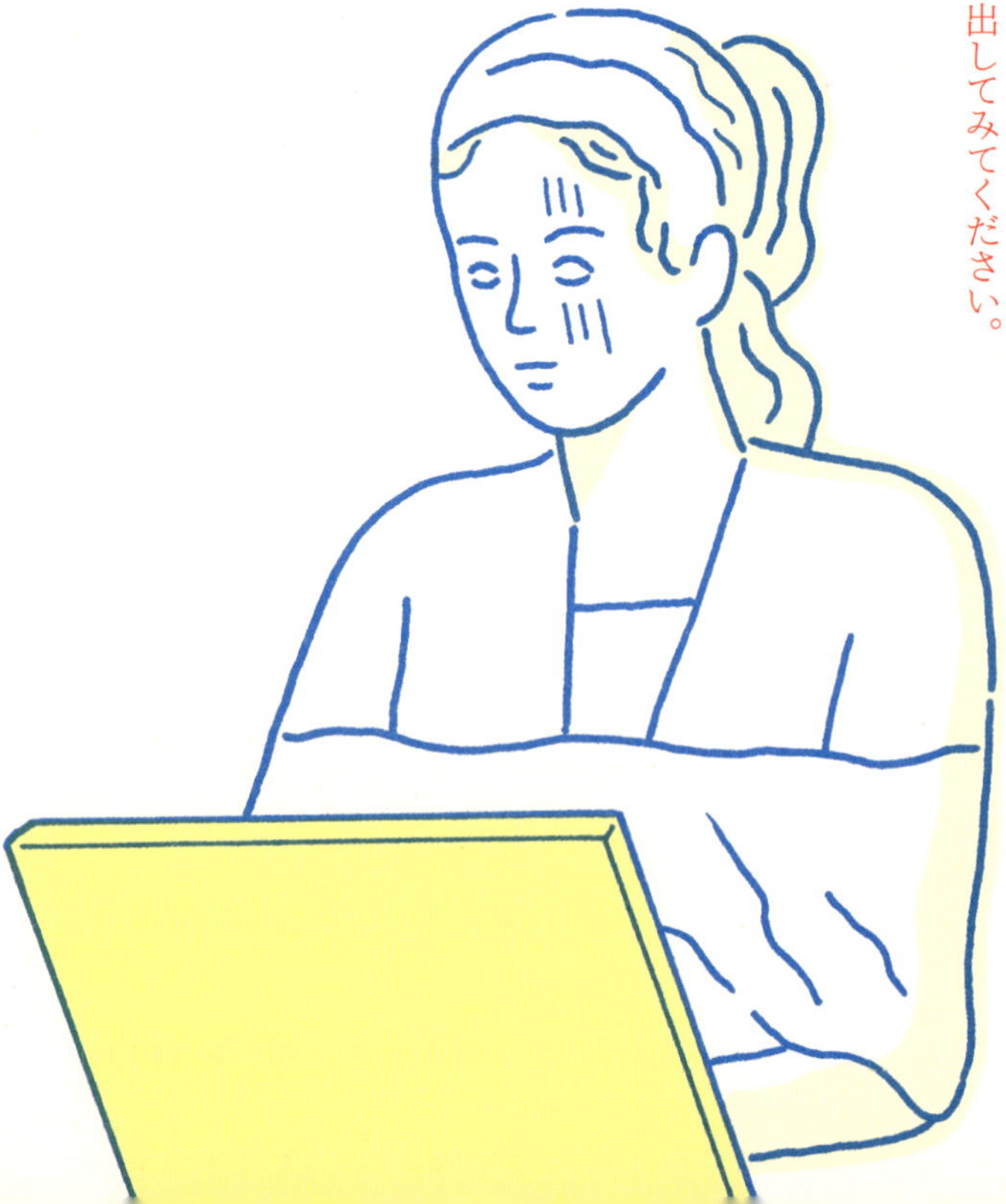

息をつめて、呼吸が浅くなっていませんか？
呼吸が浅かったり、リズムが悪かったりすると、
それだけで疲れやすくなるそう。
私たちが1日に行う呼吸の回数は、
2万回とも、3万回ともいわれます。
「息をするのも忘れていた！」ということにならないよう、
緊張しているときや集中しているときほど、
呼吸を意識してみてください。

no.105

口呼吸をやめて鼻呼吸をする

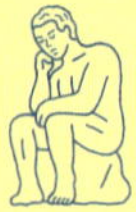

口で呼吸をすると、風邪などのウイルスが直接侵入して
病気にかかりやすくなったり、
口の中が乾燥して唾液の量が減り、口臭や虫歯の原因になることも。
そのため、口呼吸より鼻呼吸のほうがよいと
いわれるようになっています。

疲労と関係があるのは、口呼吸による安眠妨害の可能性。
口が開いたままになっていびきをかきやすくなり、
眠りも浅くなってしまい、
翌朝、「睡眠時間は十分なのに、疲れがとれていない……」ということも。

鼻呼吸を心がけてみましょう。

眠っている間に口が開いてしまわないように、
口を閉じて中央に
タテにテープを貼るのもおすすめです。

Level 3
毎日疲れている

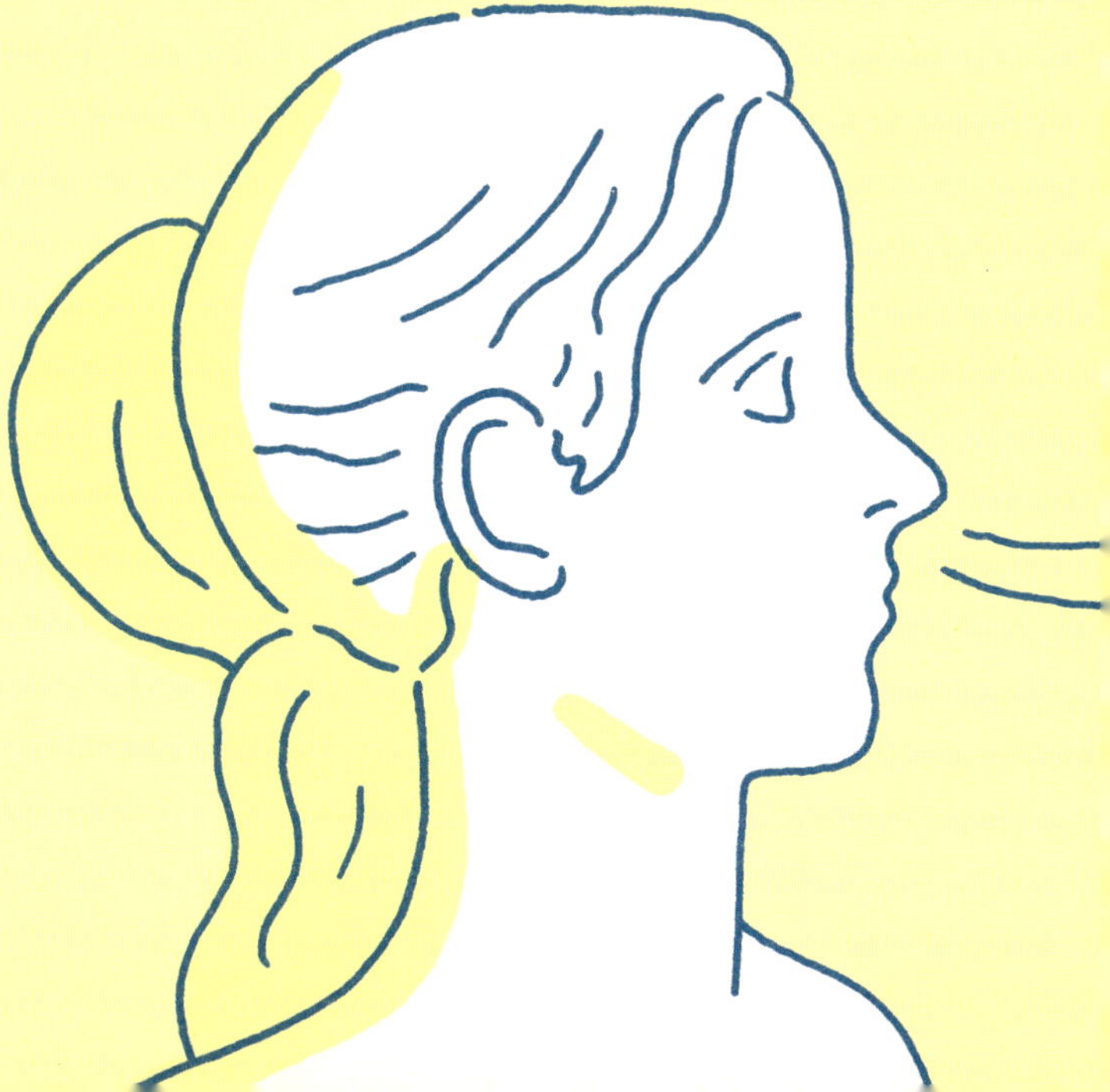

no.106

呼吸数を数えてみる

深い呼吸は、
心身を整えるのに欠かせないものです。
仕事や家事に追われていると、
深呼吸や鼻呼吸が
よいとわかっていても、
なかなか実践できないこともありますよね。

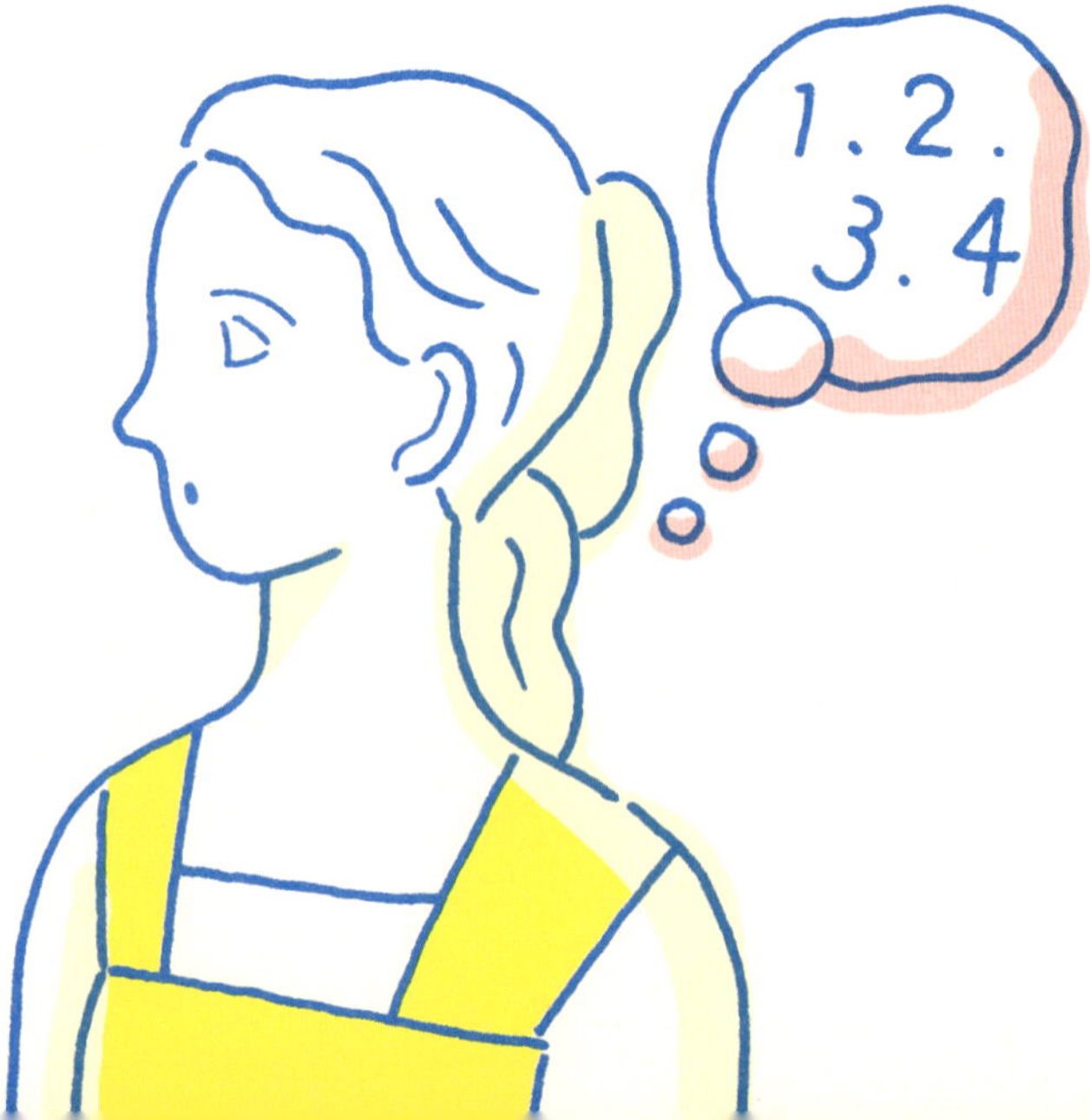

＊腹式呼吸
横隔膜を上下させ、おなかを出したり引っ込めたりして呼吸すること。一方、肋骨を広げたり閉じたりして呼吸することを胸式呼吸といいます。

そんなときは、
呼吸数を数えながら腹式呼吸＊してみましょう。
頭のなかで1から4まで数えながら鼻から息を吸って、
1から7まで数えて息を保ちます。
そして、1から8まで数えて口から息を吐きます。

ゆっくり数えながら呼吸し、
時間をかけて、横隔膜の動きを意識します。
横隔膜には自律神経が集まっているため、
自律神経のバランスを整えることができます。

食事休憩やトイレのときに、
「長く、深く」を意識しながら、試してみてください。

no.107

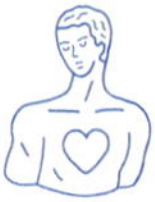

週末は花を買う

気持ちをやさしくしたり、落ち着けたりしてくれる花。
一輪でも飾っておくと、目にするたびに、心がなごみます。
花屋さんで、たくさんの種類のなかから選ぶのも楽しみのひとつ。
最近、忙しそうな家族や友だちに
プレゼントしてもきっと喜ばれるから、
帰り道に花屋さんに立ち寄ってみませんか？

ちなみに、「希望」という花言葉を持つのはガーベラ、
「再び幸福が訪れる」はスズラン、
「思いやり」はポピー、
「幸運」「信頼」はヤグルマギクだそうですよ。

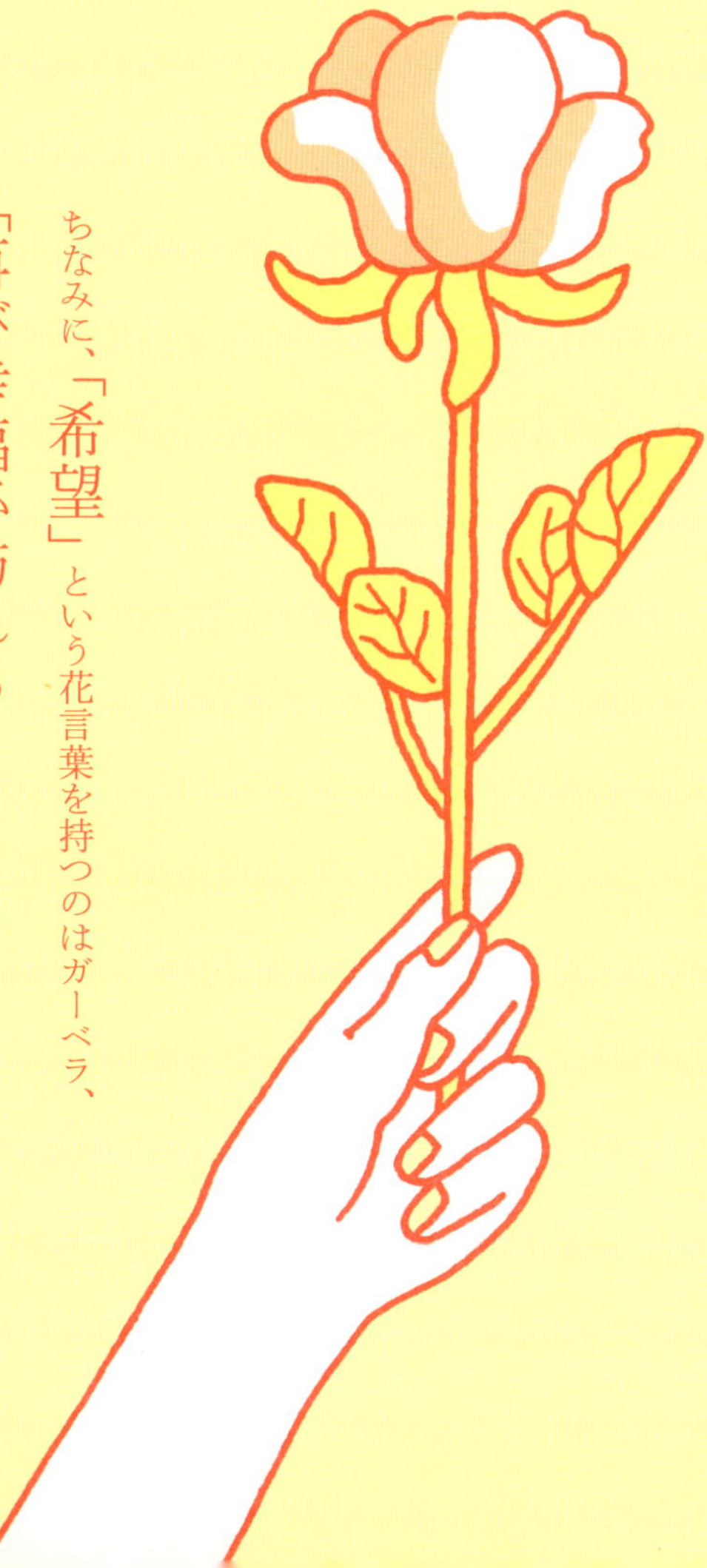

no.108

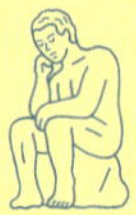

もしかして気象病かも？

天気がくずれたときや気圧が変化したとき、頭痛、めまい、低血圧、うつ症状などに悩まされることはありませんか？

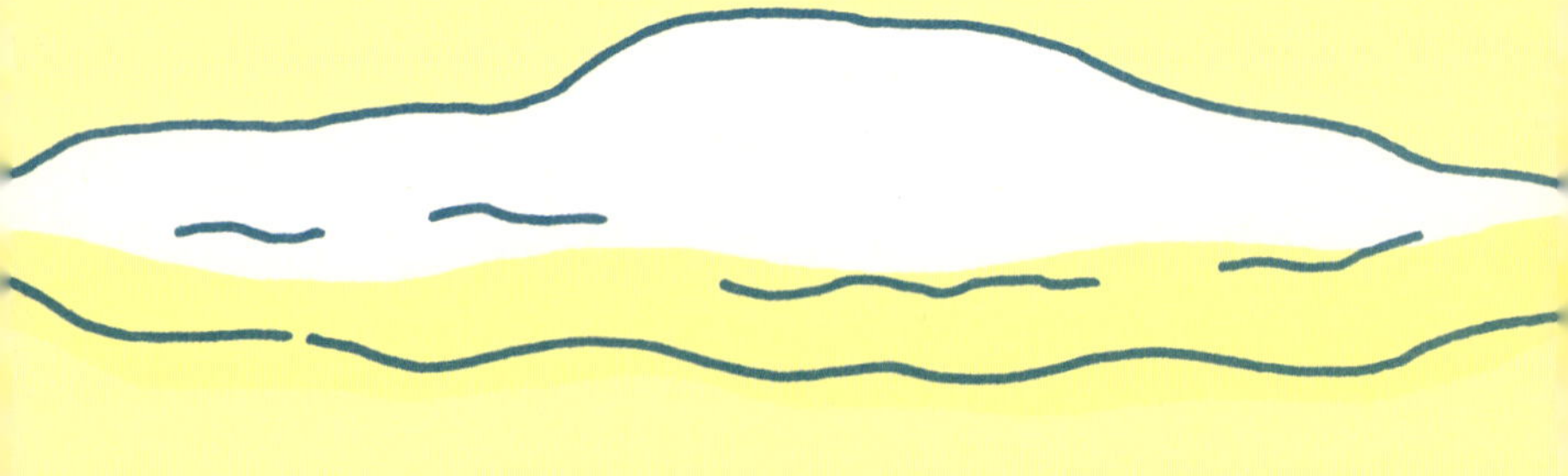

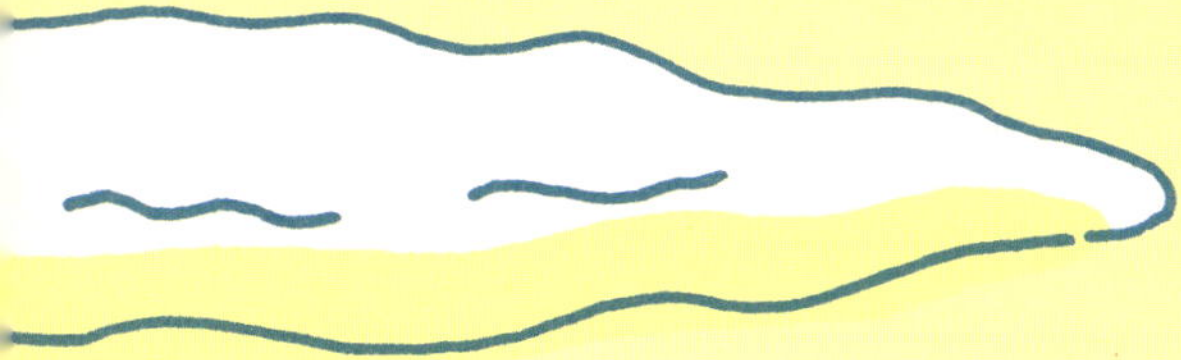

気象の変化が引き金になるこのような病気は、
「気象病」と呼ばれ、耳（内耳）が敏感な人が
かかりやすいのではないかという研究報告があります。

内耳が気圧の影響を受けやすいと、
自律神経が過剰に刺激されて
交感神経と副交感神経のバランスがくずれてしまうそう。
それが、さまざまな体調不良となって表れます。

疲れがとれなくて体がだるいと思っているのは、
実は気象病かもしれません。

こういうときこそ、規則正しい生活を心がけて、
不調が続くときは病院へ行ってみましょう。

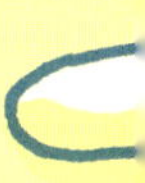

Level 4

もう
ダメかも

へとへとに
疲れたときは、
とにかく自分にやさしく。

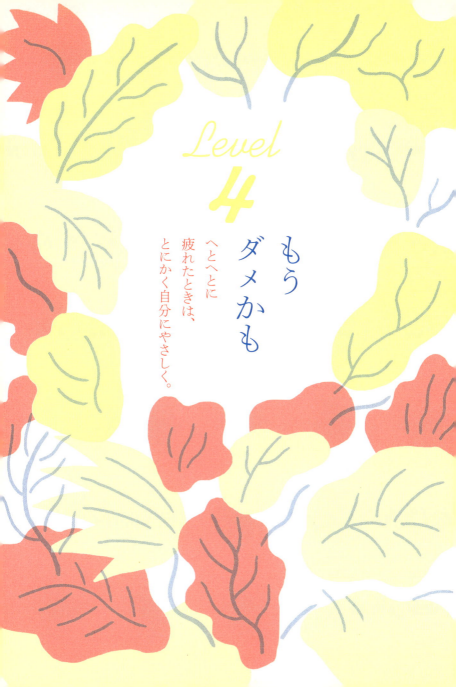

no.109

生理不順なら
ダイエットを
やめる

快適に過ごせるか否かを大きく左右する生理の存在。
生理が順調なら、
体調不良が軽減されて**体がラクに**感じられます。

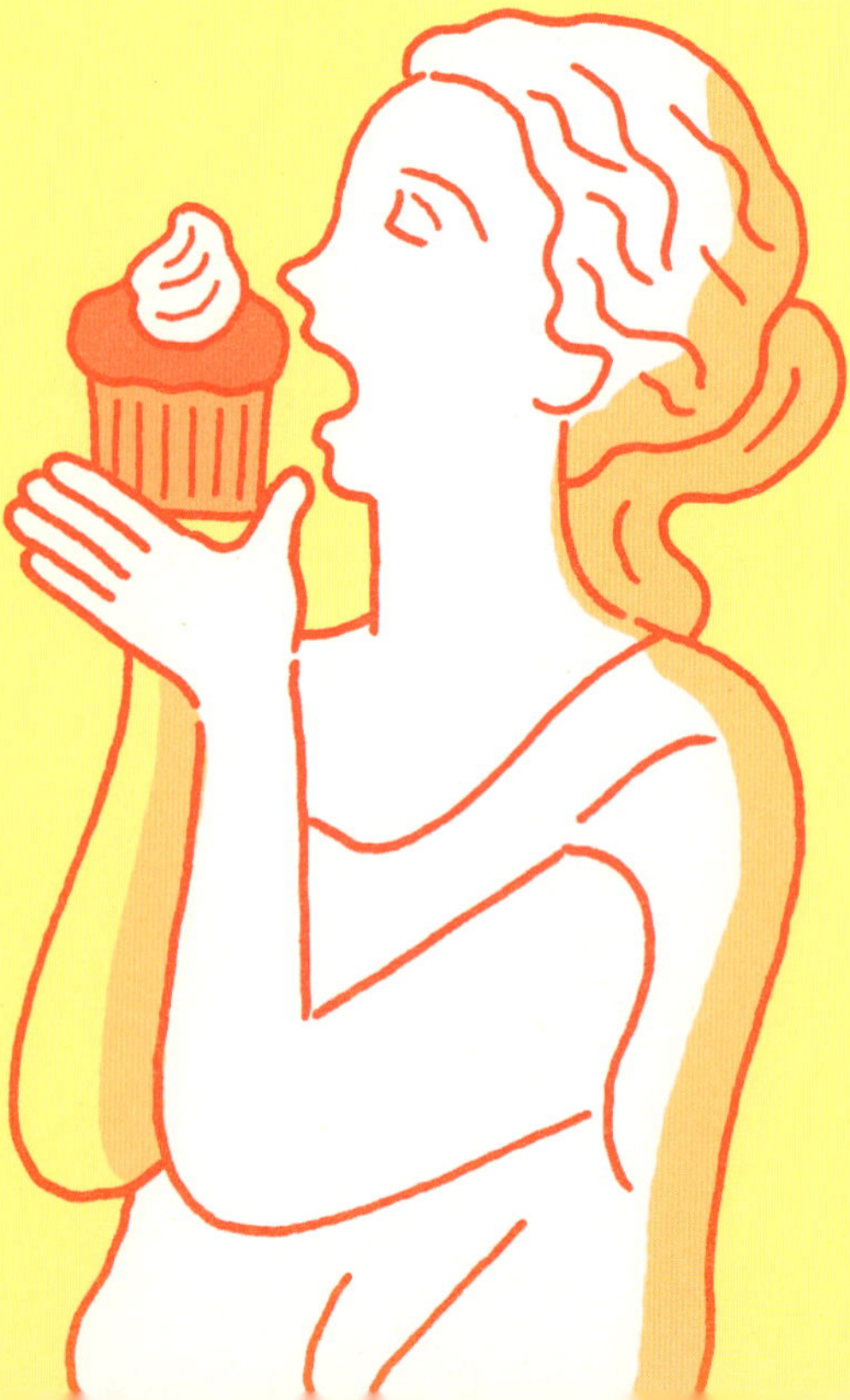

＊生理不順

生理（月経）が始まってから次に生理が始まる日の前日までを月経周期といいます。正常な場合、25～38日以内の周期で生理が起こります。いつも28日周期なのに、今月は35日になったという場合は、正常な範囲ですが、いつも20日周期だったり、40日以上だったりする場合は生理不順です。

それには、女性ホルモンのバランスをくずさないよう、

規則正しい生活や食事を心がけることがたいせつ。

ダイエット中なら、より注意が必要です。

ムリなダイエットは生理不順を招くので、

極端なカロリー制限はもちろん、

栄養が偏る食べ方などは避けなければなりません。

疲れているときは疲労回復を優先。

少し、ダイエットをお休みしませんか。

no.110

すべて忘れて温泉旅行に行く

週末は、仕事も家のことも忘れて、ちょっと遠出をして温泉へ行きませんか？

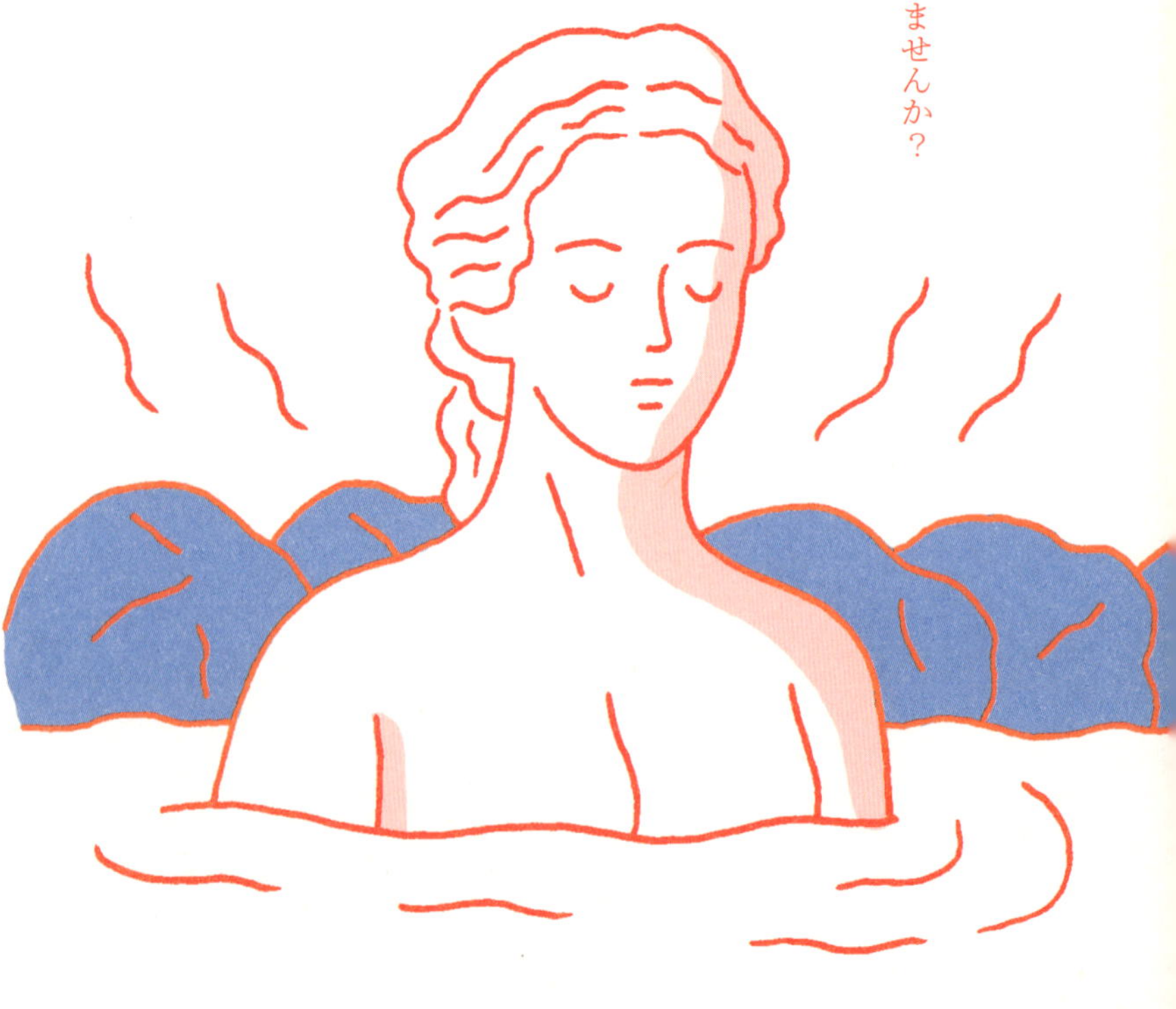

お湯につかって体を伸ばし、
おいしいものを食べ、いつもと違う景色を楽しめば、
体も心もリフレッシュできます。
日帰りでも十分。

ただし、熱めの湯に入り、せっかく来たのだからと長湯をすると、
逆に疲れてしまうこともあります。
あくまでもムリをしないこと。
疲れをとるための鉄則です。

no.111

ごほうびにエステに行く

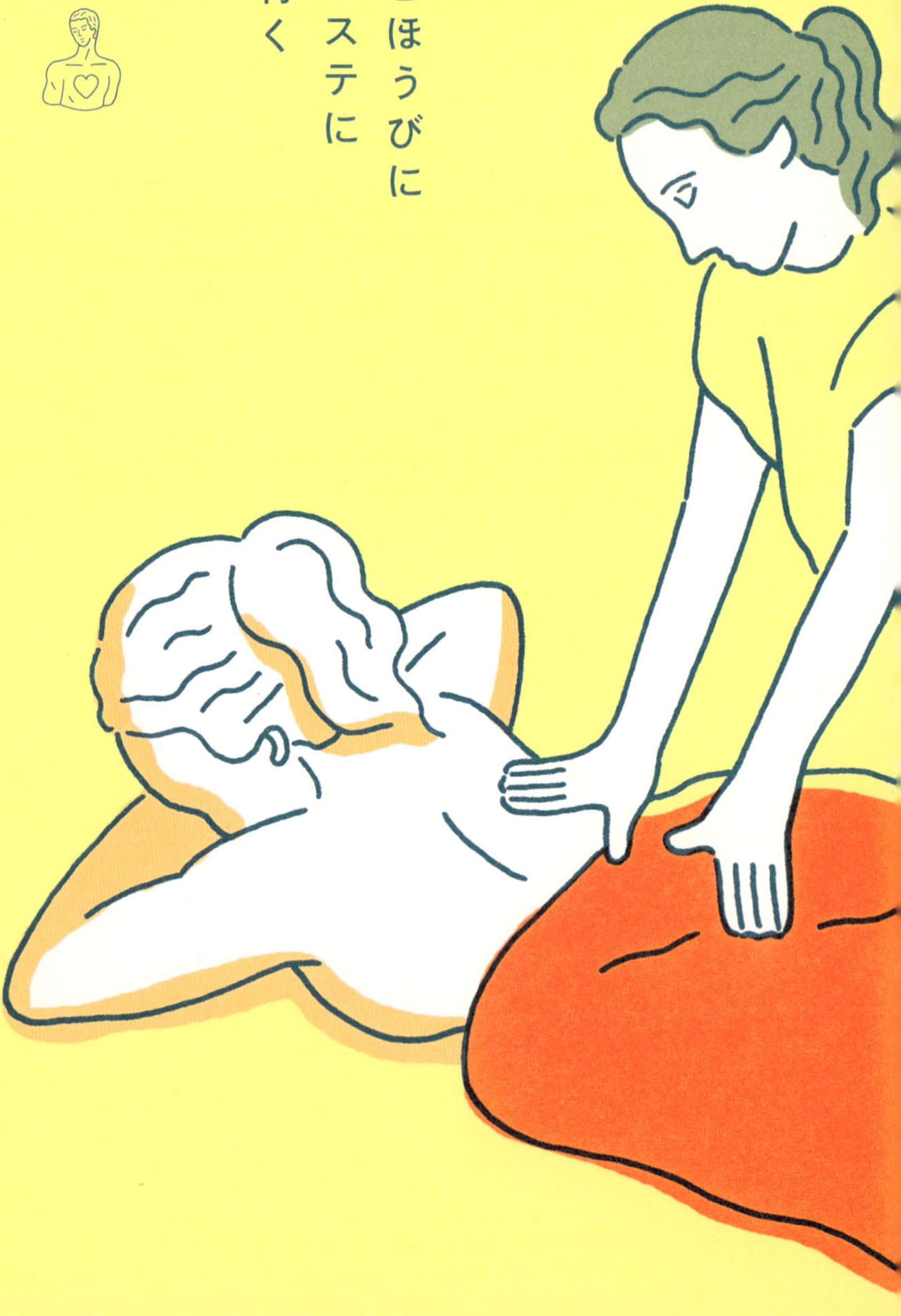

温泉に行くのはちょっとムリでも、
近場で週末エステならば、移動の距離も短くて、楽チン。
フェイシャルトリートメントはもちろん、
リンパマッサージやヘッドスパなどもいいですね。

リラックスして心身を休め、
肌はピカピカ、髪はツヤツヤに。
贅沢でもなんでもなく、自分をケアして磨くことで、
心もピカピカになりませんか？
週明けから元気に活動できる準備を整えましょう。

no.112

ストレスを書き出す

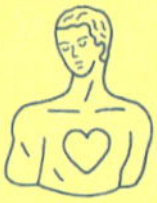

なかなか解放されることがないストレス。
私たちの体はストレスを感じると
交感神経が優位になり、イライラ度が上昇します。
こんな状態が続けば、気持ちよく眠れないのは必至。
お肌やおなかの調子も悪くなるし、気分も沈みがちに。
ベッドに入る前に、人には言えない腹が立ったこと、
がっかりしたことなどを、
そのままノートに書いてみましょう。

思ったことを吐き出してみると、意外にすっきり。

気持ちの整理にもなります。

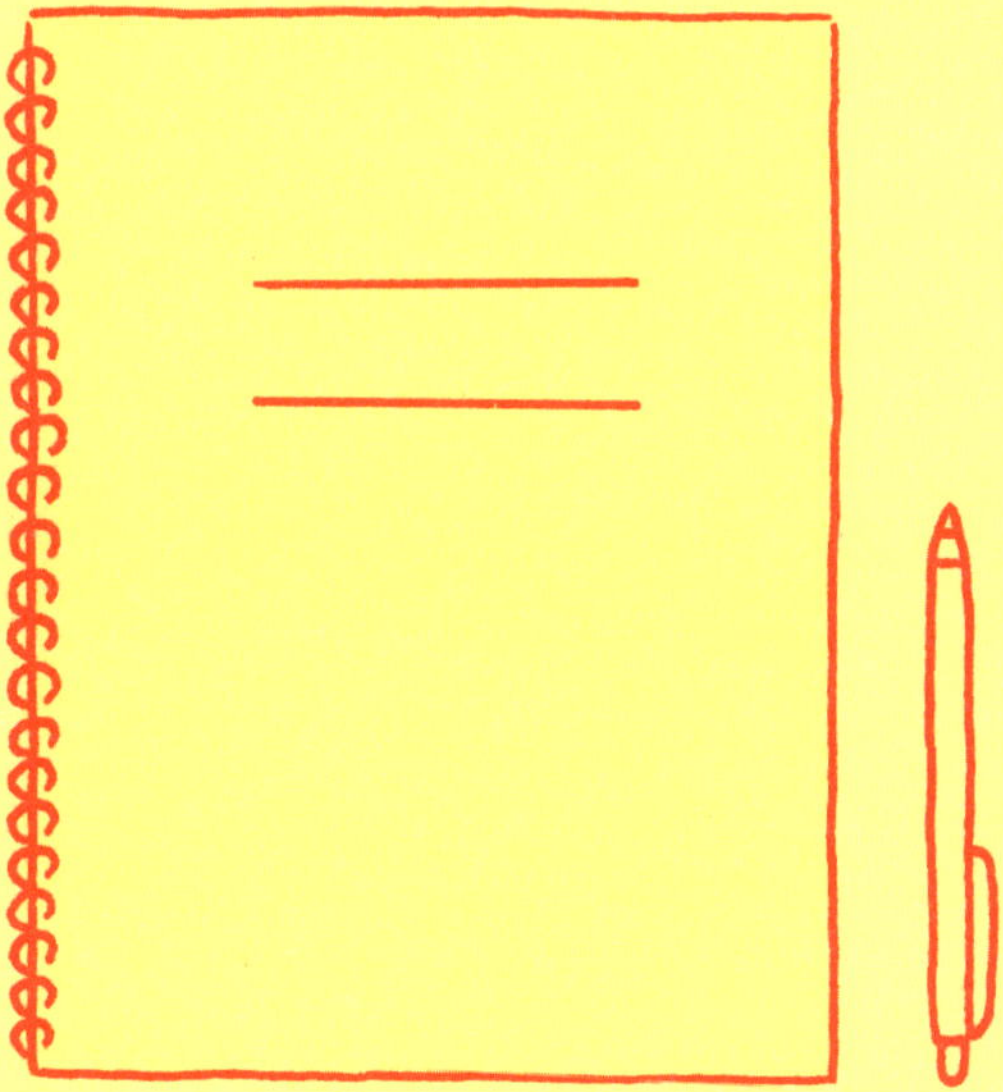

Level 4

もうダメかも

no.113

甘いものをやめる

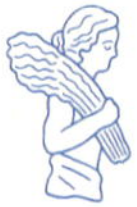

疲れたときに甘いものを食べる幸せ。
ごほうびのような楽しみですが、控えたほうがよさそうです。

その理由は血糖値。

糖質を多く含む甘いものを食べると、
血糖値が急激に上がり、そして急激に下がります。
すると、ホルモンの変調をきたして、イライラしやすくなったり、
眠気が起こったりして、
結局、作業の効率は上がらず、疲れが増大してしまいます。

口さみしければ、ナッツなどでガマンすると落ち着いてきます。

no.114

睡眠アプリを利用する

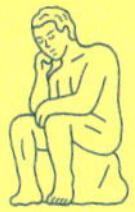

気持ちよく起きられた朝は、やっぱり快適。
なかなか起きられない人は、スマートフォンで利用できる
アラームアプリなどを利用してみましょう。
睡眠中は、眠りが深いノンレム睡眠と
眠りが浅いレム睡眠が繰り返されていますが、
アプリを利用すれば、
レム睡眠のときにアラームを鳴らすことが可能。
熟睡が妨げられず、スムーズに起きることができます。
睡眠状態を記録する機能などもあり、
よく眠れているかを知りたい人や疲れをとりたい人におすすめです。

no.115

規則的に食事をとる

1日2〜3回の食事をできるだけ決まった時間にとることは、太りにくい体づくりにたいせつ。同時に、自律神経を整えるのにもおおいに役立ちます。

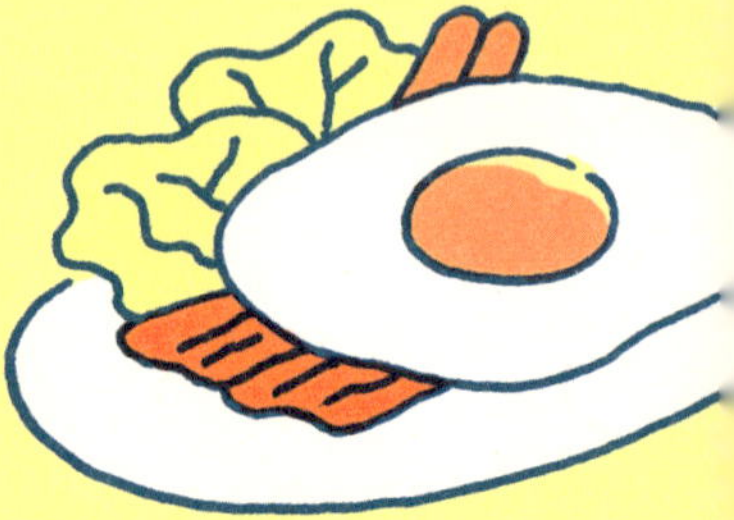

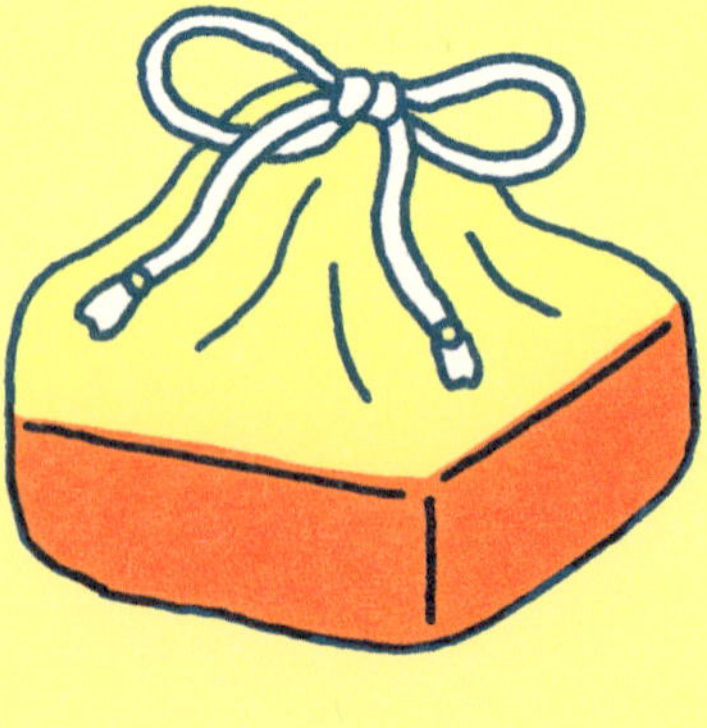

食事をバラバラな時間にとったり、
起床や就寝の時間がまちまちになったりすると、
交感神経と副交感神経のバランスがくずれ、
疲れやイライラをはじめとする
不調を招く原因になります。
忙しくて、どうしても決まった時間に食事をとれない場合でも、
できるだけ規則正しく食べることを心がけましょう。

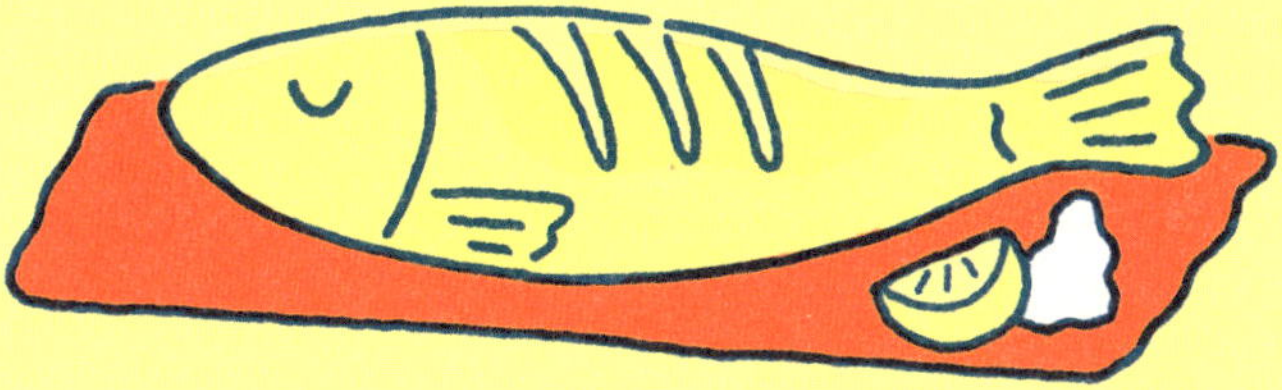

no.116

薬膳をとり入れる

中国医学の知恵を元にした食べ方が、「薬膳」です。
季節ごとに食べるとよい食材があり、
それを色で判断することができます。
この考え方を家庭料理にもとり入れて、
疲れや不調を遠ざける手助けにしましょう！

春…青い（緑の）食材
セロリ、菜の花、たけのこ、キャベツ、
山菜、ワカメ、アボカドなど

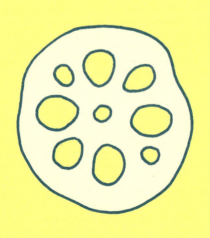

夏…赤い食材
トマト、なす、スイカ、みょうが、
桃、小豆、タコ、イワシ、牛肉など
長夏（梅雨）…黄色の食材
とうもろこし、かぼちゃ、パプリカ、
マンゴー、じゃがいも、大豆など
秋…白い食材
長いも、れんこん、かぶ、大根、
梨、イカ、豚肉、チーズ、ヨーグルトなど
冬…黒い食材
エビ、カキ、クルミ、ごぼう、黒ごま、
ヒジキ、ブロッコリー、小松菜、鶏肉など

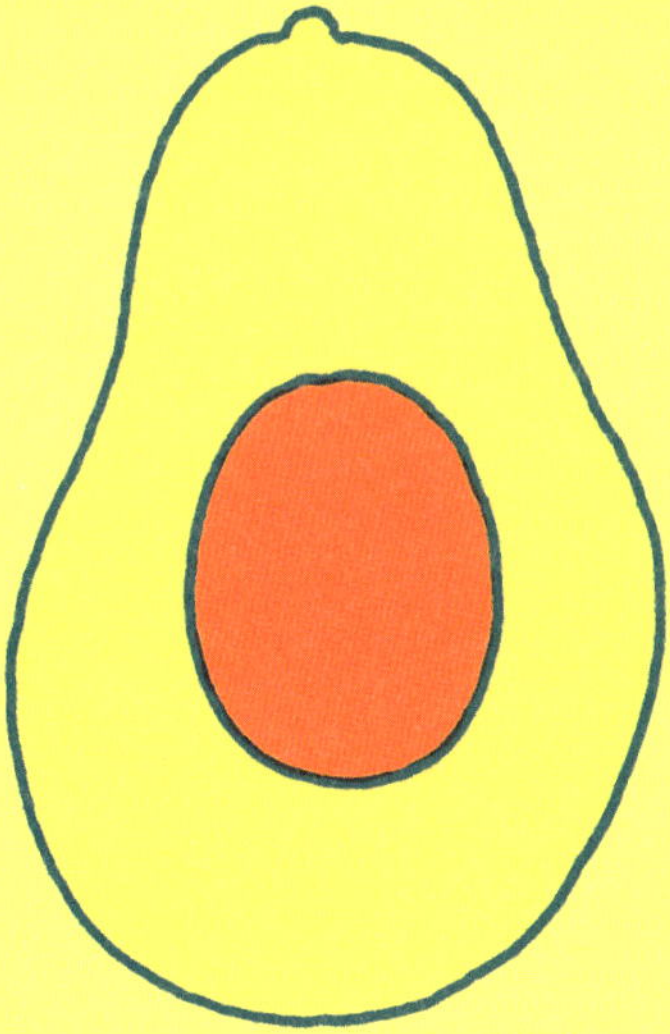

no.117

公園で森林浴をする

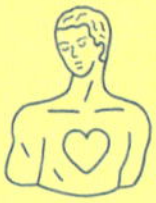

「副交感神経の働きを活発にする」
「ストレスを緩和する」
「エネルギーを回復させる」「血圧を下げる」
これらはすべて森林浴によってもたらされる効果。

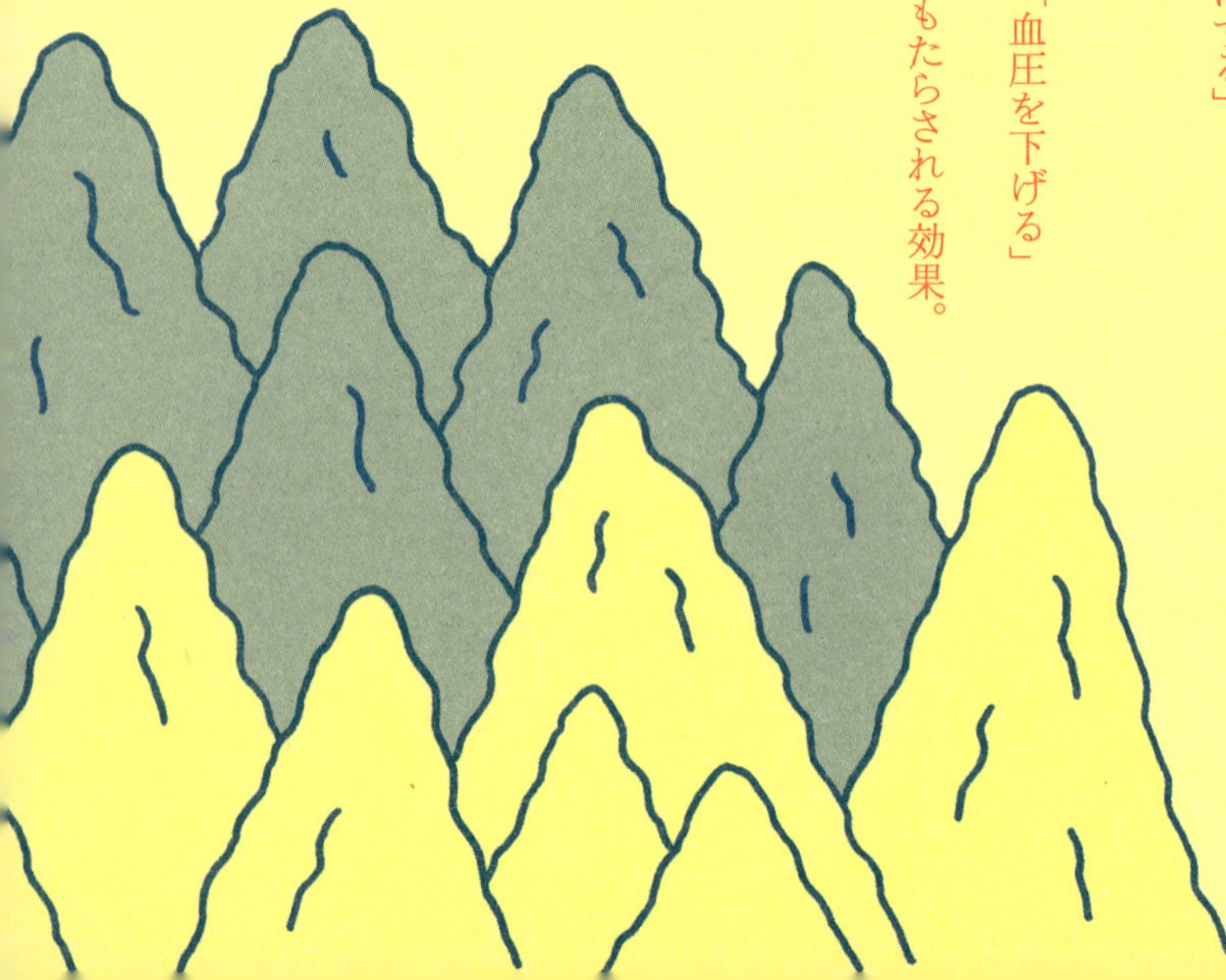

木から放出される香り＝フィトンチッド*には、
私たちの心身を癒やし、
リフレッシュさせる効果があると考えられています。
山や高原へ遠出ができないときは、
緑が豊かな公園などを訪ねてみましょう。

***フィトンチッド**
樹木などの植物が持つ揮発性の物質で、傷をつけられると放出します。１９３０年頃にロシアで発見されました。香りの成分で、リラックス効果があります。

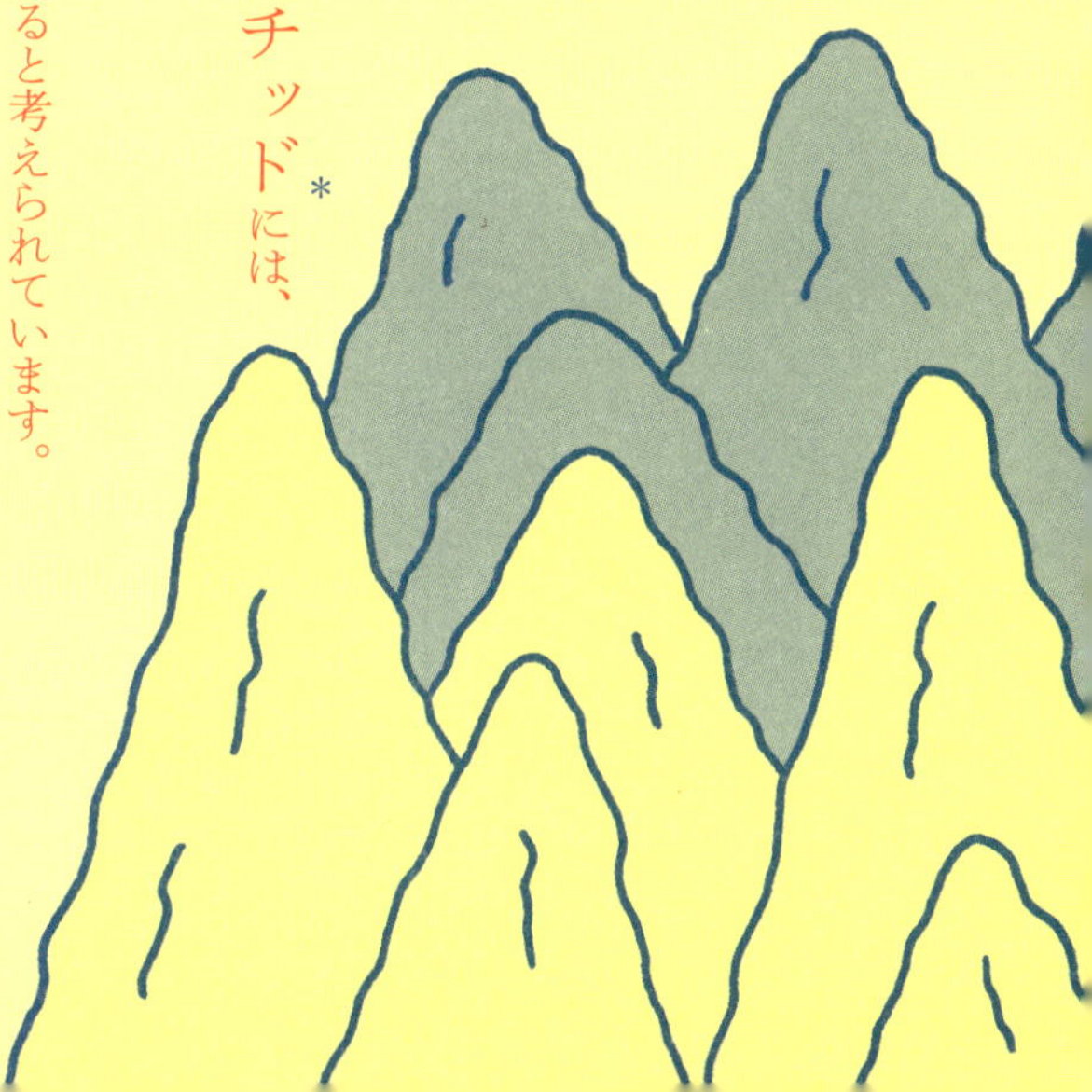

no.118

予定のない休日をつくる

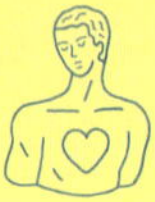

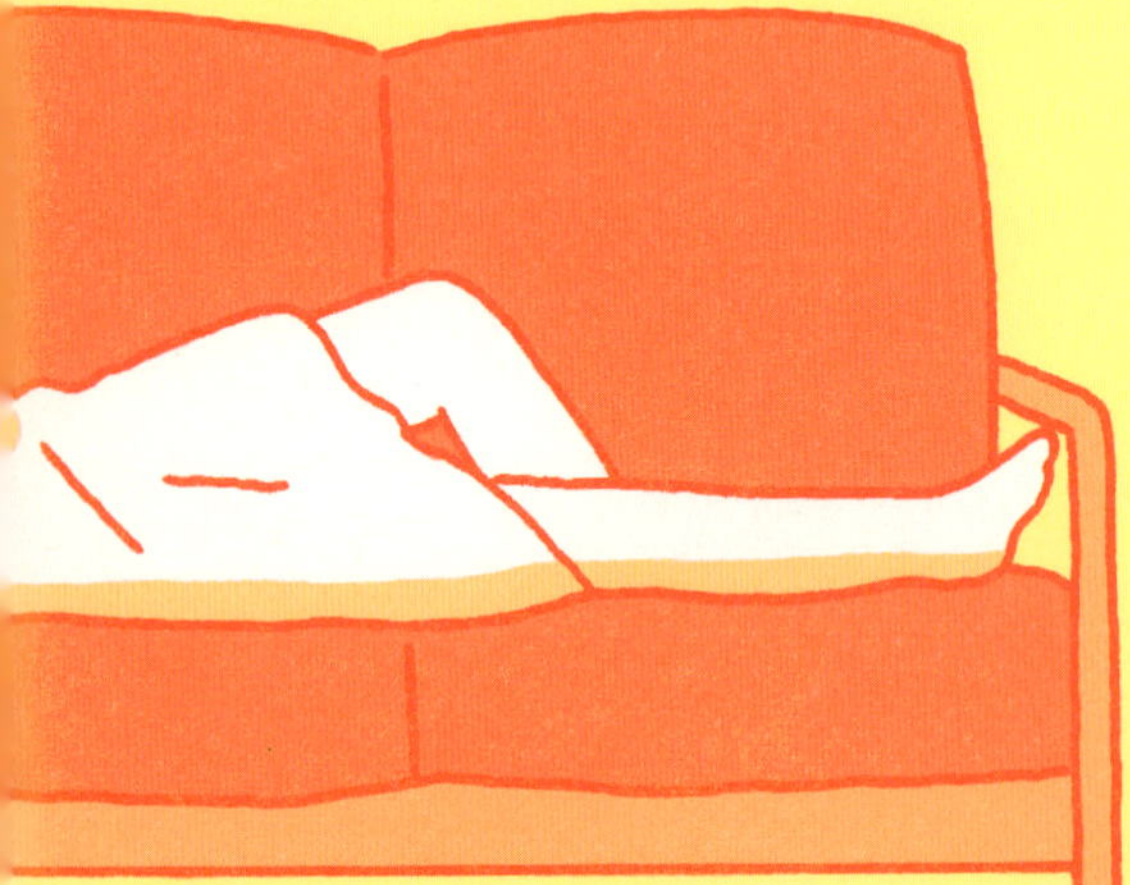

週末も予定が入っていないと気が済まない、
安心できないという人は、きっと疲れをとるのが下手な人。

心底、楽しんでリフレッシュできればいいですが、
つきあいだったり、あまり気が進まないのに参加したりすれば、
平日の疲れに、さらに疲れを上乗せすることになりかねません。
朝起きて、「今日は何をしようかな」と思う休日を、
あえてつくりませんか？

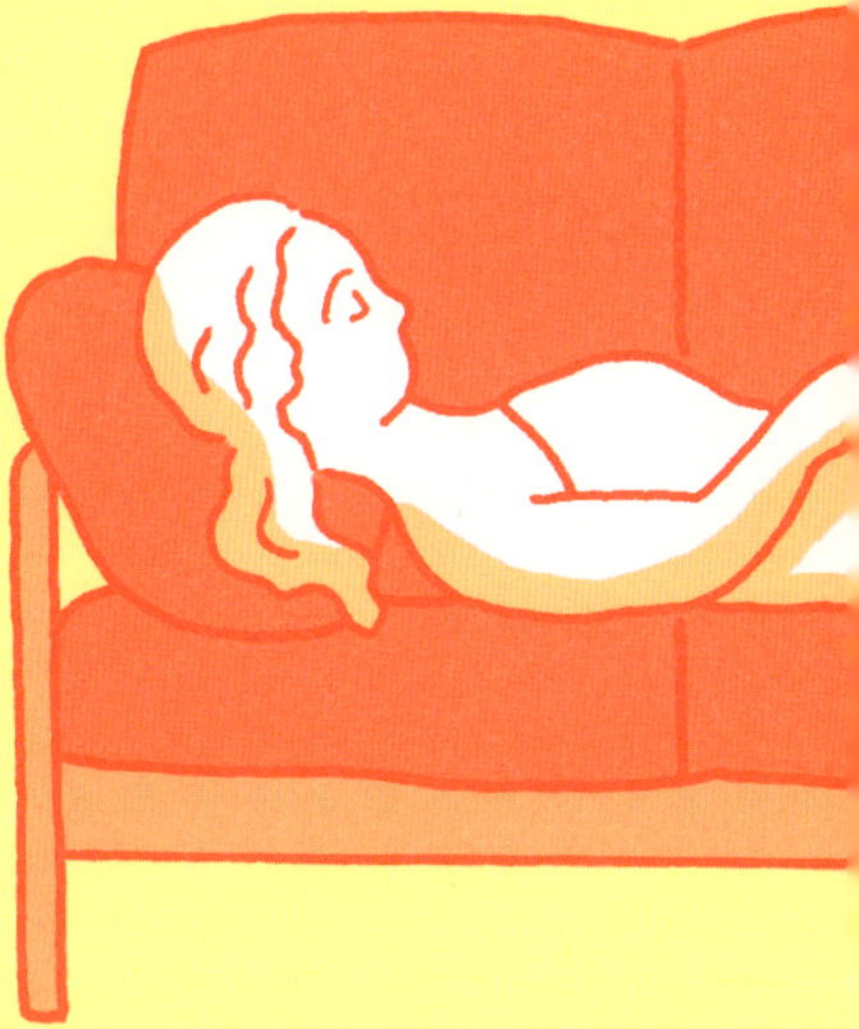

no.119

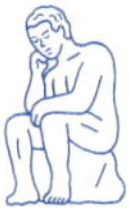

睡眠時無呼吸症候群かも？

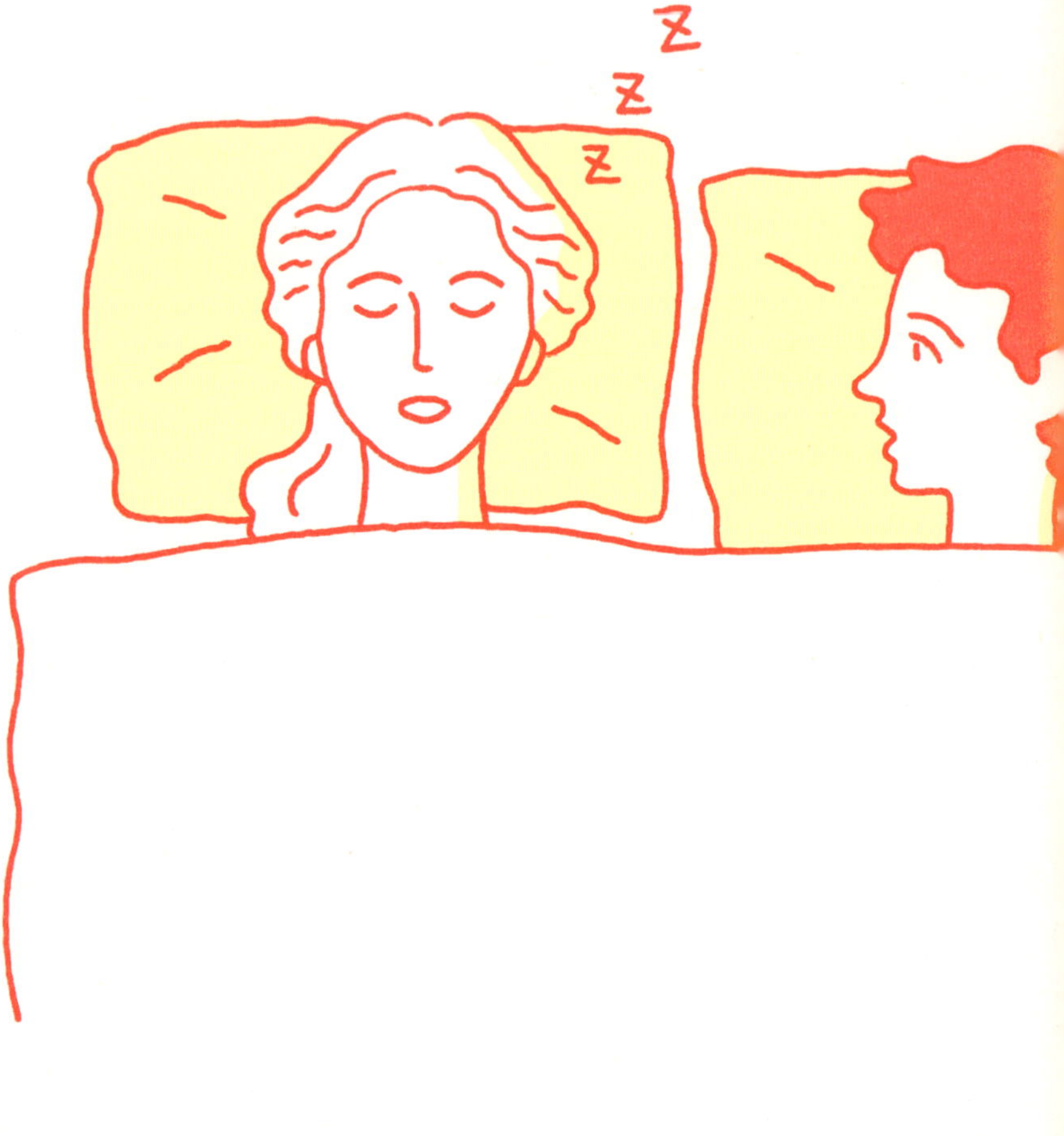

睡眠中に呼吸が止まってしまう睡眠時無呼吸症候群（P.48参照）。

寝ている間に「いびきをかく」「息苦しさを感じる」「むせる」「何度も目が覚める」などに心当たりがあったり、起きたときに「口が乾いている」「よく寝た気がしない」「体がだるい」と感じたり、日中も「強い眠気がする」「だるい、疲れる」などと感じたら、要注意。

パートナーがいる人は、眠っている間に息が止まっていないか、聞いてみるとよいでしょう。

女性でもかかる病気で、高血圧などの生活習慣病のリスクにもなるので、気になる場合は検査を受けてみましょう。

no.120

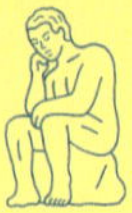

体質にあった漢方薬を試す

漢方では、生命のエネルギーである「気《き》」、
血液などにあたる「血《けつ》」、
血液以外の体液などにあたる「水《すい》（津液《しんえき》）」の３つが、
体を支えていると考えられています。

これを元にして、
体質が次の６つのタイプに分けられます。

●気が不足する「気虚《ききょ》」
●血が不足する「血虚《けっきょ》」
●水が不足する「陰虚《いんきょ》」
●気の流れが滞る「気滞《きたい》」
●血の流れが滞る「瘀血《おけつ》」
●水の流れが滞る「痰湿《たんしつ》」

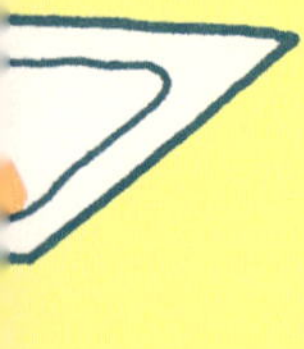

タイプごとにあう食べ物や飲み物があり、
処方される漢方薬も異なるので、
利用する場合は、漢方にくわしい医師に相談するか、
漢方薬局で相談するのがいちばん。
自分にぴったりのものを選んでもらいましょう。

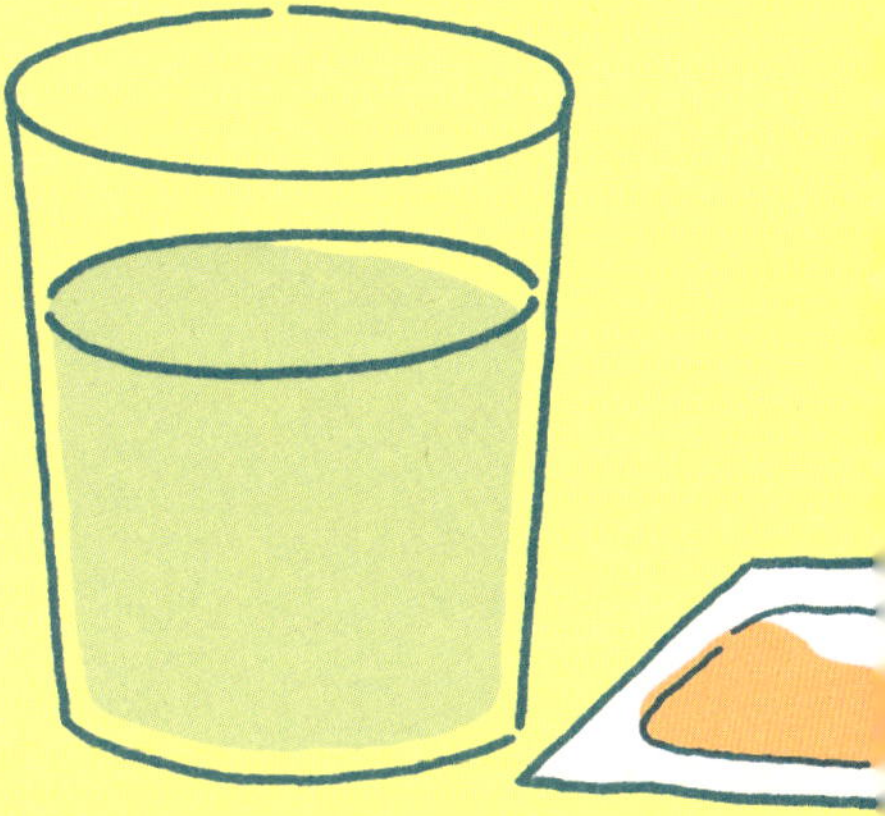

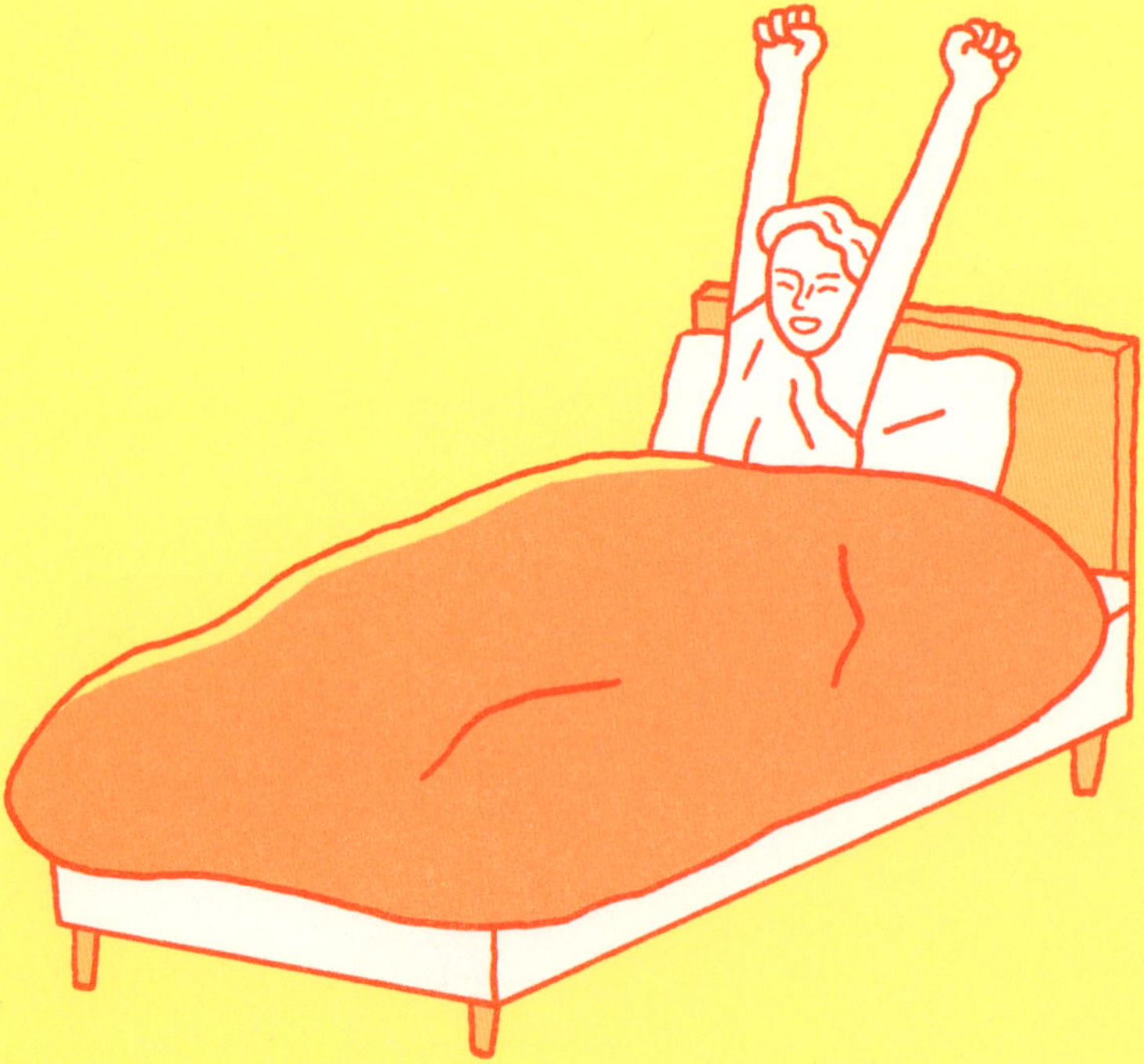

今日もがんばろう

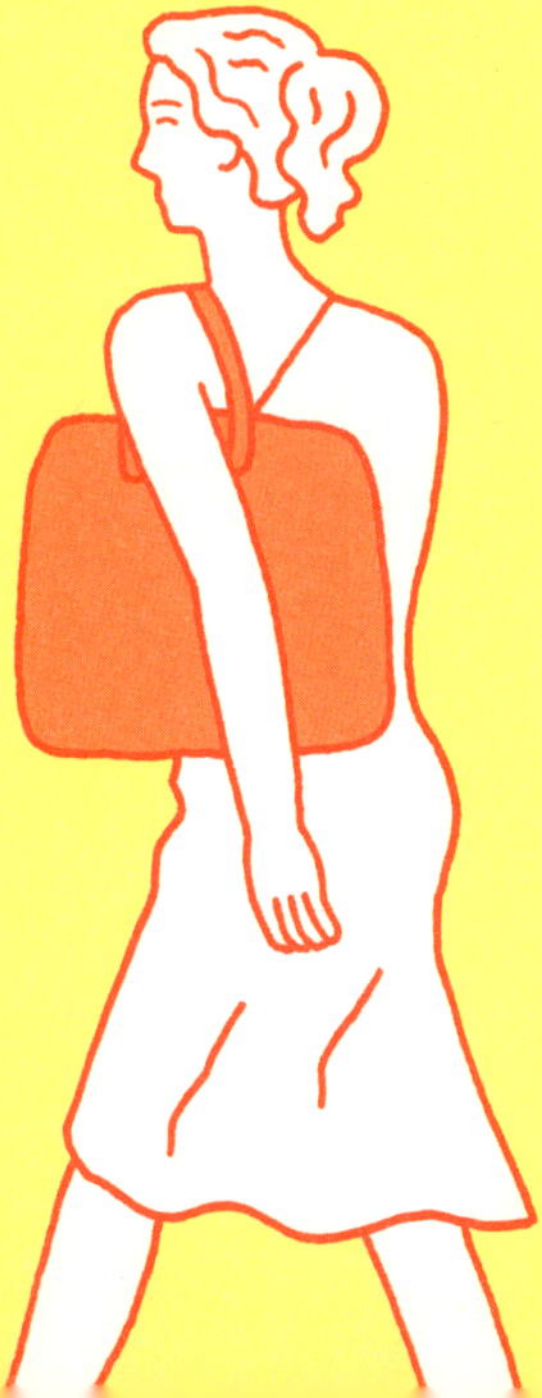

さくいん

この本で紹介した疲れをとるコツを
テーマごとに分類しました。

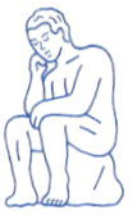

体

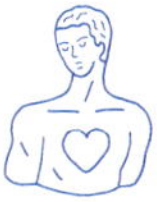

心

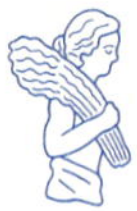

食

環境

監修

小《こ》池《いけ》弘《ひろ》人《と》

小池統合医療クリニック院長。東京生まれ。1995年群馬大学医学部医学科卒業。医学博士、人間科学修士（哲学）。群馬大学医学部非常勤講師、日本統合医療学会指導医、日本内科学会認定医、日本臨床検査医学会臨床検査専門医など。漢方、鍼灸、サプリメント、ホメオパシーなどを通じて、現代医療における代替医療の可能性を探求している。とくに、監修として関わった『ふくらはぎをもむと超健康になる』（マキノ出版）がベストセラーとなり、「ふくらはぎ習慣」の火付け役となった。他にも『オトナ女子の不調をなくすカラダにいいこと大全』（サンクチュアリ出版）などの監修を行う。

参考文献

『おつかれ女子のウェルネス手帳 ココロもカラダも笑顔になれる133の気づき』ウェルネスデザイン研究所編／幻冬舎

『疲れない大百科』工藤孝文著／ワニブックス

『太らない 疲れない 老けない 大人女子の食事術』松村和夏著／主婦の友社

『しつこい不調の原因は「慢性上咽頭炎」だった！』堀田修著／学研プラス

『1分でぐっすり眠れる ハーバード式4-7-8呼吸完全マスターガイド』板村論子監修／わかさ出版

『足をもむと病気が治る！ 内臓、肌、脳が若返る！』マキノ出版

『ひもを巻くだけで体が変わる！ 痛みが消える！』小関勲監修／マキノ出版

『カラダの不調すっきり大事典』宝島社

『暮らしの図鑑 薬膳』ちづかみゆき著／翔泳社

イラスト

朝《あさ》野《の》ペコ

大阪在住のイラストレーター。書籍や雑誌、広告等のイラストレーションを手がける。音楽や映画、ファッションの要素を取り入れて絵を描いている。

お問い合わせについて

このたびは翔泳社の書籍をお買い上げいただき、誠にありがとうございます。弊社では、読者の皆様からのお問い合わせに適切に対応させていただくため、以下のガイドラインへのご協力をお願い致しております。下記項目をお読みいただき、手順に従ってお問い合わせください。

ご質問される前に

弊社ウェブサイトの「正誤表」をご参照ください。これまでに判明した正誤や追加情報を掲載しています。https://www.shoeisha.co.jp/book/errata/

ご質問方法

弊社ウェブサイトの「刊行物Q＆A」をご利用ください。https://www.shoeisha.co.jp/book/qa/

＊インターネットをご利用でない場合は、FAXまたは郵便にて、左の"翔泳社 愛読者サービスセンター"までお問い合わせください。＊電話でのご質問は、お受けしておりません。

回答について

回答は、ご質問いただいた手段によってご返事申し上げます。ご質問の内容によっては、回答に数日ないしはそれ以上の期間を要する場合があります。

ご質問に際してのご注意

本書の対象を越えるもの、記述個所を特定されないもの、また読者固有の環境に起因するご質問等にはお答えできませんので、予めご了承ください。

郵便物送付先およびFAX番号

送付先住所　〒160-0006 東京都新宿区舟町5
FAX番号　03-5362-3818
宛先　（株）翔泳社愛読者サービスセンター

＊本書に記載されたURL等は予告なく変更される場合があります。＊本書の出版にあたっては正確な記述につとめましたが、著者や出版社などのいずれも、本書の内容に対してなんらかの保証をするものではなく、内容やサンプルに基づくいかなる運用結果に関してもいっさいの責任を負いません。＊本書に記載されている会社名、製品名はそれぞれ各社の商標および登録商標です。

SELF CARE BOOK《セルフ ケア ブック》
365日やさしい
疲れのとり方

2019年12月11日　初版第1刷発行

監修　小池弘人《こいけひろと》
イラスト　朝野《あさの》ペコ
発行人　佐々木幹夫
発行所　株式会社 翔泳社
https://www.shoeisha.co.jp
印刷・製本　株式会社 廣済堂

©2019 SHOEISHA Co.,Ltd.

＊本書は著作権法上の保護を受けています。本書の一部または全部について（ソフトウェアおよびプログラムを含む）、株式会社 翔泳社から文書による許諾を得ずに、いかなる方法においても無断で複写、複製することは禁じられています。＊本書へのお問い合わせについては、255ページに記載の内容をお読みください。＊造本には細心の注意を払っておりますが、万一、乱丁（ページの順序違い）や落丁（ページの抜け）がございましたら、お取り替えいたします。03・5362・3705までご連絡ください。

ISBN978-4-7981-6169-3　Printed in Japan

デザイン　芝 晶子（文京図案室）
執筆　三浦良江
編集　山田文恵